现代著名老中医名著重刊丛书·《第七辑》

中药的配伍运用

丁光迪 著

人民卫生出版社

图书在版编目（CIP）数据

中药的配伍运用/丁光迪著．—北京：人民卫生出版社，2012.1

ISBN 978-7-117-15240-2

Ⅰ.①中…　Ⅱ.①丁…　Ⅲ.①中药配伍　Ⅳ.①R289.1

中国版本图书馆 CIP 数据核字（2011）第 255289 号

现代著名老中医名著重刊丛书

第七辑

中药的配伍运用

著　　者：丁光迪
出版发行：人民卫生出版社（中继线 010-59780011）
地　　址：北京市朝阳区潘家园南里 19 号
邮　　编：100021
E - mail：pmph @ pmph.com
购书热线：010-59787592　010-59787584　010-65264830
印　　刷：三河市尚艺印装有限公司
经　　销：新华书店
开　　本：850×1168　1/32　**印张：**8.5
字　　数：208 千字
版　　次：2012 年 1 月第 1 版　2025 年 6 月第 1 版第 18 次印刷
标准书号：ISBN 978-7-117-15240-2
定　　价：22.00 元
打击盗版举报电话：010-59787491　E-mail：WQ @ pmph.com
质量问题联系电话：010-59787234　E-mail：zhiliang @ pmph.com

出版说明

自20世纪60年代开始，我社先后组织出版了一些著名老中医经验整理著作，包括医案、医论、医话等。半个世纪过去了，这批著作对我国现代中医学术的发展发挥了积极的推动作用，整理出版著名老中医经验的重大意义正在日益彰显。这些著名老中医在我国近现代中医发展史上占有重要地位。他们当中的代表如秦伯未、施今墨、蒲辅周等著名医家，既熟通旧学，又勤修新知；既提倡继承传统中医，又不排斥西医诊疗技术的应用，在中医学发展过程中起到了承前启后的作用。他们的著作多成于他们的垂暮之年，有的甚至撰写于病榻之前。无论是亲自撰述，还是口传身授，或是由其弟子整理，都集中反映了他们毕生所学和临床经验之精华。诸位名老中医不吝秘术，广求传播，所秉承的正是力求为民除瘼的一片赤诚之心。诸位先贤治学严谨，厚积薄发，所述医案，辨证明晰，治必效验，具有很强的临床实用性，其中也不乏具有创造性的建树；医话著作则娓娓道来，深入浅出，是学习中医的难得佳作，为不可多得的传世之作。

由于原版书出版的时间已久，尽已很难见到，部分著作甚至已成为中医读者的收藏珍品。为促进中医临床和中医学术水平的提高，我社决定将部分具有较大影响力的名医名著编为《现代著名老中医名著重刊丛书》并分辑出版，以飨读者。

第一辑　收录13种名著

《中医临证备要》　　《施今墨临床经验集》
《蒲辅周医案》　　《蒲辅周医疗经验》
《岳美中论医集》　　《岳美中医案集》
《郭士魁临床经验选集——杂病证治》
《钱伯煊妇科医案》　　《朱小南妇科经验选》

《赵心波儿科临床经验选编》《赵锡武医疗经验》
《朱仁康临床经验集——皮肤外科》
《张赞臣临床经验选编》

第二辑　收录 14 种名著

《中医入门》《章太炎医论》
《冉雪峰医案》《菊人医话》
《赵炳南临床经验集》《刘奉五妇科经验》
《关幼波临床经验选》《女科证治》
《从病例谈辨证论治》《读古医书随笔》
《金寿山医论选集》《刘寿山正骨经验》
《韦文贵眼科临床经验选》《陆瘦燕针灸论著医案选》

第三辑　收录 20 种名著

《内经类证》《金子久专辑》
《清代名医医案精华》《陈良夫专辑》
《清代名医医话精华》《杨志一医论医案集》
《中医对几种急性传染病的辨证论治》
《赵绍琴临证 400 法》《潘澄濂医论集》
《叶熙春专辑》《范文甫专辑》
《临诊一得录》《妇科知要》
《中医儿科临床浅解》《伤寒挈要》
《金匮要略简释》《金匮要略浅述》
《温病纵横》《临证会要》
《针灸临床经验辑要》

第四辑　收录 6 种名著

《辨证论治研究七讲》《中医学基本理论通俗讲话》
《黄帝内经素问运气七篇讲解》《温病条辨讲解》
《医学三字经浅说》《医学承启集》

第五辑　收录 19 种名著

《现代医案选》《泊庐医案》
《上海名医医案选粹》《治验回忆录》
《内科纲要》《六因条辨》
《马培之外科医案》《中医外科证治经验》

《金厚如儿科临床经验集》《小儿诊法要义》
《妇科心得》《妇科经验良方》
《沈绍九医话》《著园医话》
《医学特见记》《验方类编》
《应用验方》《中国针灸学》
《金针秘传》

第六辑　收录 11 种名著

《温病浅谈》《杂病原旨》
《孟河马培之医案论精要》《东垣学说论文集》
《中医临床常用对药配伍》《潜厂医话》
《中医膏方经验选》《医中百误歌浅说》
《中药炮制品古今演变评述》《赵文魁医案选》
《诸病源候论养生方导引法研究》

第七辑　收录 15 种名著

《伤寒论今释》《伤寒论类方汇参》
《金匮要略今释》《杂病论方证捷咏》
《金匮篇解》《中医实践经验录》
《罗元恺论医集》《中药的配伍运用》
《中药临床生用与制用》《针灸歌赋选解》
《清代宫廷医话》《清宫代茶饮精华》
《常见病验方选编》《中医验方汇编第一辑》
《新编经验方》

第八辑　收录 11 种名著

《龚志贤临床经验集》《读书教学与临症》
《陆银华治伤经验》《常见眼病针刺疗法》
《经外奇穴纂要》《风火痰瘀论》
《现代针灸医案选》《小儿推拿学概要》
《正骨经验汇萃》《儿科针灸疗法》
《伤寒论针灸配穴选注》

这些名著大多于 20 世纪 60 年代前后至 90 年代初在我社出版，自发行以来一直受到广大读者的欢迎，其中多数品种的发行量达到数十万册，在中医界产生了很大的影响，对提高中医临床诊疗水平和促进中医事业发展起到了极大的推动作用。

为使读者能够原汁原味地阅读名老中医原著，我们在重刊时尽可能保持原书原貌，只对原著中有欠允当之处及疏漏等进行必要的修改。为不影响原书内容的准确性，避免因换算等造成的人为错误，对部分以往的药名、病名、医学术语、计量单位、现已淘汰的临床检测项目与方法等，均未改动，保留了原貌。对于原著中犀角、虎骨等现已禁止使用的药品，本次重刊也未予改动，希冀读者在临证时使用相应的代用品。

人民卫生出版社

2011 年 10 月

前言

临床上运用中药，大都有一定的配伍，既不是几味药的偶然罗列，亦不是无重点、无组织的见症付药，而是有目的、有重点、有组织的配伍运用药物。早在《神农本经》名例中就指出："药有七情……有单行者，有相须者，有相使者，有相畏者，有相恶者，有相反者，有相杀者。凡此七情，合和视之。当用相须、相使者良，勿用相恶、相反者。若有毒宜制，可用相畏、相杀者，不尔，勿合用也。"又云："药有君臣佐使，以相宣摄。""药有阴阳配合，子母兄弟。"这些论述，就是配伍运用药物的最早准则。《内经》讲得更具体，谓药有酸、苦、辛、咸、甘、淡。辛甘相合可以发散，酸苦相合能涌能泄，咸味涌泄，淡味渗泄，各随五脏之病，而制药性之品味。刘完素发挥说："物各有性，制而用之，变而通之，施于品剂，其功岂有穷哉！"总之，从《内经》、《伤寒论》等经典著作开始，在运用中药配伍方面，就逐步形成了一整套的理论，如四气五味、升降浮沉、虚实补泻、脏腑标本、归脏归经、引经报使等。它能把数百种药物组织起来，分类归纳，突出重点，使学者能够纲举目张，把握全局，指导临床，更好地去运用中药。特别是依据理论，配伍运用，能够更充分地发挥药物的功用，扩大治疗范围，增进治病疗效，这是中医中药的重要特点之一，称之为以法统药。

历代本草、方剂的理论，以及目前中药学、方剂学的分类论证，就体现了上述精神，而且不断有所发展。不同的是前者以单味药为主体，后者以成方为重点。本书讨论的药物配伍运用，是介于二者之间，以配伍方法为主，反映运用药物、组成方剂的内在规律，既较灵活，亦能以点带面，渗透到中药与方剂中去，执其两端而一贯之，具有便于学习、便于应用的优点。这种用药配伍方法，是从事中医药学先驱者通过长期的实践认识，再实践再认识，积累经验，逐步形成的。它具有丰富的内容，广泛记载于中医各种典籍之中。资料比较集中的，如《本草纲目》、《本草纲目拾遗》、《名医方论》等。清·严西亭、施澹宁、洪缉菴等摘录为《得配本草》，是一本论中药配伍的专书，但对理论方面论述较少，讲配伍而很少讲配伍之所以然，这未免美中不足。

笔者从多年的临床体会、教学实践中总结经验，广泛收集整理资料，写成《中药的配伍运用》一书，目的是从理论到具体，阐发中药配伍运用的精义，反映历代中医名家、大家以及民间的经验成就，成为一本介绍中药配伍的专辑。从四气五味、升降浮沉、虚实补泻、脏腑虚实标本、归经引经、方剂组成六个章节，分类叙述，亦是从中药的理论到组成方剂各个角度论述中药的配伍运用。作为学习中医中药和临床工作参考，亦借此对整理有关中药配伍的文献和理论作一开端。但限于个人水平，加之时间仓促，收集的内容还比较少，不能全面地反映前人的成就，一定会存在这样那样的问题，诚恳希望同道先进，多提宝贵意见，以便修改提高。

在此说明两个问题：一是关于书中所引用方剂的内容、方源问题。凡属《伤寒论》、《金匮要略》、《本草纲目》、《证治准绳》、《景岳全书》以及通行讲义中可以见到的方剂，很多没有注明出处，以省笔墨。二是引用药物和方剂的用药量问题。一般照抄原书，仍属旧制，希望在临床应用时，统一用现行米制换算用量。

此稿写成以后，承蒙由崑顾问在病中给以审阅，并荷嘉许，鼓励出版，深为感谢。并承蒙人民卫生出版社邀请专家审阅，提出宝贵的修改意见，一并致以诚挚的谢意。

丁光迪

于南京中医学院

1981年11月

目录

一、从四气五味论药物的配伍运用 …… 1
（一）辛甘发散 …… 1
（二）寒凉清热（辛凉清热、辛寒清气、清热解暑） …… 2
（三）苦寒清热（苦寒泄热、苦寒泻火、清热解毒） …… 3
（四）苦辛通降（辛开苦泄） …… 5
（五）辛热温中回阳 …… 8
（六）辛热除痹止痛 …… 10
（七）甘淡利湿 …… 11
（八）清热利湿 …… 12
（九）芳香化湿 …… 13
（十）苦温燥湿（升阳除湿） …… 13
（十一）通阳化湿
（温阳化湿、温阳利湿、通阳泄浊） …… 15
（十二）咸以软坚 …… 16
1. 软坚散结 …… 16
2. 软坚化痰 …… 17
（十三）酸以收敛 …… 18
1. 敛肺止咳 …… 18
2. 敛津止汗 …… 19
3. 涩肠止久泻久痢 …… 19
4. 敛涩脱肛 …… 20
5. 涩精止遗、止小便利 …… 20

6. 酸味开胃生津 …… 21
7. 清利咽喉 …… 21
（十四）香药走窜 …… 22
1. 开窍通关 …… 22
2. 通经止痛 …… 25
3. 去腐消肿 …… 26
（十五）药性裁成 …… 27
二、从升降浮沉论药物的配伍运用 …… 32
（一）升降气机 …… 32
1. 升降肺气（宣降法、开降法） …… 32
2. 升降脾胃（升清降浊） …… 33
3. 升降肠痹 …… 34
4. 升阳泻火 …… 35
5. 升阳散火 …… 36
6. 升降相因 …… 37
7. 升水降火（交通心肾） …… 38
8. 开上通下（腑病治脏、下病上取） …… 39
9. 提壶揭盖（以升为降） …… 41
10. 上病下取（脏病治腑） …… 41
（二）轻可去实 …… 42
（三）逆流挽舟 …… 43
（四）釜底抽薪 …… 44
（五）行气降气 …… 45
（六）引火归原 …… 47
（七）介类潜阳（养阴潜阳、潜阳熄风） …… 49

（八）重镇摄纳 …………………………………………………………… 50
1. 镇肝熄风 …………………………………………………………… 50
2. 镇心安神 …………………………………………………………… 51
3. 重镇降胃 …………………………………………………………… 51
4. 重镇纳气 …………………………………………………………… 51
5. 固涩止遗、止汗 ………………………………………………………… 52
6. 涩肠止泻 …………………………………………………………… 52
7. 固崩止带 …………………………………………………………… 52
三、从虚实补泻论药物的配伍运用 ……………………………………… 54
（一）苦寒泻下 …………………………………………………………… 54
（二）温经通下 …………………………………………………………… 56
（三）攻下逐水 …………………………………………………………… 57
（四）滑润通便 …………………………………………………………… 58
（五）辛甘扶阳 …………………………………………………………… 58
（六）甘温益气（补中升阳、甘温除热） ………………………………… 59
（七）补气生血（补气摄血、益气生津） ………………………………… 61
（八）甘药守中 …………………………………………………………… 62
（九）甘凉濡润 …………………………………………………………… 63
（十）甘腻滋填（甘润滋阴、甘柔育阴） ………………………………… 64
（十一）调补奇经（升阳固本、固摄奇脉） ……………………………… 65
（十二）酸甘化阴 ………………………………………………………… 67
（十三）养阴清热（甘寒养阴、咸寒清热） ……………………………… 68
（十四）滋阴泻（降）火
（苦寒坚阴泻火、咸苦泄热） …………………………………… 70
（十五）苦辛酸清热安胃（蛔） ………………………………………… 71

（十六）敛散同用 …… 72
（十七）刚柔相济 …… 72
（十八）消补兼施（攻补兼施） …… 74
（十九）寒热并用（温清并用） …… 76
（二十）润燥互用 …… 81
（二十一）表里上下分消 …… 82
（二十二）进退、倒换、变通 …… 84
（二十三）服食方法 …… 86
四、从脏腑虚实标本论药物的配伍运用 …… 91
（一）肝、胆 …… 91
1. 疏肝理气（疏肝和胃、疏肝健脾） …… 93
2. 清肝泻火 …… 93
3. 平肝熄风 …… 94
4. 养血（阴）柔肝 …… 95
5. 暖肝温经 …… 96
6. 清胆泄热 …… 96
7. 补肝壮胆 …… 96
（二）心、小肠 …… 100
1. 益气宁心 …… 102
2. 温通心阳 …… 102
3. 养血安神 …… 103
4. 滋阴养心 …… 103
5. 清心泻火 …… 103
6. 通阳化饮 …… 104
7. 清心豁痰 …… 104

8. 活血化瘀 …… 104
（三）脾、胃 …… 107
1. 补脾（中）益气 …… 108
2. 益胃生津 …… 109
3. 健脾渗（化）湿 …… 110
4. 燥湿化痰 …… 111
5. 化积导滞 …… 111
（四）肺、大肠 …… 114
1. 宣肺解表 …… 116
2. 肃肺降气 …… 116
3. 温肺化饮 …… 116
4. 清金保肺 …… 116
5. 补益肺气（培土生金） …… 117
6. 养阴润肺 …… 117
（五）肾、膀胱 …… 118
1. 补肾温阳 …… 120
2. 滋肾养阴 …… 120
3. 补肾固精（缩泉固脬） …… 120
4. 补肾纳气 …… 121
5. 温肾（阳）化水 …… 121
6. 脾肾双补 …… 122
五、从归经、引经论药物的配伍运用 …… 127
（一）黄连 …… 127
（二）细辛 …… 129
（三）藁本 …… 131

（四）黄柏 …… 132
（五）独活 …… 133
（六）桂枝 …… 134
（七）肉桂 …… 136
（八）知母 …… 137
（九）羌活 …… 139
（十）桔梗 …… 140
（十一）升麻 …… 141
（十二）葱白 …… 143
（十三）白芷 …… 144
（十四）石膏 …… 146
（十五）苍术 …… 148
（十六）葛根 …… 150
（十七）白芍药 …… 151
（十八）柴胡 …… 153
（十九）牡丹皮 …… 155
（二十）连翘 …… 156
（二十一）地骨皮 …… 157
（二十二）青橘皮 …… 159
（二十三）附子 …… 160
（二十四）吴茱萸 …… 162
（二十五）川芎 …… 163
六、从方剂组成论药物的配伍运用 …… 166
（一）解表剂 …… 167
1. 小续命汤（附：大续命汤） …… 168

2. 九味羌活汤 …… 173
3. 苏豉汤 …… 175
4. 双解散 …… 176
（二）清热泻火剂 …… 178
1. 竹叶石膏汤 …… 179
2. 石膏汤 …… 180
3. 东垣清暑益气汤（附：王孟英清暑益气汤） …… 180
4. 泻肺汤 …… 182
5. 清肝通络汤 …… 183
6. 通关丸 …… 184
7. 当归六黄汤 …… 185
（三）泻下剂 …… 186
1. 三一承气汤（附：调中汤） …… 187
2. 生地黄汤 …… 188
3. 当归承气汤 …… 189
4. 神效麻仁丸（附：神功丸） …… 190
5. 大五柔丸（附：济川煎） …… 192
6. 温脾汤 …… 193
（四）温中回阳剂 …… 195
1. 理中丸 …… 196
2. 四逆汤（附：干姜附子汤、白通汤、白通加猪胆汁汤、通脉四逆汤、通脉四逆加猪胆汁汤、四逆加人参汤、茯苓四逆汤） …… 197
3. 金液丹 …… 200
4. 来复丹 …… 201

5. 禹余粮丸 …… 202
6. 海藏已寒丸（附：《局方》大已寒丸） …… 204
7. 六味回阳饮 …… 205
（五）祛湿剂 …… 206
1. 黄芩滑石汤 …… 207
2. 茵陈桂苓甘露饮 …… 208
3. 渗湿汤 …… 209
4. 羌活胜湿汤 …… 209
5. 升阳除湿汤 …… 210
6. 苓桂浮萍汤 …… 211
7. 三化神祐丸 …… 212
（六）祛痰剂 …… 214
1. 丁香五套丸 …… 214
2. 黄芩利膈丸 …… 215
3. 半夏利膈丸（附：祛风丸） …… 216
4. 贝母花粉汤 …… 217
5. 金水六君煎 …… 218
（七）熄风安神剂 …… 219
1. 侯氏黑散 …… 220
2. 风引汤 …… 222
3. 养血熄风丸 …… 223
4. 羚羊角钩藤汤 …… 224
5. 培土宁风汤 …… 225
6. 天王补心丹 …… 226
7. 朱砂安神丸 …… 227

（八）理气剂 …… 227
1. 神秘方 …… 228
2. 薤白瓜蒌桂苓汤 …… 229
3. 高良姜汤（附：当归汤） …… 230
4. 补肝汤 …… 231
5. 沉香荜澄茄散 …… 232
（九）理血剂 …… 233
1. 加味犀角地黄汤 …… 234
2. 通窍活血汤（附：血府逐瘀汤、膈下逐瘀汤、补阳还五汤、急救回阳汤） …… 235
3. 大黄䗪虫丸 …… 237
4. 加添四物汤 …… 239
5. 龙骨散 …… 241
6. 震灵丹 …… 241
（十）补益剂 …… 243
1. 四君子汤（附：异功散、六君子汤、六神散、养中煎、参苓白术散、资生丸） …… 243
2. 麦门冬汤（附：沙参麦冬汤、玉竹麦门冬汤） …… 246
3. 六味地黄丸（附：都气丸、知柏地黄丸、杞菊地黄丸、左归饮、左归丸） …… 247
4. 肾气丸（附：济生肾气丸、薛氏加减八味丸、右归饮、右归丸） …… 249

一、从四气五味论药物的配伍运用

药有四气五味，辛散、酸收、甘缓、苦坚、咸软，寒、热、温、凉，这是言其常。若合而用之，七情相制，四气相和，则变化无穷，所谓“鼓掌成声，沃火成沸，二物相合，象在其间也”（王好古）。具体运用，如辛甘相合可以发散，苦辛相合可以通降，辛凉伍用能够清热，苦温伍用能够燥湿，如此等等，合和配伍，可以充分发挥药物的作用，从而提高临床疗效，真如缪仲淳所说：“气味互兼，性质各异，参合多少，制用全殊，所以穷五味之变，明药物之能，厥有旨哉”（见《本草经疏》）。这里即从药物的气味合和，论述药物的配伍运用。

（一）辛甘发散

“辛甘发散”的药物配伍，常用于解表剂。是选用气味辛散之药，具有发汗解表作用者，如麻黄、桂枝、防风、羌活、紫苏，同时配伍甘味药如甘草等，合而用之，即是辛甘发散方法。用以治疗伤寒初起的表证。因为辛味药能发汗散邪，但亦易“走散”，即容易发挥药效，亦容易消失；而且发汗固能散邪，发汗亦易伤正。因此，配伍甘药，则“甘能益气”，使发散不致伤正；“甘能缓急”，又有延长辛味药效的作用。这种用药配伍，既能加强发汗散邪的功效，又能顾护正气。例如麻黄汤、桂枝汤、荆防败毒散等方剂，都运用这种配伍方法。仔细琢磨，麻黄汤是发汗重剂，而方后用法中却交代“覆取微似汗”，不云大发汗。桂枝汤仅是解肌之剂，而方后用法中亦交代“啜热稀粥一升余，以助药力”，使谷气为汗之后援，即

“津生于谷”之义。这种医嘱，进一步阐明，解表剂中采用辛甘相合的配伍意义。这是属于辛温解表法。

尚有辛凉解表，适用于温热病的初起。如用桑叶、菊花、荆芥、牛蒡、薄荷等疏散风热，然亦配伍甘草。这是因为温热之邪，最易耗气伤阴，辛甘配伍，发散顾正，就得更为注意。吴鞠通特别提出这一点，所谓“预护其虚”。所以银翘散、桑菊饮等，亦都运用这种配伍方法。

辛甘发散的药物配伍，可以发汗解表，但不仅限于此，如升麻、葛根与甘草配伍，能透发麻疹；荆芥、防风、羌活、独活与甘草配伍，能消疮败毒；麻黄、杏仁与甘草配伍，能宣肺治咳喘；甘草与麻黄配伍，能治疗水肿身半以上为甚者。更有运用这些药物透达肌表，治疗皮肤瘙痒疮疹等，这些都是发汗解表方法的发展运用了。

另外，有以辛甘发散的配伍用药作为益气升阳方法者，用药品味多而药量轻，这又是李东垣的成就，可参阅下文“辛甘扶阳”和“甘温益气”两节。

至如很多辛温发散药物，有祛湿除痹作用，其配伍则不一定用甘草，而更多的是加用白术，取“风能胜湿”、“苦温燥湿”之意，其用法与解表又有不同，可参阅以下“祛湿剂”。

（二）寒凉清热（辛凉清热、辛寒清气、清热解暑）

“寒凉清热”的药物配伍，主要用于伤寒的阳明经证、温病的气分热盛，以及暑热等证。这些热证，从病因来讲，各有不同，即发热的来源并不相同；但从发热的本身来讲，有它的共同性，即表证阶段已经过去，转入气分，体温较高。由于高热，又往往带来另一种变化，热盛耗气伤津。因此，在“治热以寒药”的同时，要考虑到顾护气阴，即在用寒凉药时，要适当配伍甘润生津药。同时，寒凉之味多取石类药，如石膏、寒水石、滑石之类，而且用量亦较重，疗效是可靠的，但石药有其一定缺点，即质重寒凝，每于脾胃有碍，张元素所谓石膏“寒胃，令人不食”，因此要注意配伍一些“甘药缓中”。这样，就可以充分用其利而去其弊。这就是寒凉清热药配伍的特点。具体运用，例如玉泉散，以石膏与甘草配伍，治阳明内热，烦渴头痛、温（瘟）疫发斑发黄、热痰咳喘等症。又如石膏、知母与甘草、粳米配伍，方如白虎汤，治疗大热、大渴、大汗、脉大等症。又如石膏、竹叶与麦门冬、人参配伍，用于竹叶石膏汤，治阳明发热，汗多而渴、虚羸少气、气逆欲呕等症。又如石膏、寒水石与甘草配伍，方如玉露散，治小儿伤热，吐泻黄瘦等症。又如滑石与甘草配伍，成为六一散，治中暑身热烦渴、小便不利等。这些都是临床上所常用的。

因为石膏、寒水石、滑石等都是寒凉药，石膏又气辛，所以这种药物配伍，有时又称为“辛凉清热”或“辛寒清气”，实际作用是相同的，没有多大区别。

玉泉散、玉露散、六一散等石药与甘草合用，是寒凉清热药配伍的基本方法。白虎汤、竹叶石膏汤证，热盛而伤津亦较甚，所以配伍顾护气阴的药味亦较多，但白虎汤证与竹叶石膏汤证两者之间，气阴受伤的程度尚有轻有重，所以配用之药，亦有差异，而清热的重点还是共同的。能够知异知同，则寒凉清热药物的配伍，就能得其要领，用得更为灵活了。

（三）苦寒清热（苦寒泄热、苦寒泻火、清热解毒）

“苦寒清热”的药物配伍，用于“清热剂”，治疗里热证。但有个特点，主要是治热而挟湿之证，所谓“寒以清热，苦以燥湿”，这与“寒凉清热”是有所不同的。里热之证，一般以中焦病为主，但从苦寒清热药的功能来看，尤其是经过适当的配伍以后，适应的范围很广，既能突出清除某一种热证，而又能治疗其他热证。因此，苦寒清热药的运用，可从上、中、下三焦以及脏腑诸热证来分别讨论。

例如栀子之苦寒与豆豉之凉散为伍，能宣泄胸脘郁热，治疗身热，心中懊侬，烦躁不眠，胸脘痞闷，饥嘈而又不欲食等症；如再加枳实，苦泄导滞，能治疗郁热而挟痰浊食滞，心烦腹满等症。栀子与枳实、厚朴之苦泄辛散为伍，清热散结破滞，能治热与气结，实滞较重，心烦腹满，卧起不安等症。这些用药方法，见于栀子豉汤、枳实栀子豉汤和栀子厚朴汤。而上述各种证候，有的见于胸中，有的及于脘中，甚至下及腹部，病情各有差异，但重点所在，仍属胃中郁热，所以药用苦寒泄热，仍是一致的。

又如黄芩与栀子为伍，桑白皮与地骨皮为伍，都能泻肺清热；黄芩与知母为伍，黄芩与贝母为伍，知母与贝母为伍，都能清润肺燥，并化痰热。这些配伍，常用以治疗肺热咳喘，痰多黄稠，小便不利等症。

又如大黄与黄连为伍，麻沸汤渍饮（大黄黄连泻心汤）；大黄与黄连、黄芩为伍，三味同煎（泻心汤），清泻胸脘郁热。治疗胸脘痞烦，口干舌干，热升迫血，吐血衄血等症。这是泻心降火方法。

又如黄连、黄芩、黄柏与栀子配伍，是苦寒清热的重剂，能泻火解毒，导三焦之火从小便而出，治疗一切湿热、火毒之证，如头痛目赤，烦躁狂乱，口燥咽干，大热干呕，谵语不眠，热盛迫血，吐血衄血，发斑发黄，以及外科疮疡疔毒等。这是大苦大寒的直折方法，治疗火热之邪充斥于三焦者，方如黄连解毒汤。

又如黄连、木通与竹叶配合，清心泻火，治疗心经热盛，面赤口渴饮冷，心胸烦热不眠，以及口舌生疮、小便赤涩刺痛等症。龙胆草、黄芩与栀子配伍，泻肝胆实火，治疗肝经热盛，头痛目赤，胁痛口苦，耳聋肿痛，以及小便淋浊、阴肿阴痒、阴囊湿烂等症。石膏、栀子与藿香、防风配伍，清泄脾胃湿热，治疗脾胃伏热，口燥唇干，口疮口臭，烦热饥嘈，以及肌肉蒸热等症。黄柏与知母配伍，坚阴清热，治疗下焦阴火，潮热骨蒸，遗精腰酸，足膝疼热，以及小便淋涩等症。这些配伍，是苦寒清泻五脏之火者。

苦寒清热的适应证范围很广，能治疗伤寒、温病以及杂病的各种热证，但在外感病中，应该是表证已经得汗，而热尚不退，里证虽然热炽，但尚未结实的情况下运用，最为适当。同时，这些药物配伍，都是在“清法”的治疗原则下运用的，具体名称有谓之“泄热”或“泻火”或“解毒”者，这只是苦寒药运用时多寡轻重程度的分别，以及适应证的病情轻重缓急之间的差异。

热证固多在气分，若病情发展，亦可以传营入血，在应用苦寒清热药时，就得扩大配伍范围，例如清营、凉血的药物，真如叶天士所说：“入营犹可透热转气，入血就须凉血散血。”虽然同样运用苦寒药，但清营汤等的具体方法就不同了。

尚须注意的是，苦寒药可以清热，少量应用时还有健胃作用，但多用久用，亦有一定的副作用，就是“苦寒败胃”。因此，栀子豉汤加用甘草，导赤散之用生地、甘草，龙胆泻肝汤之用当归、生地等，在一定程度上均有调和苦寒之弊的作用。另外，苦寒清热药与病相应，但药入口即吐、拒不能纳者，所谓“寒热格拒”，又当于清热药中少佐辛温开降药物，如生姜汁或吴萸，或凉药热服等。反佐方法，亦不可不知。

（四）苦辛通降（辛开苦泄）

“苦辛通降”的药物配伍，即是以辛味药与苦味药合用。辛味药如桂枝、干姜、半夏、生姜、橘皮、香附、吴萸等，能宣通气机，祛寒化湿，和胃降逆；苦味药如黄连、黄芩、枳壳、枳实等，能泄热和胃，消痞除满。合而用之，便为苦辛通降方法，用以调和寒热，开通气机，消痞除满者。属于“和解之剂”和“理气之剂”。常用于胸痹、痞满等证。

常用配伍，如生姜配以枳实，宣通胸中阳痹。这种胸痹，是痰饮与气相结，阻碍于清旷之区，胸阳因而不通，所以取生姜之辛以散水通阳，枳实之苦以消痞除满。假如胸满短气，病情属于肺胃不和者，则加重辛散理气之药，佐以橘皮，并能理气和胃；假如水饮上逆，见胸痹气逆、心下悬痛等证，则加重通阳降逆之药，佐以桂枝；如其病情更甚，而痰饮结实，气机痹阻，痰饮之上逆者亦加重，心中痞塞，胸胁抢逆，则加厚朴助枳实增强消痞除满作用，加瓜蒌、薤白助桂枝增强通阳豁痰降逆之功。这些方法，就是《金匮要略·胸痹病篇》橘枳姜汤、桂枝生姜枳实汤和枳实薤白桂枝汤三方的配伍用药。以此类推，桂枝与枳实为伍，治胸痞气逆；枳实与薤白为伍，治胸满气结；枳实与厚朴为伍，治心腹痞满等，都是用苦辛通降之法，治疗胸痹、心下痞者。

又如黄连与半夏为伍，开泄结胸。这种结胸，是痰热阻于胸中，气分因而不通，所以短气烦躁，心下懊侬，按之则痛。药取黄连之泄热除痞，合半夏之辛通化痰，因为是痰热，更加瓜蒌实，协同半夏以豁痰下气，就是小陷胸汤的用药方法。

又如黄连与干姜为伍，开泄心下痞满。这种痞满，是寒热互结于中焦，脾胃升降乖常，气机因而不通，所以心下痞满，呕而发热。取干姜之辛通悦脾祛寒，黄连之苦降和胃泄热，调和寒热以散结，则脾胃得和，气机升降复常。如上述证候，痞满较甚，则用半夏为主药，合干姜以增强宣通作用，并加黄芩以助黄连之苦泄，就是半夏泻心汤的用药。如其水饮挟胃气以上逆，心下痞，干噫食臭，呕吐清涎；脾气下溜，肠鸣下利，则重用生姜为主药，散水降逆，就是生姜泻心汤的用药。如胃虚而客气上逆，心下痞满，干呕心烦不得安，则重用甘草为主药，于辛开苦泄的同时，兼以补虚和胃，就是甘草泻心汤的用药。

又如栀豉与生姜为伍，成为栀子生姜豉汤，辛开苦降，除烦止呕；栀子与干姜为伍，成为栀子干姜汤，治误下伤中，脾虚生寒，又郁热不除，见心烦腹满肠鸣等症。

以上四种药物配伍，生姜与枳实，桂枝与枳实，是着眼于痰（饮）气互结；黄连与半夏，偏重于痰热；黄连与干姜，栀子与生姜、干姜，是寒热互结。但同样都为苦辛通降之剂，不过由于寒热互结的病情上略有差异，所以辛味药与苦味药的选择，以及用量比例，亦有所不同。这种不同，正是辨证用药的精髓之处。

又如黄连与吴萸为伍，能治肝胃两经的寒热错杂，见胁痛脘痞，嘈杂泛酸，干恶呕吐，脉弦数而口苦舌赤等症。假如偏于肝火较甚者，则重用黄连之苦寒泻火，佐以少量吴萸，开郁散结，就是左金丸的方法；如其脘痞嘈杂泛酸，又呕吐清水、畏寒、舌苔白滑，偏于胃寒较甚者，则颠倒二药的用量比例，就是反左金的方法。

又有香附倍黄连为伍者，如黄鹤丹。香能辛通，苦以降逆，泛治气滞诸病，据述有“推陈致新”之功。因为气滞而病，气郁又能化火；通降气机，则一身之气通泰而安和。这是韩天爵的经验。

又如半夏与厚朴为伍，理气化痰；枳壳与桔梗为伍，治胸胁痞满；枳壳与郁金为伍，理气止痛；枳实与官桂为伍，治胸痛及背痛；枳壳与桂枝为伍，治肋骨疼痛等，亦属于苦辛通降方法，大都是调和肝胃之不和者。

这种用药配伍，不仅用于伤寒、杂病，并发展用于温病。例如叶天士《外感温热病篇》用杏、蔻、橘、桔等，轻苦微辛，流动气机，以除胸痞。又如薛生白《湿热病篇》用川连与苏叶为伍，治疗湿热互结，肺胃不和，干恶呕吐。又如王孟英

《霍乱论》连朴饮，治疗湿热内蕴，脘痞吐利，以及湿温、湿热并重之症等，就是很好的例子。

至于对表里两病，表寒未解、里热已盛的病情，采用辛味药发散表邪，苦味药清泄里热，有人亦称为“辛开苦泄法”，这当是以上用药方法的延伸。但严格来讲，这是属于“表里双解”或“表里分消”的范围，可参阅以下分消方法。

（五）辛热温中回阳

这种用药配伍，属于“温里之剂”，治疗阳气衰微、阴寒内盛者。因为大辛热之药，如干姜、川椒、吴萸、生姜、附子、肉桂等，有祛寒温经、回阳通脉的作用；配合运用，则更能加强疗效，突出重点，治疗某一脏腑的阴寒之证。

例如干姜配白术，能温运脾胃，祛除中焦之寒，治疗脾胃寒盛，自利不渴，呕吐腹痛，腹满不食，以及胃痛吐清水，阳虚失血等症。又如干姜配川椒，能温中下气，治疗脾胃寒盛，脘腹剧痛，气逆上冲，呕吐不能饮食等症。又如吴茱萸配生姜，能温中祛寒散水，治疗里寒饮盛，胃脘作痛，干呕吐涎沫，吐清酸水等症。但须注意，阴寒内盛之证，大都由于脏腑阳虚所引起，所谓“阳虚生寒”，或者由于寒邪伤阳，即“阴盛阳衰”，这里又有一个邪正兼顾的问题，不能单纯祛寒而不顾正，反致刚燥劫津之弊。例如干姜、白术配伍人参、甘草成为理中汤，干姜、川椒配伍人参、饴糖成为大建中汤，吴萸、生姜配伍人参、大枣成为吴茱萸汤。这些配伍方法，实质都是邪正兼顾，温中祛寒又寓以扶阳固本者。

又如干姜配附子，干姜配肉桂，附子配肉桂等，均能温经祛寒，温肾回阳，治疗少阴病阳虚阴盛诸证。其中，干姜配附子，即为干姜附子汤，辛热走窜迅捷，能回阳救逆，急救阴盛阳衰、阴阳离决的危重病证。如再配伍葱白，增强通阳作用，即为白通汤，能治阴盛格阳之证；再配猪胆汁、人尿，咸寒苦降，反佐辛热，即为白通加猪胆汁汤，能治阴阳格拒，“正治”方法不效，病情更较危急者。又如干姜、附子配伍甘草，即为四逆汤，甘热温阳祛寒，是回阳救逆中具有代表性的用药方法。其方取姜附之辛热，回阳救逆，合炙甘草之甘温，益气复脉，所以能治少阴病四逆诸证。如加重姜附用量，即为通脉四逆汤，取姜附之大辛大热，温经通脉，加重其用量，则通脉之力亦就更强；再配猪胆汁，即为通脉四逆加猪胆汁汤，这里用猪胆汁亦属反佐方法，同样是治疗阴阳格拒之证。如姜附甘草再配伍人参，即为四逆加人参汤，是取人参之急固元气，合四逆以回阳救逆，实际是阴阳两救，治疗阴盛阳衰、阴阳俱竭之证者（以上诸配伍，附子均生用）。这些用药配伍，其共同点是辛热温经回阳，均能急救少阴病四逆，吐利身冷，但欲寐，或躁烦，脉沉微等症。但干姜配附子，姜附配甘草，姜附甘草配人参，以及重用姜附，或配葱白，或配猪胆汁等，均有辨证用药的精意，应该仔细琢磨，针对当前病情的重点，恰当地选药处方。

又如干姜配肉桂，能温中补命门之火，止脘腹疼痛，平降冲逆。常用此者，如理中去术加桂汤，治疗脐下动气；理中汤加肉桂，治疗胃寒脘痛；甘姜苓术汤加桂，治疗寒湿腰痛；以及大顺散（干姜、肉桂、甘草、杏仁）治疗阴寒内盛，腹痛吐利等症，都运用这种配伍方法。

又如附子配肉桂，善于温肾补命门。有用以补火暖土的，如附子理中汤加肉桂的配伍，治疗阳虚泄泻，畏寒不食，肢冷脉沉等症；有用以温肾化气的，如肾气丸的配伍，治疗阳虚足冷，腰痛短气，少腹拘急，小便不利或反多等症。

尚有厥阴寒证，治以暖肝方法，亦是运用辛热药物配伍。如吴萸配四逆，成为茱萸四逆汤，治疗厥阴中寒、厥逆，小腹痛甚；吴萸配生姜用于吴茱萸汤，能暖厥阴，散寒饮；肉桂、小茴香用于暖肝煎，治疗肝肾阴寒，小腹疼痛，疝气；当归、生姜配伍羊肉，治疗厥阴寒疝腹痛，胁痛里急；当归四逆加吴萸、生姜，治疗厥阴沉寒，手足厥逆等。但须注意，脾肾阳虚，阴寒内盛，治疗重在阳气；假如肝肾有寒，则每兼顾血分，因为脾肾是水土关系，而肝肾则“乙癸同源”，两者在病本上有所区别。同时，脾肾阳虚，阴寒内盛，病情急者，用药亦紧，特别是少阴四逆和外寒直中，往往直取辛热走散，急急祛寒回阳，以救阴阳之离决，从四逆诸方、大顺散等的配伍，就可以了解。至于厥阴寒证，大都表现为胁痛，小腹痛，或者厥气上逆等证，用药除祛寒暖肝之外，每每配伍理气药或养血药，这亦是一个不同之点。

（六）辛热除痹止痛

阴寒痹着，阳气不通，往往有表现为痛证者，如内而心腹疼痛、寒疝诸病，外而身体肢节疼痛，同样运用辛热药物，组成温阳散寒、除痹止痛之剂，较之温中回阳的用药，几乎相同，但具体配伍和用量方面，有其特点。由于这些病情，大都反复发作，用药的次数和时间，亦较多较长。例如心痛彻背、背痛彻心的胸痹，运用乌头、附子、干姜、蜀椒等，方如乌头赤石脂丸、九痛丸、薏苡附子散；心腹疼痛，运用蜀椒、干姜、附子等，方如大建中汤、附子粳米汤；寒疝腹痛，运用乌头，方如乌头煎、乌头桂枝汤。又如寒湿身痛，运用桂枝、附子、白术、麻黄、防风等，方如桂枝附子汤、白术附子汤、甘草附子汤；历节疼痛，运用桂枝芍药知母汤、附子汤（以上诸方，附子均炮用）、乌头汤等，就是其例。又如周身麻痹疼痛，或手足麻痹，腰膝痹痛，用生川乌配伍五灵脂、威灵仙，为丸酒服，即仙桃丸；或者制川乌（以大豆同炒）配合全蝎，为末，醋调为丸，酒下，治风痹肢节疼痛等。这些用药配伍，除痹止痛，药量重而用时较久，但并不如温中回阳那么见效迅速，即使见效以后，病症仍能反复发作，这是由痹痛的特点——病情比较顽固所决定的。应该了解，药效与病情之间，有其错综复杂的情况，不能简单同一看待。

同时须加注意，辛热之药，见效迅速，亦易于消失，加用扶正药后，可以加强其作用，延长它的药效。而辛热药能祛散寒邪，但亦能伤正气，应见效即止，不能久用（除痹止痛例外）。寒证急者，用药亦急；但寒证缓者，用量宜小，或者由小量开始，逐渐加重，以免发生弊端。

（七）甘淡利湿

“甘淡利湿”的药物配伍，主要用于“祛湿剂”，治疗湿邪诸病。因为许多甘淡药，如茯苓、猪苓、泽泻、滑石、通草、苡仁等，具有淡渗利湿的作用；而湿性重浊，利尿利湿，使邪有去路，亦是“因势利导”。因此，这些药物，又是治疗湿病的基本用药。

湿邪有在表在里，在上、中、下三焦之分，又有热化寒化之别，运用甘淡利湿药时，除了这些药物本身有一定的特殊作用外，尚多根据不同的病情，配伍其他药物，使之更相适应。例如甘淡药配伍苦温、苦寒、芳香以及辛燥药等，治疗寒湿、湿热、湿浊，以及风湿诸病。但在运用苦温燥湿、芳香化湿、温阳化湿以及祛除风湿之时，甘淡药却又处于辅助地位，不是主要作用了。

另外，湿之与“水”和“饮”，又是有一定关系的，所谓“湿是水之渐，饮是水之积”。甘淡利湿药，在一定程度上亦有利水、除饮的作用。

临床应用，如以通草、苡仁利上焦之湿，清肃肺气；茯苓、苡仁利中焦之湿，健脾助运；猪苓、泽泻利下焦之湿，通利膀胱。总之，能渗利三焦之湿而通行气化。

又如滑石配芦根，通草、滑石、苡仁配杏仁、蔻仁等，治疗温病邪在气分，热而挟湿之证。滑石配伍甘草，清利暑湿。茯苓皮、滑石、通草配伍豆卷、藿香、苍术皮等，治湿邪逗留肌肉，身重疼痛，不为汗解。这些是温病中所常用者。

又如茯苓皮、冬瓜皮、桑皮、姜皮等配伍陈皮，理气利水，治皮水浮肿。冬葵子配茯苓，利水治子肿。又是水肿的常用之剂。

又如重用泽泻，配伍白术（泽泻汤），运脾泻水，治疗水饮上逆的眩晕。猪苓、茯苓配白术（猪苓散），更能治水饮内停的呕吐。茯苓、猪苓、泽泻配白术（四苓散），健脾利水，治湿热泄泻；再加桂枝（五苓散），通阳化气，能治水饮，小便不利等证。以上都是苓术为主的加减运用方法。

又如蒲黄配滑石（蒲灰散）；海金沙、滑石配甘草（海金沙散）；猪苓、茯苓、泽泻配滑石、阿胶（猪苓汤）；猪苓、赤苓、滑石配栀子、甘草等（赤茯苓汤），均属利水通淋方法。虽然各方之间用药略有差异，反映功用亦略有不同，但总的精神是一致的，均属甘淡清利的配伍，为热淋、血淋、石淋所常用。

总之，甘淡利湿药，能助三焦气化，能通利水道，能除饮利水，又能通淋止泻。不过，脾胃元气虚者，中气下陷，阳微生湿，不能滥用淡渗利湿药，应该温运脾胃乃佳。同时，甘淡利湿，亦只能适可而止，否则渗利偏多，利水伤阴，亦不可不知。

（八）清热利湿

“清热利湿”的药物配伍，亦是用于“祛湿剂”。是以苦寒清热药与甘淡利湿药相合，清利湿热，治疗湿热交阻诸病。例如用黄芩、黄连等清热，配伍茯苓、猪苓、通草、滑石等利湿，治疗湿温病的湿热交蒸。又如以黄连、黄柏等清热，配伍茯苓、泽泻、白术、防己、蚕沙等利湿，治疗湿热流走肌肉关节，肢节疼痛、肿胀，小便不利等症。又如以茵陈、黄柏、栀子等清热，配伍茯苓、猪苓、泽泻等利湿，治疗湿热黄疸。又如以黄芩、黄连、赤芍等清热，配合茯苓、猪苓、泽泻、白术等利湿，治疗湿热泄泻。又如以栀子、黄芩、竹叶、赤芍、生地等清热，配伍滑石、车前、赤苓、蒲黄等利湿，治疗湿热下注，小便不利，淋病，血尿等。这些配伍，都是清热利湿的具体方法。

（九）芳香化湿

“芳香化湿”的用药配伍，亦用于“祛湿剂”。是以芳香辟秽药，如藿香、佩兰、紫苏、白蔻仁、石菖蒲、白芷等，与淡渗利湿药相合，治疗湿浊内侵、阻滞气机、蒙蔽清阳之证。但秽浊尚有湿热与寒湿之分。如秽浊兼挟湿热熏蒸，发热倦怠，神情昏闷，胸痞腹胀，呕恶，黄疸，口渴溺赤，舌红苔腻而罩灰浊者，常用藿香、佩兰、白蔻仁、石菖蒲、广郁金等芳香化浊，配伍黄芩、连翘、滑石、木通、茵陈等清热利湿。假如秽浊兼挟寒湿，阻遏气机，头痛恶寒发热，胸膈痞闷，心腹疼痛，恶心干呕，肠鸣泄泻，舌苔白腻而罩灰浊，常用藿香、紫苏、白芷、石菖蒲等芳香化浊，配伍厚朴、大腹皮、半夏、陈皮等燥湿和中。二者区别，前者近于苦寒甘淡，清热利湿，病的重点在于气分湿热；后者近于苦温燥湿，病的重点在于脾胃湿滞，但芳香化浊则是一致的。其常用方剂，前者如甘露消毒丹，后者如藿香正气散。

（十）苦温燥湿（升阳除湿）

“苦温燥湿”的药物配伍，亦是用于“祛湿剂”，治疗脾弱湿胜之病。苦温燥湿是“燥以熯湿”的方法，主要用苦温之药，健脾助运，理气化湿，很少甚至不用淡渗利湿药。因为脾气宜运宜升，由于脾气下溜，水谷不化精微，反生湿浊，成为湿病，所以用药的重点，应该放在升阳运脾方面，使脾气能够上升，脾运得以恢复，则气行湿化，病即向愈；假如再用淡渗下行药，李东垣所谓“降之又降”，更使脾气下陷，非但起不到祛湿的作用，反而有碍于脾气的复常，这是不同于以上祛湿诸法的一个特点。

其用药配伍，一种是以苍术、白术健脾助运，配伍厚朴、陈皮、藿香理气化湿，方如平胃散、不换金正气散。治疗脾弱湿胜，湿阻气滞，见胸脘痞胀，不思饮食，恶心呕吐，吞酸嗳气；或见头胀身重，关节肿痛，时寒时热，腹胀泄泻，舌苔白腻、厚腻等症。如湿胜而气滞亦甚者，加香附、砂仁、川芎等，增强行气化湿的作用（例如六郁汤）；湿胜气滞，便溏溲涩者，是气滞而清浊不分，则加夏曲、藿香、茯苓等，化气化湿，健脾分清（例如除湿汤）。

至如“苦寒燥湿”方法，是清热利湿法中重点用苦寒药者，如黄连、黄柏等，适用于湿热交阻、偏于热重的病情，与苦温燥湿是两回事。一者湿挟热而热较重，一者湿挟寒而湿偏胜，应加区分（苦寒燥湿用药方法，可参阅苦寒清热剂）。

另一种是“风药胜湿”的方法，即“升阳除湿”。这是张洁古、李东垣等的特长。其用药配伍，略同于苦温燥湿，即着眼点放在脾虚生湿上面。但具体用药，尚有其特点，如以羌活、独活、防风、藁本等辛苦温祛风药，升阳散风除湿，而且用药品味较多，用量较轻，主要取其辛散升浮作用，引清气上行，使清气升而浊气降，湿气亦随之宣化，并不是用其发汗解表者。又往往配以苍术、白术、陈皮、神曲等，健脾助运。用以治疗脾气下陷，内外湿胜诸病。如外伤风湿，脾气不振，用羌活胜湿汤（羌活、独活、防风、藁本、川芎、蔓荆子、甘草）的配伍方法；如脾虚下陷，湿胜而清浊混淆，用升阳除湿汤（羌活、防风、升麻、柴胡、苍术、陈皮、神曲、麦芽、炙甘草、猪苓、泽泻）的配伍方法。而两者的共同点，仍是一致的，即用风药以升清阳，用风药以胜其湿。

（十一）通阳化湿（温阳化湿、温阳利湿、通阳泄浊）

“通阳化湿”的药物配伍，亦是用于“祛湿剂”，主要是治疗寒湿偏盛，痰饮和肿胀等病。其配伍特点，是以辛热药温通阳气为主，配伍适当的利湿药，达到通阳气以化水湿的作用。例如干姜与茯苓为伍，吴萸与茯苓为伍，是温通脾胃之阳者；桂枝或肉桂与茯苓为伍，附子与茯苓为伍，是温通肾与膀胱阳气者。

如寒湿偏盛，痹着阳气，见身痛畏寒，骨节疼痛，腰痛重着等症（它与痹证有区别，并不挟风邪）。这里又有两种病情，一者重点在于肾阳不足，见身体四肢骨节疼痛，常用附子配茯苓，附子配芍药，温肾化湿，祛寒止痛；一者重点在脾，以腰痛重着为主，常用干姜配茯苓，干姜配白术，温脾化湿，除寒止痛。常用方剂，前者如附子汤，后者如甘姜苓术汤。

又如水饮内停、阳气不化，常见心悸头眩，咳喘短气，形寒背冷，四肢沉重，目下肿，身体肿，腹痛下利，小便不利，舌苔水滑等症。但这里亦有两种病情，一者是重点在脾胃，饮停心下，常用桂枝与茯苓为伍，茯苓与白术为伍，通阳化气，健脾利水，导饮从中焦下行，使气化行而小便利，则邪有去路；一者是重点在肾，为饮为水，常用附子与茯苓为伍，生姜与茯苓为伍，温肾利小便而散水饮。代表方剂，前者如苓桂术甘汤，后者如真武汤。

尚有阳虚寒胜，而又湿阻气滞，形成虚实错杂的病情，多见于寒胀之病。胸脘痞满，心腹胀痛，身倦懒言，胃不欲纳，食入胀加，手足不温，身肿，或胃脘胀痛，脉沉迟或沉弦，苔厚滑腻等症。这种病情，亦有差异，如脾胃气滞，阳虚湿聚，常用厚朴、陈皮、木香、草果等，温中而流利气机，使气行湿化；配伍干姜茯苓，升降脾胃，通阳泄浊。例如厚朴温中汤。若脾肾阳虚，湿阻气滞，常用附子、干姜、茯苓为主，温阳化水（亦即通阳泄浊）；配伍厚朴、槟榔、木香、草果等，行气破滞以化湿。例如实脾散。二者病情，在阳虚方面是共同的，但有在脾在肾的差异；而气滞的重点，亦有在胃在脾的区别。但用辛温通阳、化气泄浊的方法，又是一致的。

以上用药方法，有时亦称为“温阳化湿”，或“温阳利湿”，或“通阳泄浊”，但用意是大致相同的，即主要指两个方面，一面温阳化气，一面化湿泄浊，而前者又为此法的主导方面。不过，通阳泄浊方法，用药还不止此。如附子与大黄为伍，肉桂与大黄为伍（以上每用粉剂调服），干姜、白术与厚朴、椒目为伍。其中肉桂与附子干姜又有入气入血之异，这在水肿、鼓胀阳惫湿阻时往往用之，有时可以转危为安，亦属通阳泄浊的配伍用药。

（十二）咸以软坚

这种用药配伍，是用咸味之药，取其咸性浸润，柔软坚凝，使块肿顽痰消散；亦有取其咸能益肾水，从而降虚火者。常用于结核、瘿瘤、顽痰等证。具体配伍，从病种之异，又可分为二类，即软坚散结与软坚化痰；但二者之间，有时不能截然分割。

1. 软坚散结

“软坚散结”主要用于结核、瘿瘤。这些疾病，外证明显，结核作块，瘿瘤成形，皆有形可证，与一般疮疡肿块不同。如以结核而论，刘河间认为：“火气热盛，则郁结坚硬，如果中核也。不必溃发，但令热气散则自消矣”（《原病式·热类》）。朱丹溪则谓：“结核或在项、在颈、在臂、在身，皮里膜外，不红不肿，不硬，不作痛，多是痰疰作核不散”（《疡医准绳·结核》）。至于瘿瘤，更较复杂，有五瘿六瘤之分，但其总的病理变化，又大都是寒热相搏，随气凝结，结聚于少阳、阳明经脉之分，往往有风、火、痰、瘀相杂，不能决溃。因此，上述二证，常多运用软坚药，配合散结药，再根据具体病情，辅以相应的佐使药，作为主要治疗方法。

常用的软坚药，如海藻、昆布、海带、海蛤、牡蛎、风化硝等；散结清火药如连翘、夏枯草、玄参、黄药子、射干、贝母、柴胡、木通，甚者配伍青皮、三棱、莪术，破气削坚。其中，如海藻、昆布、牡蛎配伍连翘、贝母或三棱、莪术，消散结核是常用的；亦有佐以半夏、南星、陈皮等理气化痰药者。海藻、昆布、海带配伍玄参、连翘、夏枯草、柴胡、黄芩，治疗瘿瘤亦是常用的，并每佐以理气、活血药。

此外，软坚散结尚有用于癥积、疟母者，又须配伍破气破血削坚之药。

2. 软坚化痰

“软坚化痰”主要用于痰热咳嗽之证，病因上焦郁热，炼液成痰，气机膹郁，咳嗽气逆，大都干咳无痰，欲得凉润；间有痰出，稠粘凝结。晚分咳嗽尤甚，得甘润则痰较易出。常兼胸烦躁热，口干便秘，脉多弦数，舌质红，苔黄腻。治以咸寒软坚，配合清肺化痰。前者如海浮石、蛤壳、蛤粉、海蜇、昆布、风化硝等，为最常用之药；后者如瓜蒌、贝母、陈胆星、法半夏、青黛、黄芩、枳壳、童便、制香附、荸荠等。其中，海浮石与瓜蒌、蛤粉与青黛、昆布与贝母、蛤壳与法半夏、海蜇与荸荠、风化硝与枳壳等，是最常配伍运用的。

因为痰热咳嗽，其因是由于肺中有热，其咳是由于肺气膹郁，软坚化痰只能除其有形之滞，于热于气，实为病本，因此，清热肃肺之药，在此是具有重要意义的，亦是必不可少的。亦是与“软坚散结”方法的一个区别。

软坚化痰之药，有时并用于乳房结核，如牡蛎、昆布与土贝母、瓜蒌、石斛、橘叶等配伍；亦有用于颈项结核者，如海藻、昆布、牡蛎与半夏、贝母、夏枯草等配伍；更有用于指、臂关节附近结核者，如风化硝与枳壳、半夏、茯苓配伍（指迷茯苓丸）等，这亦是常用方法。

（十三）酸以收敛

这种药物配伍，主要是用酸味之药，取其酸敛收涩的作用，治疗津液精气泄脱诸证。同时，酸甘又能化阴，并有开胃止渴之功。常用药物，如五味子、山萸肉、酸枣仁、乌梅、粟壳、诃子、金樱子、五倍子、石榴皮等。具体运用，有止咳，利咽，止汗，止痢，固脱肛，止遗精、止小便利，以及开胃生津诸法，分述如下。

1. 敛肺止咳

“敛肺止咳”是治疗肺虚气逆，兼挟虚火之证者。如五味子与五倍子配合，能治黄昏嗽，病属虚火上浮于肺，不能用凉药者，以此敛而降之。久咳不止，丹溪又有一法，前方加甘草、风化硝，则酸甘化阴而又能软坚化痰，对肺阴受伤，虚热炼液成痰者更合。如着重敛涩，则《卫生宝鉴》以五味、粟壳合用，就更重点突出了。又如诃子，具有敛肺止咳、降火化痰的作用，对肺虚痰热咳喘者为宜，常配乌梅、知母、贝母等合用。五味、乌梅与粟壳，均善敛肺止咳，但有痰湿者不宜用，恐其敛痰碍肺，更增咳逆。至于肺有伏饮，喘咳气逆，本虚标实，虽然宜用五味子之敛涩，但必须与干姜或细辛配伍，温肺化饮，开合同用乃佳，不能单用涩药。若咳嗽吐血者，或吐血后咳嗽者，五味子又每与紫菀或茜草根同用，敛肺而又有止咳止血的作用。

2. 敛津止汗

自汗盗汗，津液外泄，用酸味药敛津止汗，亦是临床上常用方法。例如以酸枣仁止汗，配合人参、茯苓，尤能治盗汗，兼见心虚健忘等症者。又如以五倍子研末，津调填脐中，缚定，亦治自汗盗汗。又如山茱萸止汗，配合五味子、人参，是治汗大出而气阴虚脱者。

敛津止汗，临床又每与收涩药同用，如麻黄根、防风根、浮小麦，以及牡蛎、龙骨等，可以增进疗效。如卫表虚弱者，又常配以益气固表药，如黄芪、白术、防风等。

至如阴虚火旺，逼液成汗者，又非敛津所能止汗，必须养阴清火，如当归六黄汤的方法。更有湿热熏蒸致汗多者，则与一般所指的自汗盗汗不同，治疗别有方法。

3. 涩肠止久泻久痢

久泻久痢，或者血痢，一般治法无效，反见肠滑下陷之象者，每用酸涩药治之，这是酸以收敛、涩以止滑的方法。如久泻不止，或者肾泄不愈，用五味子合吴茱萸炒香为末，陈米饮下，良效（五味子散）。《本事方》解释，认为这是脾湿有余而泻，肾水不足而泻在晨时，“用五味子以强肾水、养五脏，吴茱萸以除脾湿，则泄自止矣”。又如气痢水泻，肠鸣辘辘，矢气频仍，矢气与泻痢俱下，用煨诃子合陈皮、厚朴，或者罂粟壳合陈皮、槟榔治之。这是通涩兼顾。亦有粟壳合肉豆蔻为末，醋糊丸，或乳香合肉豆蔻酒浸膏丸（乳豆丸），米饮下。治久泻不止，诸药无效者，这又是温涩方法。

乌梅止痢是最常用的，尤其血痢。如乌梅肉、白梅肉入乳香少许为丸，茶汤送下，治久痢不止。又如盐水梅肉，合腊茶，入醋服之，尤治血痢。又如乌梅、胡黄连、灶心土等分为末，茶调服亦佳。这种用药机理，《医说》认为是：“血得酸则敛，得寒则止，得苦则涩之故。”又如乌梅合黄连，治热痢诸药不瘥；盐梅合益母草，治赤白痢；乌梅合建茶、干姜为丸服，治休息痢，都是很有名的方剂。五倍子治泄痢，亦善治血痢，常与乌梅等同用。

罂粟壳止泻痢，只适用于下痢日久，腹中不痛，无积滞者。其味酸涩较甚，易致呕逆，必须醋制或配合乌梅同用，其效较佳。配姜、川朴为末，米饮下，亦有与金樱子配伍，均治久痢不止。同乌梅、大枣合用，能治水泻不止。以上诸药配伍，有一个规律，即酸味药重叠应用者，是加强其敛涩作用；与陈皮、川朴、槟榔等相合，是寓通于涩，或者病情兼有气滞者；用姜、枣、米饮等，是顾脾胃而中和过于酸涩之弊。

石榴皮治泻痢，目前有新的发现，即暴痢久痢都能治，已经越过了治久痢久泻的文献记载。

一般而论，“酸主收涩，故初病不可用之，泄泻下痢既久，则气散不固，而肠滑肛脱；咳嗽诸病既久，则气散不收，而肺胀痛剧。故俱宜此涩之固之，收之敛之”，这是李时珍的见解（见《本草纲目》罂子粟条下），临床上是恪守此论的。

4. 敛涩脱肛

脱肛之症，一般是用益气升阳、补肾固摄方法，但亦有用酸收敛涩之药，如五倍子治脱肛。作为外用，以五倍子入白矾少许，煎汤外洗；或者用五倍子合百草霜，醋熬为膏，作为外敷；亦有外用水煮坐熏，并内服参、芪、升麻等药。罂粟壳亦治脱肛，是因其为肺肾两经之药，敛肺可以涩肠，入肾又能收摄后阴，所以能固脱肛，但大都与上述两经之药配伍应用。石榴皮亦能治脱肛，《圣惠方》用以与茜根配伍，酒煎温服，对兼有痔血者尤效；不过，临床用得较少。

5. 涩精止遗、止小便利

涩精止遗，五味子、山茱萸、金樱子等是常用之药。因为诸药有酸涩作用，同时这些亦都是补肾肝之药。临床运用，三味是常相配合的，作用较强，但亦各有所合。如五味子与熟地，五味子与覆盆子合用，能补精坚阴，治肾虚遗精，小便多。金樱子与芡实合用，能涩精止遗，止小便利。金樱子与缩砂仁合用，能纳肾气，补血益精。粟壳亦能治遗精，石榴皮亦能止小便利，但临床不多用。

6. 酸味开胃生津

此种用药大都适宜于胃阴不足之证。因为胃阴受伤，胃口不开，不思饮食，食而无味。口干欠津，喜得甘酸凉润。往往见于热病之后，或者慢性胃病，近来亦见用于某些疾病的化疗、X光透视之后，见舌苔光剥嫩红、舌不知味等症。常用药物，有乌梅、木瓜、白芍、五味子、五倍子、诃子、荔枝、橄榄等。选用一二味，配伍养胃之药，或者入于调理脾胃法中，则酸甘化阴，能够开胃进食，亦能生津止渴。尤其乌梅、木瓜、白芍三味，又是抑肝扶胃的妙法。《千金要方》消食丸即用乌梅，宋人脾胃方中亦用乌梅作为药引，叶天士更常用酸甘养胃阴。而且这些品味，并可作为零食，频时咀嚼梅脯或荔枝、橄榄等一二个，颇能爽口开胃，增进食欲。这种方法，是食疗与药治相结合，颇有研究价值。

7. 清利咽喉

酸味药中，如诃子、五倍子、橄榄等，尚有清利咽喉的功用。诃子善于消痰下气，对痰嗽气逆、咽喉不利者，可以咀嚼含咽数枚；亦与橘皮、半夏配伍，消痰下气利咽；若与桔梗、荆芥、麦冬配伍，则辛润利肺，开合肺气，又有利咽清音作用，所以失音症中，每每运用此法。五倍子能消咽喉肿毒，与僵蚕甘草为伍，白梅肉捣丸噙咽，能使咽中悬痈自破。橄榄治咽喉红肿作痛，无论急性慢性发作均有效；如有痰涎粘滞不爽者，与白莱菔子水煮服，王孟英极言其治疗喉痧之效，并名之曰“青龙白虎汤”（见《王氏医案·卷二》）。

总之，酸味药的功用很多，亦很值得研究。假如再扩大它的配伍，则效用更广。如与甘味药配合，则酸甘可以化阴；与苦味药配合，则酸苦可以泄热；与苦辛药配合，则苦酸辛清热安胃，可以治胃痛，治蛔虫病。这些配伍运用，各有专题论述。但因酸味为阴药，用于热化之病较多，阳气虚弱者不常应用，但对大汗淋漓、急救气阴之欲脱者，酸味又为必用而且为重要之药。

（十四）香药走窜

香药辛香走窜，大都具有开窍通关、走窜经络、辟秽去腐等作用，能治神昏窍闭，诸种疼痛，以及疮疡肿毒等证。如麝香、苏合香、安息香、龙脑香、丁香、沉香、木香、青木香、檀香、荜茇、乳香、细辛、菖蒲、郁金等，为临床所常用。李时珍大力阐发麝香、苏合香、龙脑香等功用。如云："麝香走窜，能通诸窍之不利，开经络之壅遏，若诸风、诸气、诸血、诸痛、惊痫、癥瘕诸病，经络壅闭，孔窍不利者，安得不用为引导以开之通之耶?!"又云："苏合香气窜，能通诸窍脏腑，故其功能辟一切不正之气。"又云：龙脑香"其气先入肺，传于心脾，能走能散，使壅遏通利，则经络条达，而惊热自平，疮毒能出"。至于具体配伍，随着病情之异，又各有方法。兹从开窍通关、通经止痛、去腐消肿等方面加以叙述。

1. 开窍通关

"开窍通关"的用药，主要是治神志昏迷、孔窍闭塞之证者。例如温病的邪入心营，小儿的急惊动风，中风的突然窍闭，以及癫痫等。用香药以入心开窍，通其闭塞，是急救的首要方法。不过，上述诸证，往往又有两种病情，一种是属于火化的，即火热内陷心包。用药方法主张清心开窍，即所谓"凉开"。另一种是属于寒化的，如寒邪痰湿、气闭痰厥等。主张温通气机，化痰开窍，即所谓"温开"。同时，病情尚有缓急之分，如温病、急惊、中风等神昏，是为急症，应从速抢救，稍迟即有生命之危；若癫痫之类，病情就不一样，每每反复发作，时剧时平，甚至缠绵终身。在用药配伍和给药方法上，就有差别。

凉开的用药配伍，常以麝香、龙脑、郁金辛香开窍，佐以朱砂、雄黄辟恶通神。同时，合用牛黄、真珠、犀角清心镇惊、清热解毒，辅以金箔重镇，黄芩、黄连、山栀苦寒泻火。这样，一方面清热解毒，一方面开窍通神，这是凉开方法的最典型者，方如安宫牛黄丸。如其前方减去苦寒泻火，加重镇心安神，如玳瑁、琥珀、银箔等，便为至宝丹。如其减少珠黄玳珀等药，加重清热解毒、镇肝熄风，如寒水石、石膏、滑石、玄参、升麻、甘草、朴硝、硝石、黄金、磁石、羚羊角等，便为紫雪丹。这些用药，大法均是相同的，即“凉开”二字，但配伍上有了调整，反映具体功用亦有差异。这种差异，大致如下：安宫牛黄丸，是开窍而清热安神者；至宝丹，开窍而又镇心，清热作用较前为差；紫雪丹，开窍而清热，又镇逆熄风。这样，其适应证亦当有异。但须注意，目前的紫雪丹，有时无黄金，亦无麝香，甚至减少犀角、羚羊角，其功用，与原方就大有出入了。

亦有以麝香、龙脑香辛香开窍，配伍真珠、牛黄清心解毒；佐以黄金重镇；雄黄、硼砂、火硝辟秽解毒、泻热散结，而且雄黄用量独重，便为诸葛行军散。亦属凉开方法，尤善于辟秽醒窍。

至如以牛黄、辰砂清心镇惊安神，配伍麝香开窍，雄黄辟秽解毒，并以天竺黄、陈胆星清热化痰，便为牛黄抱龙丸（《明医杂著》方）。这种清热化痰、开窍安神方法，为小儿急惊最常用。如其减去雄黄，加用珠粉、九节菖蒲，增强开窍镇惊作用；更加礞石、半夏、川贝母和黄连、胡黄连，增强清热化痰之功，便为小儿回春丹（《验方》）。这是牛黄抱龙丸证的更重证者，主治病情，痰热惊厥，亦当更重。

温开的用药配伍，是以大量的辛香药，如苏合香、安息香、麝香、龙脑香、丁香、沉香、乳香、白檀香、青木香、香附、荜茇等，大力温通气机，走窜经络，使脏腑气血之突然壅遏者，得以通达宣行，窍开而神醒；同时配伍犀角以清心解毒，朱砂以镇心安神。这样，就可达到祛寒辟秽、行气化痰、开窍而安神的目的。但《素问·六微旨大论》说："出入废则神机化灭，升降息则气立孤危。"突然的中风、中气、中恶、客忤，的确有这种危险。一身之气的升降，关键在于脾胃；五脏者，又皆禀气于胃。所以加用白术温胃健脾，就可以使诸香之药入胃之后，升者升，降者降，从中土以迅速输布五脏，亦就是"执中州以运四旁"之意。而一身之气的出纳，其主又在肺肾，肺主出气，肾主纳气，即肺为气之主，肾为气之根。因此在香药之中，又参以诃黎勒温涩纳气。这是寓涩于通，使大量应用的诸香药走窜行散，又不致于耗气散真，有升无降，成为有制之师，恢复出入之常。此为苏合香丸的配伍方法，亦是最具有代表性的温开方剂。

亦有约其制而作为外用者。如中风闭证，往往牙关噤闭，口不能开，药不得入，即用温开方法，开其关，通其窍。例如细辛与猪牙皂角等分配伍，成为通关散，研极细末，和匀，吹鼻取嚏，可以通气祛痰开窍。又如龙脑香与天南星配伍，成为开关散，等分为末，每用一字，揩齿二三十遍，能够开通牙关，豁痰通窍。

此外，用于汤剂者，除了上述方法，尚有牛黄配伍郁金，犀角配伍菖蒲，清心解毒，芳香开窍。又有菖蒲配伍郁金，辟秽开窍。郁金与川贝母，郁金与山栀、豆豉，宣郁清心；连翘心与卷心竹叶，石菖蒲与竹叶心，清透胞络之热等，这是温病邪入心包所常用者。又如郁金与明矾配伍（白金丸），能化痰开窍；细辛与桂心配伍，能祛寒通窍；菖蒲与远志配伍，能开心益智等等，这在癫痫痴呆，健忘易误者，又是常相选用的。

2. 通经止痛

用辛香药通经脉，止诸痛，亦是临床上所常用的。但大都用于寒气卒痛，真如《素问·举痛论》所说："经脉流行不止，环周不休，寒气入经而稽迟，泣而不行，客于脉外则血少，客于脉中则气不通，故卒然而痛。"具体配伍，往往又分内外。在内者，如心痛、胃痛、腹痛；在外者，一身肢节疼痛。心胃腹痛，属于寒郁气痹者，苏合香丸是有效方法。目前临床尤常用于"冠心病"心绞痛，并约其制为冠心苏合丸，减少药品而同样有效。又如黄酒调服丁香末，能治暴心气痛。郁金配伍附子、干姜，乳香配合胡椒，乳香配合茶叶，为末或为丸，酒或醋汤下，均能治厥心气痛，不可忍者。又如木香与砂仁，檀香与砂仁，香附与砂仁、甘草（快气汤），香附与乌药（青囊丸），木香与乌药，木香与茴香，香附与高良姜（良附丸），香附与艾叶（艾附丸）等配伍，均能治寒凝气滞，心腹疼痛（更多的是胃痛）。又如木香与乳香、没药，乌药与茴香、青皮、良姜，木香与荔枝核，荔枝核与茴香（荔香散），香附与吴萸，乌药与沉香、炙甘草（小乌沉汤）等配伍，均能治腹痛、疝痛，病情属于寒客三阴者。如上配伍，方法很多，如何更准确地掌握运用？这里有一个总的规律，即分在上在中在下，在经在络，在脏在腑，除了木香、香附等治一切气、三焦冷痛外，一般都是按归经入脏理论选择运用的。例如麝香、苏合香、安息香、龙脑香、乳香，都入心脾经；其中龙脑香还入肺经，乳香还入肝经。又如木香、茴香、丁香、沉香、檀香，都入脾胃经；其中木香还入大肠经，茴香还入肝肾经，丁香、沉香还入肾经，檀香还入心肺经。又如郁金入心肝胆经；胡椒、荜茇入胃大肠经；香附、荔枝核入肝胃经；乌药入胃肾膀胱经。如其药物与病情相当，则疗效更佳。

在外的疼痛，分别亦很多。例如头痛，以川芎与香附为末，茶清调服（点头散），治偏正头痛。川芎与细辛为伍，入生姜煎服（小芎辛散），治风寒头痛脑动。又如肩背痛，以木香与南星为伍，入生姜煎，温服（星香散），治肩背拘急疼痛。丁香、木香配伍羌活、姜黄，治肩臂不利疼痛。又如身体痛，以麝香配伍地龙，麝香配伍水蛭，没药配伍虎骨，为细末，温酒调下，均能治身体走注疼痛，日夜不止，困弱麻木。又如腰痛，以木香配伍官桂、杜仲，为末，空心温酒调下，行气活血，名治腰痛如神方。又如以茴香配伍川乌头、苍术，为丸，温酒或盐汤下（三仙丹），治腰脊强直疼痛。乳香、没药配伍肉桂、川芎、当归、赤芍等，治跌打坠伤腰痛。这些均是临床有效者。但须注意，香药走窜，能够通经止痛，亦能耗气伤阴，用时不仅要有所节制，而且应该配伍一定的养气养血之药，作为调剂乃佳。

3. 去腐消肿

香药去腐消肿，主要用于外科。宋代陈自明曾经专门为此立论，如云："气血闻香则行，闻臭则逆，大抵疮疡，多因荣气不从，逆于肉理，郁聚为脓。得香之味，则气血流行。……疮本腥秽，又闻臭浊则愈甚。古人用之，可谓有理。且如饮食，调令香美，以益脾土，养其真元，可得无虞矣。"因此麝香、乳香、木香、丁香、沉香等，为常用之药，并名其方为五香汤（又五香散，以藿香易麝香）。如其配伍连翘、射干、升麻、独活、桑寄生、甘草、大黄、木通等解毒散风通经络之药，便为五香连翘汤，是诸疮肿初起、恶寒发热者首选方药。特别是麝香、乳香、没药、木香、郁金、雄黄、蟾酥等，夺命丹、寸金丹、胜金丹、金粉散、解毒万病丸（即玉枢丹）、仙方活命饮等，均加选用，从其立方命名，谓之"夺命"、"寸金"、"万病"、"活命"云云，就可以了解这些药物的重要作用。又如独圣散就只有香附一味药，疮疡初作，便以此药入茶饮之为妙。因为"疮疡皆因气滞血凝，宜服香剂，盖香能行气通血也"（见《外科精要》）。护心散亦即乳香与绿豆粉配伍，能去恶气，解诸毒，消痈肿疮疡，托里护心。一粒金丹，亦是木香、沉香、乳香配伍巴豆霜，能治一切恶疮痈肿，无名肿毒。替针丸即丁香、乳香、没药与针砂、糯米配伍，能治脓成不溃，将丸水湿粘于疮头，可以代替针刀切开出脓。尤其麝香，能“蚀一切痈疮脓水”（孟诜语）。如此等，可见香药对外科之病，去腐消肿的功用是很好的。

（十五）药性裁成

韩天爵云：“药有成性，以材相制，气味相洽，而后达夫病性。”这在临床用药上是很重要的。大意是说，药物的性能，固然有其一定，但通过加工炮制，配合相应之药，就可以发挥它的多种作用，更好地适应病情。具体制法韩氏说：“二五（指阴阳五行）之升沉，咸苦辛酸甘者，触物在焉。”即运用盐、水渍、酒、火炒等方法，升降其气，并配合五味之所宜，使各先归其所喜脏腑，发挥引导协调作用。这种方法，可以广泛运用。这就是“药性裁成”的意义。这种方法，既是药物的加工炮制，又是配伍运用，亦是改良剂型，是比较特殊的用药法，在中医传统用药上，运用很多，举例如下：

四治黄连丸，治诸疳诸痢。用黄连一斤，分作四分，一分用酒浸炒，一分用自然姜汁炒，一分用吴茱萸汤浸炒，一分用益智仁同炒去益智，研末。白芍药酒煮切焙四两，使君子仁焙四两，广木香二两，为末，蒸饼和丸绿豆大，每服三十丸，米饮食前下，日三服（《韩氏医通》方，引自《本草纲目》黄连条）。这样，黄连四治而作用更广，兼有升降寒温杂用之意。配伍芍药、木香并使君子，则调肝脾而治疳杀虫，所以诸疳诸痢，均可治疗。

又如四制香附丸，治妇人经候不调，兼发诸病。用香附子一斤，分作四分，一分醇酒浸，一分醇醋浸，一分盐水浸，一分童子小便浸，晒干为末，醋煮面糊丸，梧子大，每酒下七十丸（《瑞竹堂方》）。用酒是取其行血，用醋可以破血，去实取盐水，顾虚取童便。形瘦者，并配以泽兰、赤茯苓末二两，以瘦人多火之故；气虚者，加四君子料；血虚者，加四物汤料。这样，香附一物，虽为血中气药，而兼有各方面的作用，当然可以泛治月经不调诸病了。

又如夺命丹，治小肠疝气，偏坠掣痛，脐下撮痛，以致闷乱；及外肾肿硬，日渐滋长；及阴间湿痒成疮。用吴茱萸一斤，分作四分，一分酒浸，一分醋浸，一分汤浸，一分童子小便浸一宿，同焙干，泽泻二两，为末，酒糊丸，梧子大，每服五十丸，空心盐汤或酒吞下（《和剂局方》）。如此，既能发挥吴茱萸的温中下气、止疝气腹痛的作用，同时酒又助其行散，醋与童便、泽泻又能引药入肝肾，迅速发挥药效，其功远较单用吴茱萸为胜，所以有“夺命”之称。

又如快膈汤，治冷膈气及酒食后饱满。用青橘皮一斤，分作四分，一分用盐汤浸，一分用百沸汤浸，一分用醋浸，一分用酒浸，各三日，取出，另以盐一两炒微焦，共研末，每用二钱，以茶末五分，水煎温服，亦可点服（《经验后方》）。青橘皮能“消气滞，下食，破积结及膈气”（苏颂）。酒、醋、茶又能助其行散消食，百沸汤（即热汤）通经络，而盐又有“调和脏腑，消宿物，令人壮健”（陈藏器）的作用。这样，就扩大了青橘皮一味的功用，能够治疗冷膈气及酒食后饱满等证，并美其名曰“快膈”。

又如高良姜丸，治心脾冷痛。用高良姜四两，分作四分，一分用陈仓米半合炒黄去米，一分用陈壁土半两炒黄去土，一分用巴豆三十四个炒黄去豆，一分用斑蝥三十四个炒黄去蝥，并配伍吴茱萸一两，酒浸，同姜汁再炒，为末，以浸茱酒打糊，丸梧子大，空心姜汤下五十丸。高良姜本能温胃，治“腹内久冷气痛”（甄权）；再得陈仓米之气，则兼有暖脾调肠胃之功；得陈壁土之气，则又能补脾而胜湿；得斑蝥之气，是使其利小便，引药行气；得巴豆之气，既解斑蝥毒，又健脾开胃，去心腹痛疝气。这样就增加了益脾胃而去邪毒的作用。再配吴茱萸酒浸姜炒，行散沉寒诸气，其治心脾冷痛之功，就非一般用药可比了。

又如四炒丸，能宽肠顺气，治疗老幼腹胀，血气凝滞之病。用枳壳四两，分作四分，一分用苍术一两同炒，一分用萝卜子一两同炒，一分用干漆一两同炒，一分用茴香一两同炒黄，去四味，只取枳壳为末，以四味煎汁煮面糊和丸，梧子大，食后米饮下五七十丸（《王氏易简方》）。枳壳本能宽肠下气，配伍四味同炒，就兼有运脾燥湿、治痰消食、行气活血等功效，所以能够泛治老幼腹胀，血气凝滞之病。

又有四蒸木瓜丸，能治肝肾脾三经气虚，为风寒暑湿所侵，流注经络，凡遇六气更变，七情不和，必致发动，或肿满，或顽痹，憎寒壮热，呕吐自汗，霍乱吐利等证。用大木瓜四个，切盖剜空听用。一个入黄芪、续断末各半两于内，一个入苍术、橘皮末各半两于内，一个入乌药、黄松节（即茯神中心木）末各半两于内，一个入威灵仙、苦葶苈末各半两于内。以原姜簪定，用酒浸透，入甑内蒸熟晒，三浸、三蒸、三晒，捣末，以榆皮末水和糊丸，梧子大，每服五十丸，温酒、盐汤任下（《御药院方》）。木瓜本有“去湿和胃，滋脾益肺”（好古）的功用，能治湿痹邪气，霍乱吐下。再配伍益气去湿、通经活络之药，而且三浸、三蒸、三晒，使诸药气味和合，杂而又纯，成为治标顾本、通经治痹的特殊方法。

又如交加散，治妇人经脉不调，腹中撮痛，或结聚癥瘕，产后中风等证。用生地黄一斤，取汁留租；生姜十二两，取汁留租。上以地黄汁炒姜租，姜汁炒地黄租，合和干为末，每服三钱，温酒调服（《妇人大全良方》）。生地黄通血脉，逐血痹，善治妇人诸疾；生姜能“破血调中，去冷气”（陈藏器）

散风寒。二者交互和合，是调气于血、寓温于寒的方法，所以谓之“交加”。能够调和经脉，行血散邪，尤为月经不调、产后中风所常用。

更有交加双解饮子，治痰食、疟疾、瘴气、虚寒等证。用肉豆蔻、草豆蔻各二个，一生一煨；厚朴二寸，半生半制；甘草二寸，半生半炙；生姜枣大二块，一生一煨。上分二服，发日空心煎服，未愈再服（《卫生宝鉴》）。豆蔻、厚朴能温中理气，治疟疾，辟瘴气；甘草、生姜益脾胃，散风寒，和中达邪，这是易于理解的。尤妙者，四物生熟互用，则生者气锐而先行，熟者气钝而后达，有加强药效的作用；同时，生者性刚而能泻，熟者性淳而能守，亦寓攻守相合之义。真如韩天爵所说：“标病攻击宜生料，气全力强；本病服饵宜制炼，调剂大成。”

并有交加丸，能升水降火，除百病。以苍术与黄柏配伍。苍术一斤，分作四分，一分米泔浸炒，一分盐水浸炒，一分川椒炒，一分破故纸炒。黄柏一斤，分作四分，一分酒炒，一分童便浸炒，一分小茴香炒，一分生用。拣去各药，只取术、柏为末，炼蜜为丸，空心盐汤下（《邓才笔峰杂兴方》）。这种配伍，是以苍术为主，而又吸取米泔、盐、椒、破故纸的气味，能够运脾燥湿，摄引阴火以下降。配伍黄柏，并佐以酒、童便、小茴香的气味，是苦寒坚阴，补肾升水，又能上升下降，敛戢阴火，合和用之，当然中焦健运，下焦安静，阴水上升，邪火下降，可以消除百病。这种制剂，与单纯黄柏、苍术配合为二妙者，药性和作用显然有所不同了。

又如坎离丸，配制方法与上丸有类同意义。药用白苍术一斤，分作四分，一分川椒一两炒，一分破故纸一两炒，一分五味子一两炒，一分川芎一两炒，只取术研末；黄柏四斤，分作四分，一分酥炙，一分人乳汁炙，一分童便炙，一分米泔炙，各十二次，研末。二药和匀，蜜丸，早用酒、午用茶、晚用白汤下（《积善堂方》）。此方有升水降火的作用，是一望可知的，但黄柏四倍于苍术，重视坚阴，以升水为主，这又是本方的特点；配伍苍术，又取椒、芎、故纸、五味的气味，升降中焦之气，又摄纳下焦阴阳。这样，升水又摄纳心火，可以达到坎离相交的目的。所以原书指出“滋阴降火，开胃进食，强筋骨，去湿热”，是确有所指的。

总之，药性裁成，方法很多，内容亦富有巧思，特别是改良药品剂型，调和五味，便于服用，又能增进疗效，值得很好研究，推广运用。

二、从升降浮沉论药物的配伍运用

药物有升降浮沉的性用不同，治法亦有升降浮沉的因势利导，两者参合而行之，则治法甚多，变化无穷。李东垣说："药有升降浮沉化，生长收藏成，以配四时。春升夏浮，秋收冬藏，土居中化。是以味薄者升而生，气薄者降而收，气厚者浮而长，味厚者沉而藏，气味平者化而成。"但"酸咸无升，甘辛无降，寒无浮，热无沉，其性然也。而升者引之以咸寒，则沉而直达下焦；沉者引之以酒，则浮而上至巅顶。……是升降在物亦在人也"（李时珍语。以上二文均引自《本草纲目》）。假如再配以相应之药，组成一定方法，如上病下取，下病上取；轻可去实，重以镇逆；逆流挽舟，引火归原等，则升降浮沉之用，就更丰富多彩了。这里论其配伍运用如下。

（一）升降气机

"升降气机"是气分郁滞病证的一个总的治疗方法，属于理气剂的范围。其具体运用有升降肺气、升降脾胃、升降肠痹等，能够流通上、中、下三焦气滞，但有一定的局限性，仅对于某几种特定的病证，常用而效佳，举例分述如下。

1. 升降肺气（宣降法、开降法）

"升降肺气"，升，是指宣通气机；降，是指肃降肺气。因此，有时亦称为"宣降法"或"开降法"。这是针对肺气郁滞，使之流通而言。此法常用于咳嗽、胸痞等症。药物配伍，如以麻黄配伍杏仁，或紫苏配伍杏仁，一方面宣散肺气，一方面又利肺降气；又如桔梗配伍枳壳，桔梗配伍苏子，厚朴配伍杏仁等，亦是一开一降方法。这些用药，对肺气郁滞，咳嗽不畅、咳痰不爽、胸中痞闷等症，都是常用的。不过，肺气郁滞尚有表里寒热之分，用时要按具体病情选择更恰当的药物。而且这些配伍，偏于实证者用得较多。

如外邪束缚于表，肺气不得宣通，气机因而上逆，形寒咳嗽，甚至喘逆，运用这种药物配伍，即叶天士所谓“辛以散邪，佐微苦以降气”。药如薄荷、嫩苏梗与枳壳为伍；紫苏梗与杏仁、桑白皮为伍；前胡、橘红与枳壳为伍等，常治一般外感兼咳嗽者。又如麻黄、杏仁与射干为伍，对“寒包火”的咳嗽音哑有良效；肺火重者，还可加用石膏、甘草，即叶天士的麻杏甘膏汤加射干方法。《千金要方》更有升麻与射干、大黄配伍，治小儿咽喉肿毒，壮热妨乳。这是升降气机，而又清热解毒者。

此外，胁痛一证亦有部分病情运用升降法的。因为胁下两旁，是阴阳升降之道路，升降乖常，气机郁滞，可以出现胁痛、咳嗽、咳引痛甚，并见寒热往来等症。治以升引肝胆清阳，与泄降肺气相合，使升降复常，气机疏通，则胁痛等症亦能自除。用药配伍，如柴胡与枳壳，川芎与枳实、甘草（枳芎散），青葱管、新绛与旋覆花（旋覆花汤）等，这是最常用者。又如白蒺藜与枇杷叶，橘叶与川贝母，郁金与杏仁等，疏肝理气与理肺利气相合，亦属上述方法的引申用药。

2. 升降脾胃（升清降浊）

叶天士说：“脾主升清，胃主降浊”，“脾宜升则健，胃宜降则和”。升降如常，则脾胃的纳谷运化功能正常，而营卫气血的生化之源亦兴旺。假如脾气不能升运，胃气不能顺降，便成为中焦气机痞塞之病，常见纳谷不香，谷入少运，脘腹痞胀，大便不爽等症，即为“痞”为“胀”。常用药物配伍，如白术与枳实为伍，一以健运脾气，一以通泄胃浊，这是基本方法，能使升降复常。如其胃口不开者，加佩兰、谷芽，能醒胃嗜食；谷入消化迟钝，加神曲、麦芽，以助消化；脾胃气滞，纳少痞胀为甚者，加木香、砂仁，理气开胃消胀；胃虚生痰者，加半夏、茯苓，和中化痰。这是张洁古等的首创。至于益智仁、干姜与半夏、茯苓配合，醒脾和胃；扁豆、甘草、粳米与沙参、麦冬、石斛为伍，益脾气以助升运，润胃阴而使顺降，又为叶天士的擅长。

又如用柴胡、升麻、羌活、独活、防风等，升清阳而鼓舞胃气上行，配合枳实、厚朴、茯苓、泽泻、黄连、黄柏等，理气除湿泻阴火而降浊气，这又是李东垣的独到经验。这种配伍，亦是升降脾胃的一个常用方法（可参阅“升阳除湿”、“升阳泻火”、“甘温益气”三节）。

朱丹溪更有所发挥，认为“气血冲和，万病不生，一有怫郁，诸病生焉”。而凡郁皆在中焦，是“当升者不得升，当降者不得降，当变化者不得变化也，此为传化失常，六郁之病见矣”。因此，用药大法，就宜升降中焦，如苍术为阳明药，气味雄壮辛烈，强胃健脾，开发水谷之气，其功最大。香附是阴血中快气药，下气最速。两者配合，一升一降，即可以散其郁，和其中，而致气血冲和。六郁汤、越鞠丸等都是从这个指导思想配伍组成的。

3. 升降肠痹

这种药物配伍，主要用于肠痹便秘之证。大肠为传导之腑，应该排泄大便，通畅腑气，假如肠腑痹阻，大便不行，则升降之气窒塞，浊气不能下降，清气不得上升。治以升降法，是流通肠道气机，恢复通降之常者，为治疗便秘的又一种方法。药物配伍，如升麻与枳壳为伍，升麻与槟榔为伍，升清阳而宽肠下气；升麻与泽泻为伍，升麻与牛膝为伍，升清气而开泄肾邪；升麻与大黄为伍，羌活与大黄为伍，升清阳而通降腑气；升麻与当归为伍，升麻与桃仁为伍，升清气而滋润肠道等。这些配伍，多见于通幽汤、济川煎。这是区别于一般的攻下方法，而以升降气机为通便之用者。

又如老人风秘，常用消风顺气方法，以羌活、独活、防风等与枳壳为伍；或炙皂角（去子）与枳壳为伍；或消风药与槟榔，或消风药与杏仁、桃仁为伍等，亦为升降肠痹的又一种用药方法。方如疏风散（羌活、防风、独活、威灵仙、蒺藜、白芷、枳壳、槟榔、麻仁、杏仁、炙甘草）、枳壳丸（枳壳、大黄、皂角、桑白皮、木香、橘红、羌活、白芷）。

尚有一种突然腹痛便秘（例如急性肠梗阻），绕脐绞痛，腹胀拒按，上不能纳，下不得通，烦躁不寐，脉弦滑，舌红苔厚浊腻，属于大实痛满，但以气滞为甚者，此时不能径取攻下，攻下反致呕哕生变，亦可运用升降方法，松动肠痹，获得疗效。药物配伍，如以柴胡与枳壳相合，或升麻与槟榔相合，升降肠胃气机。再配伍黄连与木香，辛开苦降；石菖蒲与蜣螂虫，开窍通肠痹；莱菔子与槟榔，破气导滞，能得气机流通，连连矢气之后，再加芒硝以破结通腑，或羌活与大黄合用，则大便通而痛胀均去，肠痹亦自愈。这些配伍方法，出入于四逆散、小柴胡加芒硝汤、通幽汤等方剂中。

此外，尚有小肠痹一证，口渴引饮，饮多而小便不通，或时反见飧泄。前人以五苓散加味治之，是重点在于化气分利者。

4. 升阳泻火

“升阳泻火”方法为李东垣所首创，是内伤发热的一个治疗大法。因为内伤脾胃，中气下陷，清阳不能上升，而脾湿下流，郁而生热，阴火又复上冲，形成内伤发热的证候。这种发热是躁热。即平时卫表阳虚，形寒恶风，甚至自汗；而阴火上冲，则蒸蒸而热，头面浑身躁热，面热如醉，肌热如燎，但移时阴火下降，则躁热自去，或得微汗亦解。这种热型，寒热不齐，平时形寒，发作则恶热而不恶寒。它与外感病的恶寒发热齐作者，显然不同。这种病情，元气不足是本，躁热时作是标。治以升阳泻火方法，即一方面补脾胃，升阳气，用黄芪、人参、炙甘草、白术、升麻、柴胡等药，以治其本；另一方面，配伍黄柏、黄连、黄芩、生地等，坚阴泻火，以治其标。和合应用，标本兼顾，则元气恢复，躁热自除。代表方剂如补脾胃泻阴火升阳汤（黄芪、人参、炙甘草、苍术、升麻、柴胡、羌活、黄连、黄芩、石膏），补中益气汤加黄柏、生地等。

但须注意，内伤发热是由饮食劳倦，脾胃元气先伤，中气下陷，而后导致阴火上冲的。“火与元气不两立，一胜则一负”，应该以补脾升阳为主，泻火药是辅佐，或者是权宜之计，不能颠倒这种用药关系。否则苦寒能够坚阴，亦能伤阳，用失其当，“热中未已，寒中复起”了，必致愤事。

5. 升阳散火

“升阳散火”是治疗内伤发热的又一种方法。内伤之病，阴火乘其脾土。形气不足，倦怠恶寒，而有时又躁热发于肌表，四肢发热，肌肉热，筋骨间亦热，扪之烙手。这是脾胃之气虚弱，卫外的皮毛肌肉之处，元气不能充实，反为阴火充斥所致。治以升阳散火方法，用甘温益气之药，升发阳气，充实皮毛腠理，如人参、炙甘草，合升麻、柴胡、葛根等，并加羌活、独活、防风诸风药，更助其升阳气，发越脾土之郁遏，发越肌表之阴火。这就是升阳散火。但在此时，多用生甘草泻火缓急，并配伍芍药，合人参以补脾肺，合甘药以化阴敛阴，寓收于散，区别于一般的辛温解表，这是升阳散火汤的具体用药方法。若小其制者，有火郁汤（甘草、升麻、柴胡、葛根、防风、白芍）。

升阳散火另有一说，即张景岳所论证的升阳散火辨。他认为，病自外感而致者，多因风郁热生火，宜散宜升。因为风寒外闭，郁而生火，是风寒为本，火热为标。这样，当先治风，即解表，风寒解散，郁热亦自除。所以外感风热，宜升阳散火，不宜清降。这个论述，与东垣所指不同，用药亦大异，不能混淆。

6. 升降相因

“升降相因”的用药，有多种方法。例如升降散，治瘟疫吐血。外症有似伤寒，其实是伏热迫血，所以吐血，并见口渴，舌苔白，恶热羞明，小便短赤，大便垢浊，心中躁烦，脉滑数等症。方中以僵蚕、蝉蜕，轻浮上行者，解毒止血；配伍姜黄、大黄，苦寒沉降者，泄热解毒，去瘀止血。升者清其上，降者泄其下，升降相因，共成清瘟败毒、活血止血的作用。如瘟毒更甚者，再加清瘟败毒、凉血活血之药（见《血证论》）。

又如治饮食中蛊毒，胸腹刺痛，急需吐下之者，合升麻、郁金二味为末，米饮调服，不吐则下。因为升麻能使“蛊毒入口皆吐出”（《别录》），郁金又能泻出膈下恶物。合而用之，升降相因，所以不吐则下。李巽岩用此法救活很多中蛊毒的病人（见《本草纲目》郁金条）。

又如中焦气滞，肝胃不和，胸闷脘痞，欲嗳不得，腹中胀满，不能转气者，《经效济世方》用藿香一两，妙香附五两，为末，每以白汤点服一钱。因为藿香可升可降，入手、足太阴，上能入肺，下能入脾。香附又为气郁血滞必用之药，生则上行胸膈，熟则下走肝肾。合而用之，升降相因，所以能升降诸气。《圣惠方》亦有类同方法，治疗妇人胎气不安，气不升降，呕吐酸水，起坐不便，饮食不进。二香散，用香附子一两，藿香叶、甘草各二钱，为末，每服二钱，沸汤入盐调下，能升降气机以安胎。

又如治疗风热头痛，目赤睛疼，头痛如破，溲赤便闭，以川芎配伍大黄、甘草（芎黄散），散风止痛，又泻火下行。这种用药，是升降相因，又相得益彰者。大黄得川芎，能引至巅顶之上，散风泻火；而川芎得大黄，苦寒下沉，泻火更能熄风，又加甘草以调和之，则其功更显。《保命集》大芎黄汤即是此方去甘草，加羌活、黄芩二味，汗下并进，以治破伤风病邪在表里之间者，亦属升降相因的用药。类此方法，治疗头痛，最适宜于风火相煽的病情。例如泻青丸（川芎、羌活、防风、大黄、龙胆草、栀子、当归）治疗肝火偏盛，头痛目赤，躁急多怒，小儿惊风，即是扩大了这种配伍用药。另有芎芷石膏汤，配伍意义亦与此相同。不过具体应用有异，一者用大黄，一者用石膏，这里有辛寒与苦寒的细别；一者治腑病，一者治经病，有通腑与清经的不同。因此，后方是善于治疗阳明经头痛的，升降相因以清经止痛。

又如治疗小肠疝气，胀痛难忍，气不得息，《孙天仁集效方》用乌药配合升麻，一升一降，流通其气，使郁滞散而坠胀亦解，自然气舒痛止。这是理气治疝的又一方法。

7. 升水降火（交通心肾）

升降法中有"升水降火"一法，治疗水火升降失常病变。水上火下，心肾交通，是为既济；火在水上，水不制火，便为未济。升水降火，就是针对未济之病而设法的。水火未济，反映的病变很多，刘河间最有研究，认为"水火之阴阳，心肾之寒热，荣卫之盛衰，犹权衡也，一上则必一下，是故高者抑之，下者举之，此平治之道也"。因此，他论六气之变，认为风寒暑湿燥都可以从火化，"明病标本，制胜扶弱"，主张用寒凉之药，泻火除热，即所以升水降火。

张子和发挥刘河间的学说，认为疾病的发生，或从外来，或从内生，都是邪气，非人身所固有，主张攻邪，用汗吐下三法，并常用寒凉之药。这是变刘河间的火热论而为攻邪论，其内容基本上是一致的。因此，他反复说明，攻邪即所以降火，降火就可以升水。并举出一个生动的比喻，疾病犹如灶火然，煤烬尘垢，堵塞于坑洞之间，则烟气不通，刮而去之，再挹水注之，则自上而下，一洗而无留滞，明日再炊，自然烟火通畅了。这就形成了他有名的"降心火，益肾水"方法。

以上泛论升水降火的成就，包含内容很多，须作专题论述。这里简举几例具体用药方法如下。

一人之身，心肺在上，肝肾在下，脾居于中，为阴阳升降的枢纽。因此，升水降火，亦有谓之“交通心肾”者。具体用药，尚有几种形式：有升水以制火者，有降火以就水者，更有运脾和胃以升降水火者。第一种，以黄柏为主，配伍苍术，是升水以降火者。因为黄柏苦寒，能补肾而升水；苍术辛苦温，能燥湿以摄阴火。这就是坎离丸的配伍方法（尚有具体制法，见前“药性裁成”）。第二种，以黄连与肉桂为伍，取黄连生用为君，佐以官桂少许，煎百沸，入蜜空心服之，能使心肾交于顷刻。这是降火以就阴者，为韩天爵治疗失眠等症的经验。椒苓丸别有方法，以川椒为主，配伍茯苓，为末蜜丸，空心盐汤下（《邵真人经验方》），补益心肾。这是取“川椒之性下行，能使火热下达，不致上熏”（《吴猛真人服椒诀》），亦是降火就阴的一种用药。李时珍亦很赞赏，认为，此方对脾胃及命门虚寒有湿郁者最相宜。朱雀丸更有巧思，取沉香与茯神为伍，为末蜜丸，食后人参汤下（《百一选方》）。治心神不定，恍惚健忘，不乐。火不下降，水不上升，时复振跳。沉香沉降摄纳，纳气归肾，配伍人参、茯神，养心安神，交通心肾。这与椒苓丸比较，是异曲同工者。又如第三种，补脾以交通上下者，如《局方》妙香散的配伍。方用人参、黄芪、炙甘草、茯苓、木香益气运脾，茯神、远志交通心肾，桔梗载药上行，辰砂从而镇心降火，山药又补脾益肾，在下固摄之，更用麝香入脾，通经开窍而行药势。这样，脾气健运，则水火阴阳就能上下交通。而惊悸恐怖，悲忧惨戚，虚烦少睡，饮食无味等症，亦就自愈。更有和胃以调阴阳者，如《灵枢·邪客》篇的半夏秫米汤。二药和胃化痰，佐以甘澜水，苇薪火，一升一降，“此所谓决渎壅塞，经络大通，阴阳和得者也”（《灵枢》文），所以失眠能愈。

8. 开上通下（腑病治脏、下病上取）

“开上通下”的用药方法，常用于大便不通，或者小便癃闭，其病由气机不通所致者。这种病情，不能用一般的通便或利尿之剂，因为病变的重点在于无形气滞为主，只有宣通肺气，使气化能够下及，才能达到大便通、小便利的目的。这种治法，有时亦称为“腑病治脏”或“下病上取”。临床运用，如治疗肠痹便秘，病情较之燥屎坚结、实热不通者稍轻一等，但往往便秘不通，五七日或十日一解（亦有突然便秘的），胃不欲纳，食亦难下，脘腹痞滞，自感一身之气涩滞，精神昏闷不爽。用开肺气以通大肠的方法，取脏腑表里相应之意。常用药物配伍，如以杏仁、紫菀、枇杷叶、瓜蒌皮等，配伍枳壳汁、紫苏梗汁、桔梗汁等，使肺气宣通，则大便亦自调。这种方法在叶天士医案中是用得很巧妙的。华玉堂云：“肠痹本与便闭同类，今另分一门者，欲人知腑病治脏、下病治上之法也。盖肠痹之便闭，较之燥屎坚结、欲便不通者稍缓，故叶天士但开降上焦肺气，上窍开泄，下窍自通矣。若燥屎坚闭，则有三承气之类主之”（见《临证指南医案·肠痹门》）。

石震曾介绍经验，“虚损大便燥者，用杏仁、枳壳、苏梗，则能去宿粪”（见《慎柔五书》）。这样，此法早已运用于虚损便秘之病了。

又如肺痹咳喘，气逆胸闷，烦躁口渴，小便不利；或者肺痹之症并不明显，但亦见小便不通，少腹胀急。治以宣肺理气，使肺气通调，则小便亦自利。因肺为水之上源，主一身之气，气行而水亦自化。常用药物配伍，如杏仁、紫菀、桔梗、通草，配合升麻等；若挟表证，则伍以解表药，如麻黄、甘草、柴胡、前胡；如挟热邪，则伍以清热药，如黄芩、栀子等，往往能不利小便而小便自通。此法如合吐法同用，亦称为“提壶揭盖”法。

亦有大便泄泻，一般治法无效，用下病上取之方而见功的。例如《姚仲和延龄方》治小儿泄，或水泻奶疳，用椒红少许研末，酥调，少少涂囟上，日三度立效。或者用蓖麻子九个，研烂贴囟上，亦效。前者能除湿而温脾补肾；后者能提拔病气外出。尤其后者，并能治疗子宫下脱，其方用蓖麻子、枯矾等分，为末，安纸上托入。仍以蓖麻子十四枚，研膏涂顶心即入（《摘玄方》）。这些都是下病上取的方法。

9. 提壶揭盖（以升为降）

所谓"提壶揭盖"，是用吐法治疗小便不通，亦属开上通下的一种方法。小便不通有因气机闭塞、升降不行而致的，朱丹溪首创此法加以治疗。他解释此法的用意是："吾以吐通小便，譬如滴水之器，上窍闭则下窍无以自通，必上窍开而下窍之水出焉"。并云："予尝推是开窍之法，用之多验"（见《证治准绳·卷六》）。这种治法，后人形象地比喻为"提壶揭盖"，亦有称之"以升为降"者。张景岳亦说："凡气实等证，无如吐之妙者……盖有升则有降，无升则无降，此理势之使然也。"具体运用，如小便不通而见气虚证者，用参、术、升麻等，先煎服汤药，而后取吐，或就参芪药中调理吐之；小便不通而见血虚证者，用四物汤先服后吐，或就芎归汤探吐之；小便不通而见痰多者，用二陈汤先服，后探吐之；小便不通而见痰气闭塞者，用二陈加香附、木香探吐之。盖吐以升提其气，气升则水自降，亦即气行水化之意。至于实热小便不通，当用通利方法，如以八正散之类，使大便通而小便亦自通，所谓开后窍以通前窍，这是另外方法，不在此例。

10. 上病下取（脏病治腑）

"上病下取"的药物配伍，主要是用泻火通腑之药，以治上部诸病，尤其是实火所致的头痛目赤，口舌肿痛，以及痰火喘促等症。例如肝火风热上冲，头痛目赤，昏晕耳鸣，目中火出，大便不通，脉弦数实者，常用酒制大黄、黄连、龙胆草等，直折火邪，抑之使下，则头痛自止。方如青麟丸、泻青丸的配伍。又如风温时毒上犯，所谓大头瘟，头面暴肿，焮赤作痛，咽喉肿痛，烦热口渴，大便不通者，常用疏风清热解毒，泻下实热，则肿痛均消。方如漏芦汤，以大黄、黄芩配伍漏芦、升麻、玄参、蓝叶，甚者加用芒硝。又如心胃之火上逆，口舌肿痛，口气臭秽，甚至咽喉肿闭，口腔糜烂，心膈烦躁，小便赤涩，大便不通者，常用大黄、黄连、黄芩等，泻心火而泄胃实，则舌肿口糜均消，方如三黄丸的配伍。又如痰火上扰，肺气被壅，喘咳痰壅，面赤口渴，小便短涩，苔黄脉滑者，常用大黄、青礞石等，泻火除痰，则喘平痰化。方如礞石滚痰丸的配伍。

这些治法，实际是清火法与泻下法结合而灵活运用者，清火是苦寒直折，泻下亦是泻火而并不专于下实。同时，这些病变，亦往往见于阳盛火旺之体，腑实者较多，可以泻火见效，但亦有易于反复发作的；假如证见脏气不足者，即不能运用此法。

（二）轻可去实

轻，是指轻宣理气药物（亦包括药味少而用量轻）；实，是指邪实气实。本法即以轻灵之药治疗邪实气实之证。这种治疗方法，应用的方面很多，但大都以上焦病变为主。例如用于风寒外感的表实证，取辛温轻宣发表之药，如麻黄、桂枝与杏仁、甘草等为伍，使肺气宣通，风寒之邪随汗而解，表实证亦随之解除。东垣所谓寒邪为实，麻黄之轻可以去之。这种用药配伍，与辛甘发散意义略同。

又如用于风邪犯肺，咽痛音哑，喉痹肺闭者，取辛以散邪，苦以降气，如牛蒡、薄荷、马勃、银花、射干、山豆根等，配伍杏仁、桔梗。叶天士常谓："无形之邪，口鼻吸入，上窍闭塞，只宜轻清宣肺；假如清火寒降，直入肠胃，与咽中无关。"如其是寒重热郁者，可加麻黄、嫩苏梗等以散寒邪；郁热甚者，可少加马兜铃、黄芩等以清泄肺火。

又如用于肺痹，上见喘咳痰壅，下见小便不利者，取宣肺化气，如麻黄、杏仁、桑白皮、桔梗、苡仁、茯苓皮等，轻宣肺气，则气化水行，喘咳平而小便亦自通。

又如用于动怒气逆，肝失疏泄，肺失肃降，形成肝肺俱实，一身之气上逆，症见上气喘急，胸胁膂胀，二便皆阻，所谓“肝气犯肺”之证。取轻清宣利，疏降逆气，如枇杷叶、旋覆花、桑白皮、瓜蒌皮、杏仁、贝母、苏子、降香等，选择几味为伍，能使肝气化，肺气降，而喘急亦平，胸胁宽舒，二便亦通调。这种轻灵方法，理气而无香燥之嫌，气实在于斡旋气机者，叶天士最为擅长。

（三）逆流挽舟

“逆流挽舟”是指用升散药物治疗下痢的一个方法。喻嘉言认为，夏秋伤暑、湿、热三气之下痢，必从外而出之，即从汗先解其外，后调其内。首用辛凉以解其表，次用苦寒以清其里；如其失于表散，则外邪陷里，俱从痢出，其痢就不易治。同时，痢疾是手足阳明（指胃与大肠）之病，下痢奔迫，水谷之气由胃入肠，疾趋而下，开始是少阳生发之气不伸，继而是随痢转致下陷，所以治痢泛求三阳，不如专求少阳，使生发之气升举，则水谷化生精微，输泄有度，而无下痢奔迫之苦。因此，主张用“逆流挽舟”方法，对痢疾水谷下流之病，挽之升举从表而解，犹如在逆水之中挽舟上行。具体药物配伍是，用羌活、独活、柴胡、前胡等，升阳达表；配伍枳壳、桔梗，升降气机；更加人参以扶正达邪，大有逆挽之功。主方即为人参败毒散。甚至对久痢下陷，阳邪陷入阴中，喻氏亦用此法，温覆取汗而愈（见《医门法律》卷五）。这对治痢来讲，是别具一格的，尤其在痢疾初起，兼挟表证者，确有一定疗效。余在临床，痢症挟热者，以金银花、地榆易羌活、独活；气滞甚者，以木香、黄连相代，亦每获效。此法较之见痢即导滞者，似胜一筹；但对热毒痢病情，并不适合，喻氏亦别有方法。

再从文献记载来看，张子和早有类同方法，即以发汗治飧泄。如云："飧泄不止，日夜无度，完谷不化，发汗可也。"因为《内经》说过，"春伤于风，夏生飧泄，此以风为根，风非汗不出"。并举经验病例为证，"有人病此者，腹中雷鸣泄注，水谷不分，小便涩滞，皆曰脾胃虚故耳。豆蔻、乌梅、罂粟壳、干姜、附子，曾无一效。中脘脐下，灸已数十，燥热转甚。小溲涸竭，瘦削无力，饮食减少。而诊其两手脉息，俱浮大而长，身表微热。用桂枝麻黄汤，以姜枣煎大剂，连进三服，汗出终日，至旦而愈。次以胃风汤（人参、茯苓、白术、官桂、川芎、当归、白芍、粟米）和平脏腑，调养阴阳，食进病愈"（见《儒门事亲》卷二）。这种发汗散风治飧泄，实际就是逆流挽舟之意。而且张氏既引经文为理论根据，更突出脉诊表证为用药之的，与喻氏所论，是开其先河者。从此可知，逆流挽舟方法，是张子和开创于先，喻嘉言从而发挥之，早已成为治泻痢的一个常法。

（四）釜底抽薪

"釜底抽薪"的治疗方法，主要用于中焦热盛之证，如伤寒、温病过程中，高热持续不退，口渴引饮，烦躁多汗，大便秘结，舌赤苔黄而燥，脉实有力，即阳明实热证。其热之盛，犹如釜中沸腾之势，通过泻下方法，去其邪薮，比如釜底抽薪，则其热自退。常用药物，如以大黄、芒硝等配伍甘草，通腑泻热，使邪去而病愈。方如调胃承气汤等的配伍。但须注意，这里的重点在于泻热，并不着意于去实积。

又如上中二焦邪热炽盛，不得宣泄，心胸烦热，口干舌焦，面赤头痛，口舌生疮，咽痛吐衄，便秘溲赤，以及小儿急惊等，即胸膈郁热证候。用大黄、芒硝与薄荷、竹叶、黄芩、栀子等为伍，使下焦得通，则上中二焦之热亦随之清泄。方如凉膈散的配伍，亦具有类同意义。

（五）行气降气

“行气”是行散气滞，“降气”是降下逆气。这些用药配伍均属于“理气剂”的范围。在临床运用上，行气和降气是各有所主的，但有时亦相辅而行，不能截然分割。

常用的行气药物配伍，临床方法很多。如对肝胃气病，肝气郁滞，胃失和降，见胸脘痞闷，胁肋作胀，嗳气作恶，得嗳宽舒，矢气亦畅，胃不思纳，谷入作胀等症，用理气解郁、舒肝和胃之药。如川芎与香附，柴胡与枳壳，郁金与贝母为伍，是理气兼有止痛作用者；佛手与白蒺藜，枇杷叶与橘叶，苏梗与厚朴花为伍，是以理气解郁为主者；柴胡与薄荷，柴胡与丹皮，舒肝兼有清散作用。再配伍一些和胃药，如姜半夏、橘皮、茯苓、神曲、砂仁、谷芽、麦芽等一二味，这是肝胃气病所常用者。尚须注意，肝胃气滞，有时气机逆乱，上药效果并不理想，叶天士的“泄厥阴，和阳明”方法，可以考虑。因为肝主疏泄，胃主顺降，理气兼以和降，较合机宜。常用黄连温胆汤加川楝子、瓜蒌仁与小量元明粉同捣等药，使气机一通，每能获效。这实际是行气与降气同用，并取“腑以通为补”之义。

又如对肺气郁滞，见咳嗽胸闷、咯痰不爽、咳引胸痛等症，用理气利肺、化痰止咳之药。如荆芥与前胡，前胡与佛耳草，嫩苏梗与杏仁配伍，是理气兼有疏表作用；桔梗与枳壳，矾玉金与法半夏，姜半夏与橘皮配伍，是理肺又能化痰者；杏仁与贝母，蒌皮与法半夏，枇杷叶与冬瓜子，杏仁与苡仁等配伍，是理肺兼能润肺化痰之法。这些配伍，又是肺气不宣的常用方法。

又如气滞于厥阴，见少腹作胀，疝气作痛，二便不畅，妇女则经前乳胀、乳房结核、痛经、月经不调等症，用疏泄厥阴、理气调经之药。如青皮与木香，香附与乌药（乌香散），川楝子与小茴香配伍，是以疏肝理气为主者；亦有荔枝核与橘核，荔枝核与香附（蠲痛散）配伍，理气又有散结作用；更有川楝子与延胡，小茴香与当归，桂枝与白芍，川芎与当归等配伍，是理气又兼活血止痛。这些配伍，都是肝气郁滞的常用药。须加注意，肝郁气滞不但易伤阴血，且多郁而火化，理气须配清肝养血之药；亦有挟寒气滞的，可参前“通经止痛”用药。

至于降气药物的配伍，如对七情气逆，尤其是肝气上逆，冲胸犯肺，发作较剧者，见胸膈闷胀，上气喘急，欲嗳不得，卧不安席，烦闷不食等症，上文“轻可去实”的方法已不适用，急则治标，必须破气降逆，药如槟榔、木香、乌药、沉香等。叶天士善用降香汁、香附汁、郁金汁、枳壳汁，调配一些兼顾正气之药，取四磨饮、五磨饮等配伍方法。

如为胃气上逆，见恶心呕吐，胸脘痞闷，胃不欲纳，谷入作胀，泛泛欲吐等症，治以和胃降逆，药如半夏与生姜，橘皮与竹茹，这是最基本的。亦有砂仁与檀香，藿香与苏梗配伍的，最宜于兼有湿阻气滞者。至如枇杷叶配芦根，属于清润；旋覆花配代赭石，属于镇逆。这些是二陈汤、橘皮竹茹汤、旋覆代赭汤等的基本用药。

假如胃气上逆，表现为呃逆者，以上和胃降逆之药同样可以选用，尤其是半夏、生姜、橘皮、竹茹，但每以丁香、柿蒂等为主药，降逆止呃。

石震对此富有见解，认为呕吐病久，用补脾和胃下气之药，其中最好加些当归，可以滋润下枯。因为呕吐是气逆在上，久而不下，则下无津液，下燥则更加气逆，呕吐亦不能止。这种见解，是很有启发意义的（见《慎柔五书》）。

如为肺气上逆，见喘息咳嗽，痰多气逆，胸膺痞闷，咽痒气塞，甚至喉中有痰鸣音，恶心欲吐等症，治以降逆平喘。药如射干与麻黄，厚朴与麻黄，苏子与厚朴，厚朴与杏仁等配伍，这些是偏于温肺者；又如桑白皮与黄芩，桑白皮与杏仁配伍，这些是偏于清肺者。又有苏子、厚朴与当归（即苏子降气汤用药），或者麻黄、炙甘草与白果（即压掌散）配伍，这是润燥敛散同用以降气者。更有《元和纪用经》降气汤，以吴茱萸和桑白皮配伍，水酒煎，入姜汁一匙服。治上气喘息，药入口即气下。这又为寒热升降同用，以达到降气的目的。上述方法，对喘逆的复杂病情是很有针对性的。总之，这些用药都是随着病情的寒热虚实变化，从而调剂配伍的。

此外，缪仲淳的吐血三要法中，尚有“宜降气，不宜降火”之论（其余二法是“宜行血，不宜止血；宜补肝，不宜伐肝”）。认为“气有余，即是火，气降即火降，火降则气不上升，血随气行，无溢出上窍之患矣”。主张用韭汁、降香、苏子等下气；配伍白芍、炙甘草制肝，枇杷叶、麦冬、薄荷叶、橘红、贝母清肺，苡仁、山药养脾，枣仁、茯神养心等。这虽然是对气逆血逆而言，但亦从此可知，降气一端，还法外有法。

（六）引火归原

“引火归原”的用药方法，常用于以下病情，如下焦亏损，虚阳上浮之证，这里所引的火，临床称之为“浮阳”、“浮火”。又如伤寒少阴病，阴寒内盛，逼阳外越之证（即内寒外热，下寒上热），这里所引的火，临床称之为“戴阳”、“格阳”（但以上名称，亦不是固定不变的）。这些病情，张景岳概括为两端，即前者是虚阳不敛，后者是里寒格阳。至于归原的“原”，主要指肾，因肾为元阴元阳之根本。

肾虚浮阳的见症，如面色浮红，游移不定，面热如醉，倏来倏去。伴见头晕耳鸣，或口舌糜烂，但舌质淡白（张景岳称为无根虚火之证），咽喉痹痛，而淡紫不赤（张景岳称为格阳喉痹），或喘促躁烦，或吐血衄血。同时下焦亏损，见腰膝酸软，两足发冷；六脉微弱，或虽浮大紧数而无力无神（以上二症，反映肾之阴阳两虚，而元阳衰惫，是运用引火归原方法的着眼点）。治以“引火归原”方法，重用肉桂或者附子，填补真阳，引浮火以归原；配伍熟地、山药、萸肉、五味子、女贞子等，补肾补阴，从阴引阳，使阴平阳秘，虚阳不再飞越。方如桂都气丸、附都气丸、镇阴煎等。

至如“戴阳”、“格阳”之证，《伤寒论》用通脉四逆汤、白通汤治疗，亦寓“引火归原”之意。如少阴病，下利清谷，里寒外热（是格阳于外），手足厥逆，脉微欲绝，身反不恶寒，其人面色赤（是戴阳于上），或腹痛，或干呕，或咽痛，或利止脉不出者。此为阴寒内盛，格阳于外，形成内寒外热，下寒上热，而实质是真寒假热的证候。治以回阳通脉，亦属“引火归原”，所以用药亦着重取附子为主，佐以干姜、甘草、葱白等。与前方比较，主药相同，仅配伍之药相异，前者配以补阴，后者配以补阳，但补阳亦是为了挽回散越于外的浮阳，使之归于窟宅。因此，补肾、补元阴元阳之根本，大法还是一致的。

另外，引火归原的用药，尚有很多方法。例如《摘玄方》治虚火上行，自感背内发热，如火炙者，用附子末，津调，涂涌泉穴，能引火下行，则背热自除。张景岳并用此方治疗格阳咽闭，吞吐不通及脏寒闭塞等证。又如《经验方》治久患口疮，属于虚火为患者，用生附子为末，醋面调，贴足心，男左女右，日再换之。《普济方》治鼻渊脑泄，流下脓血或清涕，反复不愈者，亦用生附子为末，葱涎和如泥，盦涌泉穴，亦效。这些用药，都是引火归原方法。对于咽喉口舌生疮，凡属虚火上浮者，李时珍介绍用吴茱萸为末，醋调贴两足心，移夜便愈。认为吴茱萸“其性虽热，而能引热下行，盖亦从治之义”。张景岳经验：“口疮而六脉虚弱，或久用寒凉不效者，必系无根虚火。宜用理阴煎、理中汤之类反治之，或用官桂噙咽亦可”。对于格阳喉痹，是由火不归原，亦主张用蜜炙附子含口中，咽其津。《卫生家宝》更有以细辛研末，醋调，贴脐上，治疗虚火口疮的。凡此种种，说明虚火之证能反映在各个方面，而引火归原的用药，方法亦是多种多样的。

（七）介类潜阳（养阴潜阳、潜阳熄风）

“介类潜阳”的药物配伍，主要用于肝肾阴亏、虚阳上浮之证，属于“平肝熄风”之剂。阴阳是互相协调，互相维系，处于相对平衡状态的，所谓“阴平阳秘，精神乃治”。如其阴亏于下，不能藏（恋）阳，则虚阳上越，浮于巅顶，出现头昏目眩，午后颊赤，绯红烘热，鼻孔气热，口舌干灼等症；但目不红（有时亦有浮火），头不痛，舌不赤而嫩红。这是本病的特点。运用介类药物，取其咸寒沉降，能收敛阴气，潜降浮阳，所以称为介类潜阳。药如牡蛎、鳖甲、龟甲、淡菜、珍珠、珍珠母等。根据病情轻重，配伍用药多少，有一甲、二甲、三甲等名称（其中珍珠、珍珠母等，在潜阳同时，尚有镇心安神的作用）。

因为虚阳上浮是由于肝肾阴亏，不能藏纳阳气，所以用潜阳药时，又往往配伍滋肾凉肝之药，这样，又称为“养（滋）阴潜阳”。常用药物，如地黄与白芍，天门冬与麦门冬，玄参与生地，怀牛膝与石斛等，一方面养阴以配阳，一方面潜阳以就阴，亦是“从阴引阳”之义。

如其浮阳上越莫制，则阳气又易化风，成为风阳相煽、乘虚窜络的局面。常见头目眩晕，肢体发麻，两手抖颤，肌肉瞤动，干恶作呕，躁烦少寐，心悸易惊等症。此时治疗，潜阳药又每与平肝熄风药同用，称为“潜阳熄风”。配伍药物，如首乌、芝麻、桑叶、菊花、天麻、白蒺藜、穞豆衣、钩藤、女贞子、旱莲草、阿胶、鸡子黄、怀牛膝、生白芍等，随宜选用。这是一方面潜阳降逆，一方面平肝熄风，使浮阳与虚风相离，则阳气归于窟宅，虚风亦自平熄。而这种潜阳熄风，又大都是与养阴药同用的，因此，养阴潜阳熄风每每集中于一方之中。这种用药，实质上是治疗阴阳俱虚的病情，因为阴虚是此病的根本，而浮阳亦属于虚阳，其与“阴虚火旺”的处理，是有所不同的。

（八）重镇摄纳

这种药物配伍，属于“十剂”中的重剂。常用之药有龙骨、牡蛎、玄精石、磁石、代赭石、禹余粮、礞石、丹砂、赤石脂、紫石英、白石英，以及金、银等味。具有重镇安神、纳气固涩等作用。亦称“重可去怯，涩可固脱”之剂。用以治疗风、火、痰、气上逆诸证，以及滑脱、崩漏、带下等病。具体运用有镇肝熄风、镇心安神、重镇降胃、重镇纳气、固涩止遗、止汗、涩肠止泻、固崩止带等，分别简述如下。

1. 镇肝熄风

“镇肝熄风”的药物配伍，主要用于肝火生风、肝风肝火上逆之证，见头痛项强，耳鸣目眩，头脑发胀发热，心烦不宁，面热如醉，舌赤，脉弦长等症。常用之药，如龙骨、代赭石配牡蛎、龟甲等，这是重以镇逆，伍以潜降，抑其上逆之势者。如病情严重，风从火出，风火莫制，有中风之虑者，则必需配伍泻火熄风药，如石决明、羚羊角、玳瑁、犀角、地龙、钩藤、天麻、蝎尾等，平肝泻火以熄风；或者用龙胆草、黄连、黄芩、山栀等苦寒直折，所谓“实则泻其子”，这是急则治标方法。而风火上逆，病本在于肾阴亏损，不能涵阳，以致“本虚表实”，所以又多配合凉肝滋肾之药，如怀牛膝、生白芍、丹皮、玄参、天门冬、生地、熟地、萸肉之类。这种用药，见于镇肝熄风汤的配伍方法（见《医学衷中参西录》）。

2. 镇心安神

“镇心安神”的药物配伍，主要用于邪气凌心，心神不宁，见惊狂，心悸，失眠，健忘等症。常用药物，如龙骨与龙齿，能镇惊安神；龙骨与牡蛎，龙骨与龟甲，能重镇而交通心肾；磁石与朱砂，能补肾镇心，明目安神；龙骨与珍珠母，能安神定悸等。并根据不同的病情，加以相应的配伍，如养血、滋阴、益气、宁心、清火等药。例如枕中丹（龙骨、龟甲、菖蒲、远志）、磁朱丸、珍珠母丸、朱砂安神丸等。

3. 重镇降胃

“重镇降胃”的药物配伍，主要用于吐逆不止，反胃等症。常用药如代赭石、赤石脂、伏龙肝等，重以镇逆，顺降胃气。如伏龙肝温中，与白术为伍，治疗胃气虚寒，呕逆吐食，甚至呕血；若兼痰饮者，配伍半夏、生姜。代赭石与旋覆花为伍，治疗胃虚呕逆，反胃，吐涎沫；胃气日虚者，再加人参。赤石脂亦治反胃吐食，痰饮吐水，为末、酒或姜汤下。这些药物的运用，固然各有专长，但都属于胃虚气逆之病，因此常与和中益胃之药相辅而行。

4. 重镇纳气

“重镇纳气”的药物配伍，主要用于肾虚失藏、不能纳气之证，如喘咳气逆，端坐呼吸，不能平卧，卧则胸咽噎塞，几欲气绝，额汗淋漓，痰鸣辘辘，下肢不温，脉细而弱，或浮而无力，或者短气而喘、动则加甚等症。常用之药，如紫石英、磁石、黑锡、硫黄、龙骨、青盐等，配伍补肾药。临床运用，每以紫石英配坎炁，紫石英配熟地，或者龙骨与熟地，磁石与熟地或坎炁，这是最典型的用法。亦有熟地与补骨脂，坎炁与熟地、山药，或萸肉、山药、熟地配伍重镇药的，这是加强了补肾的作用。又如青盐与胡桃肉或补骨脂配伍，这是偏于温涩。黑锡配合硫黄，又是温阳镇摄。这些方法，都是重镇纳气范围内的用药。代表方剂如黑锡丹、六味丸或肾气丸加磁石、青盐等。

此外，上述诸药物中尚有壮阳暖宫作用，可以治疗阳痿无子、宫寒不育等症。例如紫石英、阳起石、龙骨、牡蛎等，配伍适当的补肾添精或调补冲任之药，可以随宜应用。

5. 固涩止遗、止汗

重镇固涩药亦用于肾气亏虚的遗精、滑精、肾虚白浊，以及气虚、阴虚的自汗、盗汗等症。常用之药如龙骨、牡蛎、磁石、朱砂、赤石脂等。临床运用，前者配伍补肾固精药，例如金锁固精丸、桑螵蛸散的方法；后者配伍益气或养阴药，方如牡蛎散。亦有合用酸味敛涩之药的，如五味子、金樱子、山茱萸肉等，更可增进疗效。

6. 涩肠止泻

重镇固涩药又用于下焦阳虚，肛肠虚寒冷滑，久泻久痢等症。如赤石脂、禹余粮、代赭石、紫石英、硫黄、龙骨等，配伍温中、温肾补涩之药。具体运用，如桃花汤、赤石脂禹余粮汤、赤散（赤石脂、代赭石、桂心）、龙骨散（龙骨、赤石脂、代赭石、黄柏、艾）的方法。如其阳虚而阴亦伤者，或者久泻久痢、阴血偏损者，则重镇固涩，又每配伍酸味敛阴收涩之药。

7. 固崩止带

重镇固涩药对于冲任虚寒，以致血崩漏下、带脉不固及脾气下陷的白带等症同样有效。常用之药如代赭石、赤石脂、禹余粮、龙骨、牡蛎等。临床运用，治崩漏者，常配伍调补冲任血气之药，方如龙骨散（龙骨、当归、香附、棕毛炭），挟有瘀滞则用震灵丹；治带下者，常配伍固摄带脉、补气健脾之药，方如固冲汤（白术、黄芪、龙骨、牡蛎、山茱萸肉、白芍、海螵蛸、茜草、棕炭、五倍子)。

但须注意，崩漏带下有属于气陷湿胜者，李东垣别有升阳方法，如升阳除湿汤（黄芪、炙甘草、升麻、柴胡、防风、藁本、羌活、独活、蔓荆子、苍术、当归)；亦有属于湿热下注者，傅青主有清经方法，如清经散（丹皮、地骨皮、白芍、熟地、青蒿、茯苓、黄柏)、清海丸（熟地、山茱萸肉、山药、丹皮、五味子、麦冬、白术、白芍、龙骨、地骨皮、桑叶、元参、沙参、石斛)、易黄汤（山药、芡实、黄柏、车前子、白果）等，都不在此例。

总之，固涩方法是固其泄脱，真如张景岳所说："如久嗽为喘，而气泄于上者，宜固其肺；久遗成淋，而精脱于下者，宜固其肾；小水不禁者，宜固其膀胱；大便不禁者，宜固其肠脏，汗泄不止者，宜固其皮毛；血泄不止者，宜固其营卫。凡因寒而泄者，当固之以热，因热而泄者，当固之以寒。总之，在上者，在表者，皆宜固气，气主在肺也；在下者，在里者，皆宜固精，精主在肾也。然虚者可固，实者不可固；久者可固，暴者不可固。当固不固，则沧海亦将竭；不当固而固，则闭门延寇也。二者俱当详酌之"（见《景岳全书》)。这种论述，是具有纲领意义的，对固涩方药的配伍运用，殊有指导作用。

三、 从虚实补泻论药物的配伍运用

“邪气盛则实，精气夺则虚”，“虚者补之，实者泻之”，这是《内经》所反复阐明的。《灵枢·百病始生》篇更说：“察其所痛，以知其应，有余不足，当补则补，当泻则泻，毋逆天时，是谓至治。”从此可知，虚实补泻是临床证治的一个重要问题。从这个重点，探讨药物的配伍运用，更具有实用意义。

张景岳指出：“治病之则，当知邪正，当权衡轻重。凡治实者，用攻之法，贵乎察得其真，不可过也；凡治虚者，用补之法，贵乎轻重有度，难从简也”（《景岳全书》）。这是说明，虚实补泻之间，识病要真切，用药要适度。

张隐庵亦说：“夫治病，有专宜于寒者、热者、补者、泻者，又宜寒热补泻之兼用者。如《伤寒》有附子泻心汤，用大黄、芩、连、附子，寒热之并用者；有柴胡加龙骨牡蛎汤，以人参、大黄、黄芩、姜、桂，补泻寒热之并用者；《金匮》有大黄附子细辛汤，有大黄干姜巴豆之备急丸。此皆先圣贤切中肯綮之妙用，当参究其所用之因，而取法之”（《侣山堂类辨》）。这更说明，寒热虚实补泻之间，尚有它的联系性和复杂性，应当深入研究，取法运用。

从文献资料来看，这方面的成就很多，可见前人对此的重视程度。这里撮其要者，具有规律性和代表性的，分述如下。

（一）苦寒泻下

“苦寒泻下”的药物配伍，主要用于里热实证，属于“攻下之剂”。临床运用，有以下几种证候：①无论伤寒或温病，皆是邪热传里，阳明结实，发热持续不退；或者午后潮热，手足心汗出，神昏谵语，腹满，按之有粪块，频转矢气，而大便不通者。②热结旁流，脐腹绞痛，痛而拒按，时欲大便，下多臭秽稀水，口干舌焦，甚至呕吐，形神紧张。包括急性肠梗阻之类的病变，但多突然起病，有其特点。③时病高热，热重发厥，所谓“热深厥深”，或者热甚惊狂，卧起不安等症。这些病变，都称为里热实证，非苦寒不能除其热，非攻下不能去其实，治以苦寒泻下，最为救急良法。常用药物，如以大黄之苦寒泻下通腑，芒硝之咸寒软坚润下；佐以枳实、厚朴等行气破结，使实热迅速下泄，病情得以转危为安。具体运用如大承气汤的配伍。假如燥结偏甚，而气滞不甚者，可去枳实、厚朴，加用甘草，便为调胃承气汤；如热实气滞较轻，燥结亦不甚者，去芒硝，减枳朴用量，即为小承气汤。反之，气滞较甚，而热实闭结者，加重厚朴、枳实的用量，并以破气下泄为主，则为厚朴三物汤。刘河间在大承气汤的基础上加甘草一味，以和其中，称为三一承气汤，统治伤寒热实之证，是最能发挥急性热病通下泄热的精神者。刘氏论证的伤寒热病，来势暴，变化大，其死多在六七日之间。急证大病，敢于用大药，果断处理，这是很值得学习的。以上就是苦寒泻下的主要用药方法，亦是“寒下法”的主要内容。

又如心肝火旺之人，虽然并不发热，但内伤五志，郁而化火，火热灼津，亦致肠道燥屎内结，大便不通，甚至成为经常性的便秘。心烦易怒，睡眠不安，寐多惊梦，脉弦滑有力。病情虽不如承气证那样急暴，但同样宜用苦寒泻下法，泻火通腑。常用之药，如芦荟之苦寒，清肝泻火，润肠通腑；配伍朱砂，寒凉清心镇惊，重坠下降，方如更衣丸。这是寒下的另一种用药方法。

里热实证应用苦寒泻下，这是肯定的，但有时病情复杂，应用寒下而又不能单独使用，这种情况也是常见的，应该根据具体病情，加以适当配伍，才能更好地达到泻下去实的目的。例如温病过程中，热灼津伤，阴液亏损，阴伤与实热并存，而且实热不去，能致津液涸竭，病情恶化者，此时如果单纯下，更伤阴津，单顾阴，又不能除实，处于两难境地。善于下者，则运用增液以助其下的方法。药如大黄、芒硝，配以玄参、生地、麦冬等，吴鞠通称之为“增水行舟”，代表方如增液承气汤。亦有津伤与实热并存，但病情较缓，或者素为肠燥便秘体质，形成习惯性便秘，《金匮要略》称之为“脾约”。用麻仁、杏仁、芍药，配合大黄、枳实、厚朴，润肠通便，两全其美，如麻子仁丸。又如在热病过程中，应下失下，里热实证不去，而气血已经两伤，或者形成热结旁流之证者，常用承气汤配伍人参、当归等，补气血而攻下，所谓“攻补兼施”，实际补益气血也是为了更好地通下，方如黄龙汤。

（二）温经通下

“温经通下”的药物配伍，亦用于里实证，但其人素有沉寒，或兼见阳虚之证者。因为里实与沉寒并存，应该以祛寒温经药与通下法合用，即一方面振奋阳气，一方面通里攻下，而温经之功，又能助其更好地通下。例如寒疝腹痛，上攻胁下，或横窜腰胯胀痛，痛甚发厥，大便不通，脉紧沉弦，通称之为“寒积”（可能是肠疝痛而兼便秘者）。常以大黄配伍附子、细辛等，温经散寒止痛，而又通其大便。用得其法，往往能够阳气来复，肠鸣转气，大便得通而腹痛亦止。这种治法又谓之“温下”，方如大黄附子汤。又如病情基本同上，但往往反复发作，顽固不愈者，称为“冷积”便秘。或久痢赤白，而积滞仍存，腹痛滞痢不爽，甚时四肢厥逆，脉沉弦者。则以大黄配合人参、附子、干姜等，温阳补气，从而去积通便，同样是借助温阳益气之功，以更好地通下，方如温脾汤。

临床尚有病情基本同上，但腹痛不甚，脉不沉弦，而为沉弱、沉缓、大便不通，而痛苦亦不如上述诸证之甚，这是属于虚冷便秘，在多病之体，尤其老年人可以见到。当用半硫丸治疗，温阳泄浊，通其大便。但这种用药方法，与上述者不同，应该加以区别。

总之，通里攻下的用药，无论寒下、温下，大黄都是主要药。大便燥坚者，配芒硝；气滞者，配枳实、厚朴；调胃者，配甘草；阴津受伤者，配玄参、生地、麦冬，或者麻仁、杏仁、芍药；气血损伤者，配人参、当归；挟寒者，配附子、细辛，或人参、附子、干姜等，都是根据具体的病情，配伍适当药物，更好地发挥大黄的通下作用。当然，还有牵牛子、续随子、巴豆等，都是通下的峻药，但临床应用较少，这里从略。

（三）攻下逐水

“攻下逐水”的用药，主要是甘遂、大戟、芫花等。适应证是水饮结实，用此攻逐积水。如悬饮、水肿、鼓胀等，即胸水、腹水之实证（除外恶性肿瘤的胸水、腹水，以及心源性水肿和肾功能不全的水肿）。有时亦灵活应用于寒性脓疡。具体运用如十枣汤、控涎丹等的配伍。

假如既有里实热证，又挟水饮结实，所谓热与水结（或称饮热结实），阻碍胸阳之开展，痞痛拒按，成为“结胸”，则兼用大黄、芒硝与甘遂、大戟、芫花等，两组药一齐攻逐之。其具体配伍如大陷胸汤、丸方法。如饮热结实，阻碍于肝脾之间，肠胃之气失于通降，大腹坚胀，气粗口渴，大小便秘涩，成为鼓胀热实之证者，则用舟车丸的配伍方法。以上两者，都是泻热实与逐水饮同时进行的，这是下法之更峻猛者。

（四）滑润通便

“滑润通便”的用药方法，主要是以滋腻润肠药物，配伍少量理气之药，使肠道滑润，气机流动，达到通便的目的。这是属于“润下”方法。这种方法与苦寒泻下有所不同，其区别点是：①在用药上，对通下有直接与间接之分。②在适应证上，有急与缓之别。③最主要的前者是由热成实，病程短而变化大；后者是津液渐耗，肠道逐渐干涩，病程长而变化较缓，常常是一种肠燥便秘，多见于热病之后，或肝肾阴虚之体，以及妇女产后血虚者。

常用药物是麻仁、杏仁、桃仁、柏子仁、松子仁、芝麻、蕤仁、郁李仁、瓜蒌、当归、牛膝、苁蓉等。选择几味，再配伍一些陈皮、枳壳或升麻等，随宜运用。具体方法，如五仁汤、丸，济川煎等。

（五）辛甘扶阳

“辛甘扶阳”的药物配伍，常用于“补益剂”和“温里剂”，治疗上中二焦阳气虚弱之证者。因为有些辛味药能温通扶阳，甘味药能补气养荣，合而用之，就有辛甘扶阳的作用。辛味药如桂枝、干姜、炮姜、煨姜；同时配以甘药，如甘草、人参、南枣等。临床运用，辛甘二味，尚有所侧重，如用于补益剂，则重用甘味药；用于温里剂，则重用辛味药。例如桂枝配甘草，成为桂枝甘草汤，桂枝倍于炙甘草，能振奋心阳而益心气，治疗汗多阳虚，心阳不振，心悸欲得按，脉来迟缓等症，这是以扶阳为主者。又如甘草配干姜，成为甘草干姜汤，炙甘草倍于干姜，能补益上中二焦之气，又温通肺胃之阳，治疗肺痿，胃虚吐逆等症，这是以益气为主者。张景岳以人参、炙甘草配伍炮姜或煨姜，成为参姜饮，温肺脾而养胃气，治疗脾肺胃气虚寒，咳嗽气短，胃虚易吐，小儿吐乳等症，这是甘草干姜汤的发展，亦是以益气为主者。至如煨生姜配南枣（大枣亦可），又是微辛微甘，用于脾胃虚弱，荣卫不和，虚寒虚热之证，叶天士最为常用。这些方药都有温里作用，但与温中回阳之剂又有所不同。其区别点是，首先在作用部位上不同，一者重点在中下焦，尤其脾肾阳虚；一者重点在上中焦，尤以心与肺胃阳气不足。其次在用药比例上亦有不同，前者辛温药多于甘药，有时急取辛温以回阳救逆；后者甘药较多，甚至倍于辛温药。临床运用，以此为辨。

辛甘扶阳有时亦称为“辛甘化阳”，因为辛药能通阳，而甘药又能补气，合而用之，就能化生阳气。一者曰“化”，化者化生；一者曰“扶”，扶者扶助。意义略同，都是针对阳气虚而见微寒之证采取相应的治疗方法。假如阳虚寒甚，或气虚而血亦虚者，不在此例。

（六）甘温益气（补中升阳、甘温除热）

“甘温益气”的药物配伍，主要用于“益气之剂”，治疗气虚诸证。甘药是能够补气的，配伍温药则能加强甘药的功能而增进疗效。《内经》说：“形不足者，温之以气。”又说：“气主煦之。”这是甘温益气的理论根据。具体运用，如人参配黄芪，则人参补气，得黄芪而甘温益气的作用更强，能大补脾肺之气，治疗脾肺气虚，倦怠少气，动易汗出，头昏心悸等症。又如黄芪、人参、甘草配伍肉桂，则芪参草得肉桂之温肾阳，能大补三焦元气。因脾胃为生化之源，营卫之所自出，而肺为气之主，肾为气之根，芪参草桂合用，能保护元气的根本，所以《博爱心鉴》名之曰保元汤，能治虚损劳怯，元气不足，病不易复，以及补托痘疮倒陷，疮疡转阴等症。又如人参、炙甘草、茯苓与山药、扁豆，配伍炒干姜，名为养中煎，能补脾温胃，治疗脾胃虚寒，运化不及，易呕易泄，劳倦着凉即易发病等症。方中参、苓、草与山药、扁豆是两组补气药同用，补益脾胃之气的作用较强，再得干姜，则更能鼓舞中阳的健运；而干姜得参、苓、草、山药、扁豆，能变辛温而为甘温，变刚燥而为温纯，更适宜于中焦气虚的病情。这又是张景岳的宝贵经验。

以上用药均属甘温益气之剂，但配伍不同，功用亦有差异。如人参与黄芪，重点在补脾肺之气；再加甘草、肉桂，能补三焦元气；参、苓、草、山药、扁豆与干姜，则着重温补脾胃中气。总之，气虚易生寒，补气药必须配伍一些温药，而后功效才显（但不能颠倒两者的比例）；气虚运化弱，甘药又易碍气，亦须加用一些温药，而后才能健运。这是甘温益气配伍用药的一个特点。

甘温益气中尚有一个重要内容，如李东垣的补脾胃、升阳气，即“补中升阳”，治疗脾胃气虚、中气下陷之证。他在用黄芪、人参、甘草、白术补中益气的同时，配伍升麻、柴胡，升引阳明和少阳的清气上行；或者用防风、羌活、独活，辛温升发，鼓舞阳气上升，这就是补中益气诸方的配伍方法。其适应证是劳倦所伤，肢体倦怠，少气懒言，面黄食少，便溏，形寒躁热，时易感冒，以及脱肛、子宫下坠等证。

运用这种方法治疗气虚发热者，又称为“甘温除热”。气虚发热似乎难于理解，按照李东垣的论述，结合临床体会，确有其事。脾胃气虚之体往往伴随着两种变化，一种是后天生化之源不旺，营卫因而俱虚，阳气不能卫护其外，其人常见脾虚气陷诸证，体温经常不稳定，而且多见偏低状态，平时疲乏形寒，甚至自汗；但在劳累或饮食失调之后，又会出现虚性兴奋，李东垣称之为“阴火上冲”，出现躁热或低热。所谓“形体劳逸则脾病，脾病则怠惰嗜卧，四肢不收，大便泄泻；脾既病，则胃不能独行其津液，故亦从而病焉”，“胃病则气短精神少而生大热，有时而显火上行，独燎其面”（见《脾胃论》）。治以补中益气汤，使脾胃气旺，清气上升，元气充足，营卫调和，则其热亦自退，这就是甘温除热法。他在用补气升清药的同时，并配以当归之和血，就能阳生阴长，调和气血。这种用药，实际是补中益气，调和营卫气血，从而达到退热目的者。按照东垣自己的说法，即劳倦身热，形如表证，只须服补中益气汤一二服，得微汗则已，非正发汗，乃阴阳气和，自然汗出而愈。

另一种是脾虚气陷，中焦运化不及，水谷不化精微，反生湿浊，流于下焦，郁而生热，阴火上冲。东垣又提出“甘寒除火热”的治法。即在用甘药益气升阳的基础上，配以黄柏、黄连、黄芩等苦寒坚阴药，以消“阴火”（实质是脾胃或下焦湿热）；或者配以平胃、四苓、麦芽、神曲等，以运脾化湿，使中气旺而湿热化，则虚热亦自退，即是甘寒除火热的用药方法。这种用药，一方面益气升阳，一方面苦寒泻火，即“升阳泻火”方法（可参阅前“升阳泻火”一节）。但须指出，这种“甘寒除火热”与“甘寒清热”或“甘寒养阴清热”是两回事，不能混淆。

（七）补气生血（补气摄血、益气生津）

甘温益气药还有一个作用，即补气能够生血。因“气为血帅”，气虚血亦虚，气旺血自生。因此，在某些血虚病例，常用补气生血的方法。例如劳倦伤中的血虚，见面色萎黄，口唇舌质淡白，头痛头昏，两目发花，口干不欲饮等症。又如胃病失血之后，妇女月经量多，产后血虚不复，以及疮疡溃后不敛，寄生虫感染等，血虚气亦虚。有的反见午后面赤火升，肌肤热，掌心热，所谓“血虚发热”。又如思虑过度，心脾受损，心悸少寐，食欲不振，大便时溏等症。凡此诸病，均可用补气生血的方法治疗，常以人参、黄芪、炙甘草、白术等药为主，配以少量的当归、熟地、枸杞、龙眼肉等。具体运用，如当归补血汤、归脾汤、黄芪当归建中汤等的配伍。李东垣常云血虚以人参补之，补气可以生血，即“阳生阴长”之理，是有其积极意义的。

又有气虚失血证，所谓“气不摄血”者，用“补气摄血”方法。例如卒暴失血，大量吐衄、下血，妇女崩中，以及外伤大出血，或者出血久久不止等。此时处理，当本“有形之血不能速生，无形之气所当急固”之旨，治以益气摄血方法。急者重者，用独参汤、理中汤；稍缓者，则取保元汤、归脾汤之意，这些都是临床上所常用的。

尚有“益气生津”方法，时病杂病均多应用。时病方面，多在热伤元气、津液耗损之时，例如《伤寒论》在白虎汤中加用人参，李东垣在清暑益气汤中配伍生脉散，叶天士在《外感温热篇》中，看到舌苔白厚而干燥，知其胃已化燥，元气受伤，在“滋润药中加甘草，令甘守津还”。如此等等，都是时病中用益气生津方法的较著名者。在杂病方面，最易见于自汗盗汗、消渴等病，汗多津伤气虚，消渴耗气伤津，常常应用此法。具体用药大都是以黄芪、人参、炙甘草等保元气，配伍麦门冬、五味子、白芍药、枸杞子、山药、石斛等，随着具体病证，选择几味，组成方剂。

（八）甘药守中

“甘药守中”的用药配伍，主要用于“补益剂”，治疗阴阳气血俱虚者。虚损虚在五脏，各有相应的方药治疗，这是一般说法，有时并不尽然，有是药而不能治是病，成为棘手问题者，临床上往往可以遇到。因为病虚入损，阴阳二气受伤，不但久延之损不易迅复，即渐亏之虚亦难见效，此时治疗，只有抓住中焦，因“土为万物之母”，用甘药守中，使生化之源不竭，营卫气血有本，虚损才可能有恢复之机。尚有另一种情况，如虚损日久，不论上损下损，见到食减无味，大便溏泄，脾胃伤败，后天无继，即宜治疗中宫为急，所谓“执中州以御四旁”。这些道理，都是“百病以胃气为本”，虚损治脾的意义，应该认真加以注意。

常用配伍，甘药守中，尚有细别，即气血两虚中气虚偏多者，着重治脾，取异功散的用药方法；阴阳两虚中阴虚偏多者，着重治胃，取麦门冬汤的用药方法。

如阴阳两伤，阴虚生热，阳虚生寒，出现时寒时热症状；同时脾胃受损，运化不及，食减便溏。这种证候，治阴即碍阳，治阳又碍阴，即叶天士所谓“非偏寒偏热之所宜”，只能先治中焦，调和营卫，使中土有权，则寒热能致于和平。常用药物如小建中汤、黄芪建中汤、当归建中汤的配伍。

又如气血两伤，见自汗形寒，少气懒言，食减便溏，但又有掌热时烦，头眩口干等症，此时处理，补血嫌其滋腻，补气又嫌壅滞，只宜守住中宫，调和肝脾，常用归芍异功散的配伍方法。

又如神伤精亏，心肾交病，见心悸失眠，多梦遗精，但又食减便溏，纳谷消化不旺，此时用药，治心不能顾及于肾，治肾又能妨碍于胃，只应“上下交病，先治其中”，叶天士所谓“精生于谷，谷以养神”、“元气有伤，当与甘药”，常用甘麦大枣汤、归脾汤、生脉散合四君子汤等配伍方法。

（九）甘凉濡润

“甘凉濡润”的用药配伍，属于滋阴润燥之剂，治疗胃阴不足，以及肺胃津伤之证者。因胃为阳土，性喜柔润，而肺胃之气，又以下行（肃降）为顺。因此，甘凉濡润，清养肺胃，助其顺降，最为合法。这种用药，叶天士最有成就，亦可以说是首创者。胃阴受伤的临床表现，如不知饥，不欲纳，或知饥而少纳，或食不知味；音低气馁，口苦，口干，喜得凉润，大便艰燥，脉数，舌嫩少津等症。假如兼有肺虚气燥者，则见咽干喉痒作咳，咯痰不利，气短气少，口渴易汗。这些证候，往往于热病之后，或者素有胃病，以及阳气偏旺之体。常用之药如麦门冬、北沙参、天花粉、石斛、扁豆、甘草、粳米、糯稻根须、蔗浆等，濡润胃阴。兼咳嗽者，加用桑叶、玉竹、茯神、瓜蒌皮、川贝母、甜杏仁、梨肉等，随宜选择，合为甘凉濡润、清养肺胃方法。代表方剂如麦门冬汤、沙参麦冬汤。

叶天士并把这种方法灵活运用于肝胃阴伤，以及肝肾阴虚而又不能进以滋阴之药者，这就充分发挥甘凉濡润的治疗作用了。在《临证指南医案》中，有很多验案可以取法。

临床尚有“养阴生津”一法，这种用药配伍实际是甘润滋阴与甘凉濡润的综合运用，治疗证候亦是阴虚与津伤之间的轻重差异，如津伤甚者即为阴虚，阴虚之轻者亦仅津伤，两者是既有区别又有联系，因此，在用药上亦是各有重点，而又每互相参合运用的。

（十）甘腻滋填（甘润滋阴、甘柔育阴）

“甘腻滋填”的药物配伍，主要用于“补阴剂”，治疗阴精亏损之证。张景岳、叶天士最为常用，是有很多成就的。例如以熟地、生地、天门冬、麦门冬、山药、山茱萸肉、枸杞子、当归、阿胶、鸡子黄等，同人参、甘草配伍，用大队厚味之药，而且用量亦重，甘润滋腻，填补真阴。治疗肾水损伤，阴精不足，腰酸遗精，嗌干舌燥，以及虚喘、潮热骨蒸等症。

具体运用如人参固本丸、左归饮等方法。

由于肾阴充足，可以养肝、养肺、养心，即所谓“滋水生肝”、“养阴补肺”、“滋阴养心”。因此，甘腻滋填的用药，除了补肾填精作为重点之外，亦常针对上述各种病情适当配伍相应之药，泛用于诸脏之阴虚者。但须注意，运用此种方法，一定要胃纳脾运尚可者方能受用，否则厚味腻滞不化，反增痰浊。

甘腻滋填用药有时称为“甘润滋阴”或“甘柔育阴”，名称不同，而内容是相同的。

（十一）调补奇经（升阳固本、固摄奇脉）

“调补奇经”的药物配伍，主要用于虚劳精伤及妇女经带崩漏等病。奇经本有八脉，如冲、任、督、带、阴维、阳维、阴跻、阳跻。这里不拟作全面讨论，仅就调补冲任督带的一些常用药物而言。如鹿角通督脉，而鹿角胶能温督脉之血分，鹿角霜能通督脉之气舍，鹿茸又能通督脉之精室。羊脊骨、黄芪、肉桂、附子、细辛、藁本、茴香、白果等，亦都能入督脉。枸杞子、鹿衔草，并能补冲脉督脉之精血。龟甲通任脉，丹参能益冲任，王不留行亦通冲任二脉。巴戟、香附、川芎、木香、槟榔、吴茱萸、白术、鳖甲、黄柏等，均能治冲脉为病；而当归、甘草，又治冲脉之逆和带脉之急。艾叶、川断、龙骨、升麻、白芍，又能治带脉为病等。这些是就诸药的归经而言者。

配伍运用，最常见的是血肉充养，调补奇经。如以龟、鹿合和牛、羊、猪骨髓、羊腰子、羊肉、鱼鳔胶、淡菜、海参及河车、坎炁、人乳等血肉有情之品，选择二三四味，同时配伍甘腻滋填之药，组合成方。治疗肝肾精血亏虚，损及奇经之病，而且是一般草木之药不能见功者，用之每获良效。这亦是补虚方法的最重一招。但须注意，具体配伍尚有两个字，一个是“通”字，即寓通于补，因为大队血肉峻补，再加甘腻之药，温养精血是有效的，但药偏腻滞，易妨中运，所以常用茯苓、陈皮、半夏曲、炮姜等一二味为使，补中有通，药性流动，则能使气血调和，病易受益；另一个是“凉”字，即凉肝清泄，因为精血之虚，每每阳不潜藏，虚火亦起，所以运用此法补益之时，又每佐以生地、黄柏、白芍、麦冬等一二味，亦属“补肾必佐凉肝”之义。能使水火既济，阴平阳秘。不过，这种用药毕竟只宜于下焦精血极虚，而中焦尚能运化者；否则下焦未受其益，而中焦已先壅滞，非徒无益，而反害之。

较突出的，如升阳固本方法，常以鹿茸、鹿角霜、鹿角胶，甚至全鹿，配伍巴戟、苁蓉、补骨脂、锁阳、牛膝、杜仲、沙苑蒺藜、菟丝子、枸杞子、熟地、山药、山茱萸肉、当归、五味子、茴香、沉香、木香、人参、茯苓、茯神等六七八味，甚至十余味，组合成方，作为固本保元、生精养血、培育真气、升举元阳之用，治疗五劳七伤，精气衰惫，阳痿不育等证。方如全鹿丸、斑龙丸等。

固摄奇脉方法，常以鹿角霜、鹿角胶、紫河车、乌贼骨、茜草、鱼鳔胶、桑螵蛸等，配伍人参、肉桂、艾叶、茴香、杜仲、川断、香附、沙苑蒺藜、柏子仁、龙骨、紫石英、禹余粮等，各选二三四味，组合成方，一方面大补精血，一方面又固摄奇经，用以治疗崩漏带下，久久不止，以及虚劳、久泻等证。

又，升阳用药之轻一等者，谓之通阳。一般用药较轻，而品味亦较少，是温通奇脉之凝滞者。大都用于先天不足，发育不良；久损不复，形体枯槁；阳痿不育，妇女经闭，以及未老先衰等证。病情属于奇经亏虚，八脉之气不通行者，用此缓缓调理，温煦流通之。

亦有通阳与纳气配伍，称为“通纳”方法。大都用于虚劳脐下有动气，筑筑跳动，甚至冲逆上奔，以及久嗽气喘，久遗滑精等证。如以紫石英、茯苓、肉桂、补骨脂、沉香、五味子、胡桃肉、青盐、青铅等，与少量通阳药同用。目的是一方面振奋衰惫之阳气，补以血肉有情之品；而另一方面，重镇固摄，纳气归原，使气能固精。

更有血肉充养与清热化瘀配伍的，亦用于崩漏带下，但这是“久崩久带，宜清宜通”方法。这种病情，一方面崩漏带下，久久不止，奇经亏虚；另一方面，又瘀血不去，新血不生，而且瘀郁有化热之机。其治崩漏多属紫黑色，而且有时量多；其治淋带亦是黄赤绵绵者。此时，每每选择龟甲、牡蛎、阿胶、柏子仁、天门冬、女贞子、旱莲草、丹皮、生地、琥珀、山楂炭、泽兰、青蒿、黄芩、黄柏、樗根皮等三五味，与血肉补奇药品配伍，两者兼行。这实际是虚实寒热错杂之证，而处理亦较错综复杂；但这是临床上最棘手的病情，尤其见于中年以后的妇女，预后往往堪虑。

（十二）酸甘化阴

“酸甘化阴”的药物配伍，亦用于“补阴剂”，但主要是治疗阴虚阳浮，并见急迫诸症者。因为许多酸敛药，如乌梅、芍药、木瓜、山茱萸肉、五味子、金樱子等，有不同程度的养阴敛阳作用；许多甘味药，如甘草、石斛、麦门冬、扁豆、芡实、枸杞子、地黄等，有不同程度的补虚缓急、甘润增液作用。合而用之，可以化生阴液，濡润脏腑，收敛浮阳，以缓急迫，所以称为“酸甘化阴”。

阴虚急迫之症，五脏皆有所见，如肝之筋急拘挛，心之虚烦失眠，肺之少气虚喘，肾之遗精盗汗，胃之拘急作痛等，因此，酸甘化阴药的运用，亦比较广泛。常用配伍，如白芍与甘草（芍药甘草汤），能柔肝缓急，治疗肝脉亏虚，筋急拘挛，两足转筋，胃痛拘急等症。这是《伤寒论》的妙法，为临床所广泛运用。

又如五味子配太子参、枣仁、柏子仁、茯苓、甘草等，能养心安神，治疗失眠多梦，心悸健忘等症。

又如木瓜或乌梅、芍药，配伍甘草、石斛、麦门冬、扁豆等，能柔肝养胃，治疗肝胃阴伤，胃痛，不欲食等症。此为叶天士的常法，是《临证指南医案·木乘土》一门的精华。但在《千金要方》早有良法，以乌梅配合大枣，合捣蜜丸杏核大，咽其汁，治疗伤寒热病之后，口干喜唾，咽痛不欲食等症。据述其效“甚验”。

又如乌梅与生地，女贞子与旱莲草（二至丸），能养阴敛阳，治疗阴伤阳浮，虚热盗汗，头晕目眩等症。又如山茱萸肉与熟地黄，五味子与枸杞子，能滋阴养血，治疗肝肾阴虚精伤，目暗流泪等症。又如五味子与熟地，五味子与莲子，金樱子与芡实（水陆二仙丹），能补肾固精，治疗肾虚精亏，遗精无子等症。

又如五味子与麦门冬，五味子与百合，能滋肾敛肺，治疗肺肾亏损的虚喘少气等症。这些配伍，都是临床上常用的酸甘化阴方法。

（十三）养阴清热（甘寒养阴、咸寒清热）

“养阴清热”的药物配伍，属于“补阴剂”，治疗阴虚有热诸证。阴虚证候尚有肺肾阴虚、肝肾阴虚、心肾阴虚等分别；但阴虚则阳旺，都可以发生虚热，这又是共同的。用甘润药养阴，配以寒凉药清热，就是“养阴清热”方法，又称之为

“甘寒养阴”。这种配伍，养阴是主要的，因为阴长可以配阳；寒凉药仅是辅助，不能用得过多。假如阴虚阳亢，虚火偏旺，需要用苦寒坚阴清火者，不在此例。

常用配伍，如以百合、麦门冬、玄参、生地、熟地等养肺肾之阴，并佐以当归、白芍滋润内燥以清虚热，再略加贝母、甘草、桔梗等清肺止咳。这是肺肾阴虚最多用者，方如赵蕺庵的百合固金汤，可以治疗肺肾两病，阴虚有热，咽喉燥痛，咳嗽喘急，痰中带血，舌红少苔，脉细弦数等症。

又如以地黄、山茱萸肉、山药等补肝肾阴精，配伍丹皮、泽泻、茯苓等泄肝肾之邪，并清虚热。这是肝肾阴虚最多用者，方如钱仲阳的六味地黄丸，可以治疗肝肾两病，阴虚阳旺，腰膝软弱，骨热酸疼，头眩耳鸣，盗汗遗精，口干舌燥，足跟痛等症。

又如以生地、天门冬、麦门冬、玄参、丹参、当归等滋阴养心，并清虚热；配伍人参、茯苓、远志、枣仁、柏子仁、五味子等交通心肾，安神定志。这是心肾阴虚最多用者，方如天王补心丹，可以治疗心肾不足，虚火上炎，心烦失眠，惊悸健忘，夜热盗汗，多梦遗精，大便干燥，口舌生疮，舌红少苔等症。

此外，养阴清热亦常用于温病后期，出现阴伤虚热之证。因为温病本身最易伤津伤阴，即使温邪大势已去，但阴血亦已耗损，此时病情往往虚热起伏，缠绵不退。但从临床所见，又有两种情况：一种是余邪未净，陷入阴血，见夜热早凉，热退无汗等症。这是邪入阴分，阴虚无托邪外达之力，所以热在夜分，而且热退又无汗，迁延不愈。另一种是阴伤未复，阴不藏阳，亦见下午低热，手足心热，神疲乏力，不易恢复。这些病变，均可用养阴清热方法。具体药物，如生地、白芍、麦门冬、知母、玉竹、阿胶等滋阴养液；配伍鳖甲、牡蛎等养阴潜阳，使阴长可以配阳，潜阳引之就阴，达到阴平阳秘，而退虚热。这种方法因为用介类药，所以亦称为“咸寒清热”。临床处理，前一种病情，尚多配伍肃清余邪之药，如青蒿鳖甲汤之制；后一种病情，只宜纯静养阴，取一甲复脉汤（炙甘草、干地黄、生白芍、麦门冬、阿胶、牡蛎）、二甲复脉汤（即前方加麻仁、鳖甲）之制而化裁之。

（十四）滋阴泻（降）火（苦寒坚阴泻火、咸苦泄热）

“滋阴泻火”的药物配伍，亦用于“补阴剂”，但主要用于阴虚火旺之证。具体运用，如以甘润滋阴或甘寒养阴之药，与苦寒泻火药配伍，而两者之间，是处于同等重要地位。

例如以滋润养阴药配伍知母、黄柏等，补肝肾之阴而泻相火，治疗肝肾阴虚火旺，见潮热骨蒸，足膝疼热，尺脉弦数有力等症。方如知柏地黄丸、大补阴丸。又如在养阴的同时，配伍马兜铃或地骨皮、黄柏等，治疗肺肾阴虚，虚火刑金，见潮热颧红，咽喉干燥，气喘咳血，脉细尺数或浮数等症。方如补肺阿胶汤、大造丸。又如在养阴的同时，配伍黄连、黄芩等，治疗心肾阴虚，心火上炎，见心烦懊憹，失眠遗精，舌红脉细数等症。方如黄连阿胶汤、朱砂安神丸。以上诸证，火旺的特点是属于阴虚中的实火，与虚阳上浮的“浮阳”不同，所以可配苦寒泻火之药，而苦寒泻火，又能坚阴。

“坚阴”所指，重点是肾阴，即“肾欲坚，急食苦以坚之”。但阴虚火旺，火旺烁阴，不局限于肾，如肝、如肺、如心，亦有这种病情，因此，肺肾、肝肾、心肾等阴虚有火者，有时泛用此法。“苦寒坚阴”实际是指用苦寒药泻火，火去则阴精得到坚固。“泻火”与“坚阴”两者之间有因果关系，泻火是手段、方法，坚阴是目的、效果。

滋阴降火尚有配合平肝潜阳药同用的，叶天士往往称之为

"咸苦泄热"，治疗阴虚阳亢，火旺生风，有发展成中风之危者。常见头痛目赤，筋脉掣引，或见偏头痛，心烦口渴，面时烘热，或突然言謇口歪，肢体痿软，小便黄赤，大便艰解，舌赤少津，脉来弦数等症。常用之药，如犀角、羚羊角、牡蛎、鳖甲、石决明等，咸寒平肝潜阳。配合黄连、黄芩、山栀、夏枯草、苦丁茶等，苦寒泻火。并用生地、白芍、牛膝、丹皮、玄参、天门冬等滋肾凉肝。前人所谓咸以软之，苦以坚之，滋水凉肝而涵养之。这种阴虚火旺，多见于肝阳偏亢、火旺生风（大多数血压偏高）的病人，咸寒与苦寒配合，亦是急则治标的方法；如其火旺而风动之症显著者，尚须参用熄风镇肝方药。

（十五）苦辛酸清热安胃（蛔）

这种药物配伍，常用以治疗两种病情：一种是肝阳犯胃之证；一种是蛔厥（如胆道蛔虫症）。前者为肝阳偏旺，挟胃气以上逆，见头痛眩晕，烦躁口苦，少寐易惊；同时干恶欲呕，泛酸吐涎，卧床不能起，起则头眩、呕恶更甚，面热足凉，所谓肝胃上逆，一身之气俱逆。常用丹皮、山栀、秦皮、泽泻、夏枯草、苦丁茶、青菊叶、桑叶等，苦以清泄肝阳；同时用白芍、乌梅、木瓜等，酸以泄肝敛肝；更用黄连、枳实、半夏、陈皮、茯苓、竹茹等，苦辛通降，和胃降逆。这在叶天士医案中是用得很多的，常称之为"内火召风，苦降辛泄，少佐微酸"方法，又称之为"泄厥阴，和阳明"。

后者如蛔厥，心中疼热，脘胁阵痛，痛甚厥逆，多吐涎沫，甚时吐蛔。这是虫动扰胃，病情寒热错杂。治以苦辛酸方法，用乌梅、川椒、黄连、黄柏、桂枝、附子等配合成方，是源于乌梅丸之制，取"蛔得酸则静，得辛则伏，得苦则下"之义。

（十六）敛散同用

“敛散同用”的药物配伍，是取两种相反作用的药物结合起来，一方面收敛正气，一方面解散邪气，同时并进，取“相反相成”之意，治疗正虚邪恋的复杂病情。例如用于肺气已虚，而又有伏饮留恋的咳喘，取五味子与干姜为伍，五味子与细辛为伍，五味子与紫菀、款冬为伍，白果与麻黄为伍等，都是一面酸敛，一面辛散，邪正兼顾而敛散同用者。又如诃子与甘草、桔梗（诃子甘桔汤），或诃子与荆芥，或乌梅与干姜为伍，治疗久嗽；诃子与砂仁、川芎、薄荷等为伍，治疗久嗽失音等，亦是敛散同用方法。这种用药亦称为“开合肺气”，即用辛散药开通邪气之壅遏，酸涩药收敛肺气之耗散。因为这种病情，单纯用温散虑其反损肺气，单纯用敛肺又虑其敛住邪气，照顾全面，两者结合起来，可以起到散寒而不碍肺气，敛肺又不敛饮邪的作用。

又如用于正虚邪恋的表证，或者正气虚而易于感冒，感冒即不易恢复者。用桂枝、羌活、防风等一二味，与人参、黄芪、芍药、甘草等为伍，并且作为粗散，慢慢服用，一方面补气实表，一方面疏散邪气，亦具有敛散同用的意义。因为这种病情，径用发表有正气随邪气外脱的危险，专事补正亦有敛住邪气的弊病，因此，采取扶正祛邪，敛散同用，使能起到正胜邪却、营卫调和的作用。

（十七）刚柔相济

“刚柔相济”的药物配伍，常指的有两个内容：一种是温阳药与补阴药合用，起到调补阴阳的作用，这在“补益剂”中是常见的；另一种是指运用辛香苦温的刚燥药时，要配伍适当的阴柔药（属于阴寒内盛需急用辛温回阳，或痰湿阻滞气机需用辛燥理气者，不在此例）。因为大辛温热之药固然可以温阳驱寒，辛香苦燥之药固然可以流通气机，但径情直往，或者反复使用，每能耗散气阴，产生流弊，不但起不到治病的应有作用，相反正气愈伤，病情变得愈为复杂，所谓“寒病未已，热病复起”，处理更为棘手。如其配伍适当的甘柔顾阴药，预为防范，就不但可以纠正弊病，而且相得益彰，有助于阳气的恢复和气机的流通。至于配伍的阴柔药，当然尽可能选择恰合病情的品种，可以起到协同作用，加强疗效。但有时亦不完全如此，仅仅取其监制或调剂而已。这两种刚柔相济的用药，都是相辅相成的。

具体配伍，作为调补阴阳者，严用和早有阐发，如在《济生方》卷一补益门中说：“凡人有虚损之病，及早为之补益，庶有延龄之望。但须药性平补，柔而不僭，专而不杂。间有药用群队，必使刚柔相济，佐使合宜，可以取效。前贤之书，有单服附子之戒者，正虑其肾恶燥也。既欲用一刚剂专而易效，须当用一柔剂以制其刚，则庶几刚柔相济，不特取效之速，亦可使无后患。……用药在乎稳重故也。”例如附子、肉桂配伍熟地、山茱萸肉等，用于八味丸，即名之为肾气丸，而不曰补阳丸。又如用破故纸、杜仲配伍胡桃肉、熟蜜，名之为青娥丸，而不曰壮阳丸，均具有深意。至于张景岳右归饮、右归丸的配伍方法，就更明显可知了。

又如巴戟与苁蓉，沙苑蒺藜与枸杞子，续断与枸杞子，沙苑蒺藜、菟丝子与五味子，菟丝子与熟地，杜仲与牛膝，巴戟肉与牛膝（巴戟天酒），鹿角与牛膝（鹿角丸）等配伍，均属同样意义，尽管用药有所不同，但都能温润补肾，叶天士称之为“温柔”方法，常用于下焦阳虚，而又兼阴精不足之证者。

尚有破故纸配伍胡桃肉，破故纸配伍熟地，桂心配伍熟地，沉香配伍熟地等，又可以温纳肾气，治疗肾虚喘逆等证。

作为刚药的配伍运用者，如肉豆蔻、破故纸、吴茱萸配伍五味子，名为四神丸，治疗阳虚晨泄。又如以川椒配伍生地，名为椒红丸，治疗元脏伤惫，目暗耳聋（以川椒捣取红，生地自然汁和丸如梧子大，每空心暖酒下三十丸）。

亦有以陈皮、青皮、香附、木香、乌药、降香等，配伍当归、白芍，或柏子仁、麦门冬等，用于疏肝理气者。亦有砂仁、白蔻仁、藿香、佩兰等，配伍北沙参、石斛，用以理气和胃者。更有茴香（或丁香）与当归，茴香与北沙参，荜茇、丁香与山茱萸肉等配伍，温润流利气机，用以治疗疝气腹痛等证者。这些都属于刚柔相济的配伍方法，其特点，能使辛香药理气，又不至于偏燥，更不至于耗伤阴液。

（十八）消补兼施（攻补兼施）

“消补兼施”的药物配伍，主要用于食积、癥块而又体虚的病证。因为消积之药固然能够消磨积聚，但多耗散正气；而补益之药当然能够扶助正气，但亦易阻滞气机，两者是相矛盾的。但对积聚体虚之证来说，非消不能去其积，正虚又不任攻伐者，在这种复杂情况下，善于把消法与补法结合运用，统一矛盾，起到各有攸宜的作用，又是很值得研究的。例如枳实与白术为伍，厚朴与白术为伍，人参与厚朴为伍，人参与枳实为伍等，都是一方面消除中焦痞满，一方面又补脾健运、祛邪顾正，张洁古、李东垣等最善运用。又如四君子汤配合麦芽、神曲、山楂、木香、川连等，治疗脾虚积滞，久久不消之证，亦是补脾益气而又理气消积，兼行不悖者。

消补兼施中尚有主次轻重问题，例如枳实与白术的配伍，《金匮要略》名为枳术汤，重用枳实，是消重于补者；张洁古改为枳术丸，重用白术，并加荷叶烧饭为丸，是补重于消者。张子和方，亦名枳术丸，二味等分，是消补并重。这种出入，颇能反映用药的灵活性，又突出重点。其他配伍，亦可类推。李东垣更有橘皮枳术丸、曲蘖枳术丸、木香枳术丸、半夏枳术丸等等配伍，更就食积的种种原因而加味用药，对临床的辨证施治，大有启发。

至于大黄䗪虫丸中用大量地黄，鳖甲煎丸中用人参、阿胶，这是“寓补于消”的方法，以消积为主，参以兼顾气血，使克消不至过于伤正。反之，亦有“寓消于补”的，如以补中益气汤、八珍汤等为主，配以消积化癥之药，治疗体虚不任攻伐的患者，以扶正为主，辅以缓消，亦是临床上所常用的。

消补兼施方法，一般用于逐渐形成的慢性疾患。尚有“攻补兼施”方法，多用于急骤的实证，而兼正气虚的病情。如实积需要急攻，而气血津液已经耗损，这种病情较急，预后较差，处理不当，有生命的危险，但善于设法，亦能挽回生命于一二剂药之间。如前文叙述的温脾汤、黄龙汤、增液承气汤等配伍，都是攻补兼施的妙法。《金匮要略》更有大黄四两与甘草一两配伍，治疗食已即吐，属于胃火上冲的病情。《卫生家宝》并用姜汁打糊，和附子末为丸，大黄为衣，治疗久冷反胃。危氏《世医得效方》亦有用大黄配伍人参，各半两煎服，治疗伤寒并热霍乱，忽喘闷欲绝，不能语言者。如此等等，都是攻补兼施的具体方法。

这种用药，徐灵胎很为赞赏，并力辟群疑，殊有启发。如云：“虚证宜补，实证宜泻，尽人而知之者。然或人虚而证实，以弱体之人，冒风伤食之类；或人实而证虚，如强壮之人，劳倦亡阳之类；或有人本不虚，而邪深难出；又有人已极虚，而外邪尚伏。种种不同，若纯用补，则邪气益固；纯用攻，则正气随脱。此证未愈，彼病益深，古方所以有攻补同用之法。疑之者曰：两药异性，一水同煎，使其相制，则攻者不攻，补者不补，不如勿服。若或两药不相制，分途而往，则或反补其所当攻，攻其所当补，则不惟无益，而反有害，是不可不虞也。

此正不然。盖药之性，各尽其能，攻者必攻强，补者必补弱，犹掘坎于地，水从高处流下，必先盈坎而后进，必不反向高处流也。如大黄与人参同用，大黄必能逐去坚积，决不反伤正气；人参自能充盈正气，决不反补邪气。盖古人制方之法，分经别脏，有神明之道焉”（《医学源流论》）。

（十九）寒热并用（温清并用）

“寒热并用”的药物配伍，主要用于寒热错杂之证。这种证候多见于肝胃病、脾胃病、心肾病，以及肺病，其他尚有头痛、咽痛、口疮、下痢、下血等等。常用之药，苦寒如黄连、黄芩、黄柏、栀子、大黄，以及辛凉的石膏等；温热药如附子、干姜、桂枝、肉桂、细辛、川椒、吴茱萸。可以随宜选择运用。此法内容，有些与“苦辛通降”相似，但又有不同，前者是着重开通气机，消痞除满；后者寒热病情错杂，反映于各个方面，其寒热药物的配伍运用，亦变化多端，简述于下。

例如治疗头痛，《孙兆口诀》用炮附子配煅石膏，等分为末，入龙脑香、麝香少许，每服半钱，茶酒任下，治头风头痛有良效。又如《御药院方》，用炮白附子与煅石膏各半斤，入朱砂二两五钱，龙脑香一钱，为末，粟米饭丸小豆大，每服三十丸，食后茶酒任下，治头风头痛，气郁眩晕，胸膈不利。这些都是辛热止痛与辛寒清火相配伍者。

又如眉棱骨痛，以羌活、防风、甘草配伍黄芩（东垣选奇汤）；或者白芷配伍黄芩；或者川乌、草乌、细辛、羌活、甘草配伍黄芩（羌乌散），均是祛风散寒与泻火相合者。其中辛温药之多寡，盖因痛的程度有轻重，而病程亦有久暂之异。

又如咽痛，以肉桂配伍黄柏治之。桂之辛热，能引火下行；柏之苦寒，可以补肾。这是坚阴引火方法，当治虚火上浮之咽痛者。东垣桔梗汤治冬季咽肿咽痛、声音嘶哑，取麻黄、桂枝辛热散寒，黄芩、马勃苦寒辛平泄热，并用甘草、桔梗、僵蚕、当归利咽和营，亦是寒热错杂施治，盖属“寒包热”之证。这两个治法，有内伤与外感的区别。

又如口舌生疮，赴筵散用黄柏配伍细辛，或者黄柏配伍干姜，兼金散用黄连配伍细辛，均是等分为末，掺口疮，或为丸为汤亦可。这种寒热兼用，最适宜于慢性反复发作的病情。而黄柏、黄连、细辛、干姜等，本身亦善于治口舌之病。又如《普济方》并以黄柏配伍槟榔，等分为末，猪脂和敷鼻中生疮，亦属同一方法。

又如肝胃病，《伤寒论》以黄连、黄柏苦寒药，配伍附子、桂枝、干姜、细辛等辛热药，例如乌梅丸，治疗厥阴病的阴阳胜复。这实际是肝胃两病，属于寒热错杂之证，所以临床用治蛔厥（尤其胆道蛔虫病），或寒热错杂的胃病，疗效甚佳。又如《保命集》以金铃子配伍延胡索，等分为末，每服三钱，温酒调下，名金铃子散，治疗热厥心痛，或作或止，久久不愈者。《袖珍方》尚有炒小茴香一两，配伍炒枳壳五钱，为末，每服二钱，盐酒调服，治胁下痛神效。《全幼心鉴》以金铃子配伍吴茱萸；《圣惠方》以金铃子配伍茴香，名茴香散。这些又多治疗疝气疼痛，后方并能治肾消。《统旨方》清中汤，更有以二陈汤加黄连、山栀与草豆蔻仁配伍，治疗胃脘火痛；朱丹溪又别有方法，以焦山栀为末，用生姜汁饮之，亦治胃脘火痛。这些又是治热以寒，温而行之的妙法。

朱丹溪尚有用六一散一料，配伍吴茱萸一两，为末，饭丸服，名参萸丸。上可治吞酸嘈杂，下可治自利，病情属于湿阻气滞，寒热错杂者。如此等等，均属寒热并用，以治肝胃之寒热不和者。

又如脾胃病，以黄连与干姜等分为伍，治心下痞，胃寒郁热而痛。《杜任方》姜连散，亦用此二味，黄连倍于干姜，为末，空心酒或米饮下，并治气痢或下泄，里急后重。又如黄连与生姜为伍，治胃痛郁热，遇寒即发，时易呕吐。《博济方》姜黄散，亦是上述二药，以生姜四两，配伍黄连一两，同炒为末，空心白汤下二钱，治水泻脾泄，并治痢疾。又有黄连六钱，与附子一钱为伍者，再加生姜三片，大枣一枚，水煎热服，名连附六一散，能治胃脘痛甚，诸药不效者，虞天民认为，这是寒因热用之方。亦有焦山栀为末，生姜同煎饮之，治疗寒热诸气不调，或者胃脘胀痛。朱丹溪并以山栀配伍川乌头，各一钱为末，入姜汁调服，治心痛疝气，病本湿热，又因寒郁而发，并认为“用栀子降湿热，乌头破寒郁。乌头为栀子所引，其性急速，不留胃中也”。《博济方》又以此方治心腹冷痛，冷热气不和者。更有以栀子配伍高良姜，方如越桃散，等分为末，酒或米饮下三钱，治寒热不和，胃痛腹痛，以及痢疾。更有以胡椒十四粒，配伍绿豆二十一粒，同研，白汤调服，温中下气，和胃止痛。李时珍亲身经验，“胡椒大辛热，纯阳之物，肠胃寒湿者宜之。……每以绿豆同用，此方治病有效，盖豆寒椒热，阴阳配伍得宜，且以豆制椒毒也”（见《本草纲目》胡椒条）。上述种种，方法很多，李时珍亦甚为赞赏，如云：“此皆一冷一热，一阴一阳，寒因热用，热因寒用，君臣相佐，阴阳相济，最得制方之妙，所以有成功而无偏胜之害也”（见《本草纲目》黄连条）。

又如痢疾，《李绛兵部手集》以黄连配伍青木香，等分为末，蜜丸梧子大，每服二三十丸，空腹饮下。如久冷者，以煨蒜捣和丸之，即名方香连丸，善治赤白痢疾，里急后重，腹中痛。《济生方》秘传香连丸，用黄连四两，广木香二两，生姜四两，作用与上方略同，但寒药与温药的用量均加重了。《局方》戊己丸，用黄连、吴茱萸、白芍药各等分，同炒为末，蒸饼丸，米饮下，治脾胃受湿，下痢腹痛，米谷不化，并能治肝脾不和，胃痛、腹痛等证，为临床常用。

《圣惠方》有用百草霜配伍黄连，等分为末，每酒下二钱，日三服，治疗湿热下痢脓血。《卫生家宝》更以益母草配伍乌梅炭，等分为末，治赤白杂痢困重者。白痢干姜汤下，赤痢甘草汤下，名为二灵散。方中益母草、乌梅二味，的确是治痢灵效之药；尤其益母草，对赤白痢诸药效差者，用此每获良效，经历很多，值得推广。只要单味煮服，用量大些，服时加红糖一匙，能够刻日见效。

《妇人良方》更有黄柏蜜炙，炒焦为末，用大蒜煨熟，捣作膏丸，米饮下，治妊娠下痢赤白者。大蒜治痢，亦为常用之药，如《济生方》以独头蒜煨熟，配合黄连，捣丸米饮送下，成为蒜连丸；《博济方》以蒜头配伍豆豉用，都是一寒一热，以治下痢者。《胜金方》并有炒焦山栀为末，空心热酒服，治妇人临产下痢。《全幼心鉴》用肉桂姜制，配合黄连，用吴茱萸炒过，等分为末，紫苏、木瓜煎汤调服，治小儿久痢赤白者。更有姜茶治痢方，既便于用，功效又妙。方用生姜切细，和好茶一两碗，任意呷之，便瘥。若是热痢，生姜留皮；冷痢，去皮，尤妙。杨士瀛云："姜能助阳，茶能助阴，二物皆消散恶气，调和阴阳，且解湿热及酒食暑气之毒，不问赤白，通宜用之。"这些方法，都是寒热并用，治痢有效，而且较著名者。

又如下血，病情寒热错杂者，《三因方》以黄连配伍炮乌头等分，名乌连汤，水煎温服。偏热甚者，加重黄连；偏寒甚者，加重乌头。《宣明论方》以地榆、炙甘草配合砂仁，治下血腹痛不止。《活法机要》亦有以苍术倍地榆，治疗肠风下血不止的。这些都是寒热并用以治下血的方法。

黄疸本为湿热之病，用苦寒药居多，但病情挟有寒湿，或脾肾阳虚者，临床上称为阴黄，这种病情比较复杂，治疗亦常寒热并用。《千金要方》早举其例，如以秦椒配伍瓜蒂，研末水调服，名秦椒散，治黄疸饮少溺多，属于阴黄的病情。《伤寒槌法》以茵陈配伍生姜，内服并时时擦其周身，亦属寒热杂治者。韩祇和以茵陈配伍附子、炙甘草，名小茵陈汤，治发黄脉沉细，四肢及遍身冷。如发黄见少阴证，服四逆汤而仍身冷汗不止者，用茵陈配伍附子、干姜，名茵陈附子汤，盖治黄又取干姜附子汤意，急急回阳。罗天益更以茵陈、枳实配伍附子、干姜、生姜、白术、草豆蔻等，名茵陈附子干姜汤，治疗黄疸肢体沉重，背恶寒，皮肤冷，心下痞硬，自汗小便利，大便了而不了。病由寒凉过度，伤阳所致，属于寒湿病情。

更有寒热并用作为救急方法的，如《方广心法附余》云："凡中风、中暑、中气、中毒、中恶、干霍乱，一切卒暴之病，用生姜汁配伍童便服之，立可解散。盖姜能开痰正气，童尿降火也。"这确是一种简便易行的方法。

以上所述均属寒热并用的配伍方法，临床运用的例子还很多，但即此可以了解，其适应范围是很广的。但须注意，寒热错杂病情，无论头痛、口疮、肝胃、脾胃，一般多为邪气有余，阻碍气化之升降，因此，寒热并用之药，亦以治标为主；如见阴阳气血有不足者，则祛邪顾正，又宜参以适当的扶正之药，使正气来复，寒热亦能致于和平（至于方中寒药热药作为反佐者，病情又当别论）。

复习《伤寒论》，张仲景对寒热并用是早有成就的。如"半夏、生姜、甘草三泻心汤，治中焦冷热不调；栀子干姜汤、黄连汤、乌梅丸、干姜黄芩黄连人参汤，治上热下冷；柴胡桂枝干姜汤治水热相并之类，是寒热同用也。此皆所病之证，本属错杂，故药之攻补寒热，各有相对者也。又有病但寒但热，而寒热并行者，如大青龙汤、桂枝加大黄汤、大黄附子汤、备急丸之类，是其药一取其性，一取其用，性用相藉，自作为一种方剂矣"（见《药治通义》）。因此，后世寒热并用的种种配伍，都是张仲景成就的继续和发展。

尚有"温清并用"者，药物配伍基本精神同上，仅是对温药与清药的选择，根据寒温错杂的具体病情，略有所异而已。这里不再另述，可以比例取法。

（二十）润燥互用

“润燥互用”的药物配伍，是以辛香苦燥之药，配伍阴柔滋润之品，兼而用之。这亦属于“相反相成”的用药方法，时病杂病都有应用。在时病方面，多见于湿温病，伏暑病的中后期。其病情，一方面是湿蕴不化，气机被阻，不得流畅，需用辛香苦燥之药理气化湿；但另一方面，阴津日耗，又不胜任苦燥。亦有病邪已去，但阴气亦伤，而余湿未净的。在这种矛盾情况下，往往采用润燥互用的方法。苦燥药如苍术、厚朴、半夏、橘皮、大腹皮、白蔻仁等；阴柔药如麦门冬、石斛、芦根、生地、当归、白芍、知母。湿滞不化而见阴津损耗的，则以燥湿药为主，配伍一些阴柔药；如阴气已伤而余湿未净的，则用相反的配伍。如此，则既能理气化湿，又不伤阴而且护阴。这在温病学上是一个用药的发展。临床体会，在湿温病中，理气化湿是习以为常的，但能注意舌质的尖边嫩红，或者舌苔见糙，时时有汗而又肌肤熯热，齿唇微燥等症，及时参用石斛、麦门冬、芦根、归身等一二三味，对病情的好转非常重要。即阴伤病情已著，但湿恋胃呆，不知饥者，在养阴同时，参用小剂量的橘皮、厚朴、半夏等，流动气机，化湿开胃，亦往往获得满意疗效。

至于杂病，脾湿而肾虚，阴伤而胃呆，大便干结，目无精光，以及肾虚水泛为痰等症，亦常治以润燥互用方法。例如《孙氏集效方》以苍术五斤，泔制为末，配伍脂麻二升半，去壳研烂，绢滤去渣，澄浆拌术，晒干，每服三钱，米汤或酒空心调服，用以补脾滋肾。据述能“生精强骨”。目前临床，脾湿又见阴伤者，每以脂麻拌炒苍术或白术，其法当即渊源于此。《普济方》以苍术四两，配伍熟地二两，为末，酒糊丸，梧子大，酒下三五十丸，补虚明目，健骨和血。《济生拔萃方》

载黑地黄丸，以苍术、地黄各一斤，加炮姜一两，治男妇面无血色，食少嗜卧。《保命集》又加五味子半斤，枣肉为丸，名肾气丸，治血虚甚效，并解释云："方中用姜，因肾苦燥，急食辛以润之，开腠理，致津液，通气。五味子味酸，故酸以收之。此虽阳盛不燥热，乃是五脏虚损于内，故可益血收气也。"又如少阳丹，以制苍术一斤，为末，熟桑椹二十斤，压汁和末如糊，待干，蜜丸赤小豆大，每服二十丸，酒下，日三服，能变白发返黑，三年面如童子，大有补脾养血之功。

尚有苍术与知母为伍，苍术与白蜜为伍，一燥一润，治疗脾湿肠燥，大便干结如栗者。《十便良方》更有方法，用厚朴的燥湿理气，猪肠的"润肠治燥"（时珍），捣和为丸，梧子大，姜汤下三十丸，以治大肠干结。但《濒湖经验方》又用苍术之燥，配伍山药之润，治疗脾虚兼有湿热的慢性泄泻，这实际还是调整脾肾之功者。

更有苍术配伍桑椹、生地、首乌等，养血除痹，尤其治疗久痹；并可治疗目暗头昏。又如金水六君煎，用熟地、当归配伍半夏、陈皮、茯苓，治疗肾虚不能摄纳，水泛为痰之证。《金匮要略》更有矾石（烧）与杏仁为伍，炼蜜和丸枣核大，内脏中，名矾石丸，润燥互用，治疗妇人经水闭不利，下白带不止。《直指方》更有川椒与杏仁配伍，研成膏，涂掌心，合阴囊而卧，一润一燥，治肾风囊痒甚效。以上二方，余尝移治咳嗽痰多，属于湿痰病情者，每见效果。这又是异病同治方法。如上所述，都是润燥互用的具体方药。

（二十一）表里上下分消

这种用药配伍，是适应邪气弥漫三焦、气血混淆的病情，用此引导邪气从各方面消散，如"表里分消"、"上下分消"、"三焦分消"、"前后分消"、"气血分消"、"分消湿热"等等，属于“消法”的一部分，常用于积聚、肿胀、疮疡和湿热阻碍气机等证。

例如治疗外感风寒又内伤生冷，以致寒、食、气、血、痰湿积滞者，成为五积证候，治宜表里气血分消。用麻黄、白芷、生姜等发散风寒；配合干姜、苍术、厚朴、陈皮等，温中理气消食滞；半夏、茯苓化痰湿；枳壳、桔梗升降气机；肉桂、川芎、当归、芍药和血活血。再用甘草调和其中，即为五积散的配伍，亦是表里气血分消的示范方法。又如四时伤寒，内外所伤，以及疮疡肿毒等，形成刘河间所说的“风热”证候，表证恶寒而里热已盛，其风为标而热为本。当用麻黄、川芎、防风、荆芥、薄荷、滑石等，解散表证的怫郁；更需大黄、芒硝、石膏、连翘、黄芩、栀子等，清泻里热，例如防风通圣散的配伍。这是祛风与泻火为伍者，祛风以制其标，泻火以除其本，亦为表里寒热分消方法。

又如湿温病，邪气弥漫三焦，一身之气为之痹阻，上为苔白头胀，中为胸闷不食，下为小便不利。治以三焦分消方法，用杏仁开上焦，利肺气；配合白蔻仁、半夏、厚朴等宣中焦，和脾胃；再用苡仁、滑石等渗下焦，利湿热。使三焦气化宣通，则湿去而热亦退，方如三仁汤。又如吸受秽邪，募原先病，遂致热蒸头胀，神识不清，身痛呕逆，小水不通，这亦是上中下三焦交病，气分窒塞。治以“芳香通神，淡渗宣窍”，俾秽气湿浊由此分消。用牛黄丸配伍通草、苡仁、茯苓皮、猪苓、大腹皮、竹叶。这又是一种分消湿热的用药方法（见《临证指南医案·湿门》）。

又如治疗肿胀，身肿喘逆，二便秘涩，形成水盛气实之证。取羌活、秦艽等疏风透表发汗，配合商陆、槟榔、腹皮等行气导水，再合茯苓皮、泽泻、木通、椒目、赤小豆、生姜皮等渗湿利尿，成为“开鬼门、洁净府，去菀陈莝”综合之剂，从表里前后分消其邪。方如疏凿饮子。

又如治疗中满腹胀，李东垣用中满分消方法。如湿热中满，则取黄芩、黄连、知母泄热，配合猪苓、茯苓、泽泻利湿，厚朴、枳实、陈皮、姜黄、干生姜、砂仁行气消胀，再加人参、白术、炙甘草调和其中，便为中满分消丸。此方重点是运脾和胃，苦辛通降，以治热胀者。如为寒湿中满，则重用川乌、麻黄、干姜、生姜、吴茱萸等散寒祛湿，并用厚朴、木香、青皮、草豆蔻、荜澄茄、益智仁等行气消胀。两者相合，便是中满分消汤，以治寒胀。叶天士在此基础上又有发展，提出分消太阴（脾肺）太阳（膀胱）方法，以治中满，常用杏仁、陈皮、厚朴、腹皮、青皮、香橼、白蔻仁等味理气运脾，配合海金沙、通草、木通、椒目、茯苓、猪苓、泽泻等开通太阳。这种方药，可以说是用得更为灵活了。

又如治疗气郁，有分消丸一法，即上下分消导气汤。因为气郁，则三焦之气不得通降，湿郁生热，气郁生火，都能相因而至，成为郁结、喘逆、痞满者，亦随时可见。方中用川芎与香附，枳壳与桔梗，以升降气机；用半夏、黄连、瓜蒌（即小陷胸汤）辛开苦降，这是主要之药；再加青皮、厚朴、槟榔泄肝降逆；桑白皮、赤茯苓、泽泻、木通泻肺泄热，通利手足太阳之气；麦芽以升发之，甘草调和诸药。合而用之，确有上下分消、导气下行之功。气郁气逆者，每每从此加减运用。

（二十二）进退、倒换、变通

药物的配伍运用中，尚有进退法、倒换法、变通法等等，都是临床上的宝贵经验，能够打开思路，巧妙地运用药物，从而提高疗效，很值得研究，举例简介如下。

进退法以喻嘉言的进退黄连汤最具深意。《伤寒论》黄连汤，治胸中有热，胃中有邪气，腹中痛，欲呕者。喻氏认为，这是邪气在于上下，黄连汤即和其上下者。方中人参、甘草、半夏、干姜、大枣和中开胃，桂枝与黄连交通上下。这是把握中枢以运上下的方法。所以上热下寒，上寒下热，皆可治之。喻氏移用此方治疗关格。格，是格拒，上为吐逆，食不得入。治取进的方法，用此方，俱不制炒，其中尤取桂枝的作用，以桂枝为太阳经药，能通太阳之气化，太阳主开，太阳开则营卫行，胸阳开通，食即能入。关，是关闭，下见二便不通，或不得小便，是关门不开。用退的方法，从胃气以下透阴分，即不用桂枝，黄连减半，或加肉桂，空心朝服肾气丸，取“肾为胃关”之义。肾主开合，肾气上交于胃，则关门开；上交于心，则上逆之火亦随之下降。关开火降，小便亦自然能够通利。总之，黄连汤本身是和中以交通上下的。这里用进退法，进是上开太阳以通格，退是下转少阴之枢以开关。

倒换法以《宣明论方》的倒换散具有代表性。此方治癃闭不通，小腹急痛，无问久新。亦属关格之病。《诸病源候论》说：“关格者，大小便不通也。大便不通，谓之‘内关’；小便不通，谓之‘外格’；二便俱不通，为‘关格’也。”形成的原因是阴阳之气不和，营卫不通；或者风邪在于三焦，三焦之气约而不行。倒换散用荆芥配伍大黄，等分为末，每服温水调下三钱。如小便不通，大黄减半；大便不通，荆芥减半。二药的作用“荆芥辛苦，气味俱薄，浮而升，阳也”，“大黄味苦气寒，气味俱厚，沉而降，阴也”（张洁古语）。两者配合，明显可知是调整阴阳升降之气，通利三焦的。小便不通重用荆芥，减轻大黄，是以升为主，升中有降，类似于开上通下的方法，所以能通小便；大便不通重用大黄，减轻荆芥，是以降为主，降中有升，含有升降肠痹的意义，所以能通大便。因为二药虽然同用，但倒换重点，分别治疗小便不通和大便不通，所以称为倒换散。

变通法的例方较多，如《百一选方》的变通丸，治赤白下痢，日夜无度，及肠风下血。用黄连二两，吴茱萸二两，汤泡七次，同炒香，拣出各自为末，粟米饭丸梧子大，另收，每服三十丸。赤痢，甘草汤下黄连丸；白痢，干姜汤下茱萸丸；赤白痢，各用十五丸，米汤下。据述此方救人甚效。二药均能治痢，同炒则寒热之气交融，当然治痢疗效更好；但赤痢白痢，痢疾虽同，白寒赤热，毕竟同中有异，用黄连或吴茱萸分别施治，既同炒之，又分别用之，就是“变通”之意。这里亦具有深意，同炒是气味合和，有协同作用，可以加强疗效；分用则又突出重点，各有攸宜者。

又如《邓才笔峰杂兴方》二色丸，治痢及水泄肠风。用吴茱萸、黄连各二两，同炒香，各自为末，以百草霜末二两同黄连作丸，以白芍药末二两同茱萸作丸，各用饭丸梧子大，各收，每服五十丸。赤痢，乌梅汤下连霜丸；白痢，米饮下茱芍丸；赤白痢，各半服之。此方的用意和效果，与变通丸相同，不过，扩大了配伍用药，几乎成为复方。百草霜与黄连即《圣惠方》的治痢方，白芍与吴茱萸类同于《局方》的戊己丸，所以其适应证亦宽了，在主治文中尚提出治疗“水泄”、“肠风”等。

（二十三）服食方法

服食方法亦是药物配伍运用中的一个内容，文献记载很多，有些是平时预防保健的，有些是病时治疗的，尤其对慢性病的调理，殊有成效。尚有辟谷求仙方法，一时难于理解。这里仅从调理治病方面，举例如下。

地髓煎，大补益。用地黄十斤，洗净，捣压取汁，鹿角胶一斤半，生姜半斤，绞取汁，蜜二升，酒四升。文武火煮地黄汁数沸，即以酒研紫苏子四两，取汁入煎一二十沸，下胶，胶化，下姜汁、蜜，再煎，候稠，瓦器盛之。每空心酒化一匕服（《千金方》）。地髓煎大补益，是可以确信的。地黄能“补五脏内伤不足，通血脉，益气力，利耳目”（《别录》）。得酒更良，不妨于胃。鹿角胶“补虚劳，长肌益髓，令人肥健，悦颜色”（时珍）。方中以二味为主药，补肾调阴阳；配伍紫苏子调中顺气、利膈宽肠，姜汁开胃，蜜以润之，酒以行之，充分发挥地黄鹿角胶的作用，是最善于调剂补益者。

地仙丹，能祛邪热，明目轻身。药用枸杞一味。春采枸杞叶，夏采花，秋采子，冬采根。并阴干，用无灰酒浸一夜，晒露四十九昼夜，待干为末，炼蜜丸如弹子大。每早晚各用一丸细嚼，百沸汤下（《保寿堂方》）。李时珍云：“枸杞苗乃天精，苦甘而凉，上焦心肺客热者宜之；根乃地骨，甘淡而寒，下焦肝肾虚热者宜之。此皆三焦气分之药，所谓热淫于内，泻以甘寒也。至于子，则甘平而润，性滋而补，不能退热，止能补肾润肺，生精益气。此乃平补之药，所谓精不足者，补之以味也。分而用之，则各有所主；兼而用之，则一举两得。”

四神丸，治肾经虚损，眼目昏花，或云翳遮睛。药用甘杞子一斤，好酒润透，分作四分，一分用蜀椒一两炒，一分用小茴香一两炒，一分用脂麻一两炒，一分用川楝子肉一两炒。拣出甘杞，加熟地黄、白术、白茯苓各一两，为末，炼蜜丸，日服（《瑞竹堂方》）。此丸配伍，以甘杞子补肝肾，益精气。并取川椒、小茴、楝肉苦辛温之气，降浊阴而暖肝肾；脂麻、熟地甘润之味，补肝肾而滋阴。这是补下焦而又调和其阴阳者。辅以白术、茯苓，健脾和胃，调理后天，具有“精生于谷”之义。这种用药，补阴顾及阳气，滋填而又流动，最为有制之师，所以能够补肾滋肝，明目去翳。

固真丹，燥湿养脾，助胃固真。药用苍术一斤，分作四分，一分青盐一两炒，一分川椒一两炒，一分川楝子一两炒，一分小茴香、破故纸各一两炒。并拣术研末，酒煮，面糊丸，空心米饮下（《瑞竹堂方》）。这种配伍是用苍术为主，燥湿养脾，以裕后天之源；而佐以盐、椒、楝、茴、故纸之气味，能开胃增食，聚水谷五味之精微而藏之于肾，确有固真葆光作用。对于平素脾运薄弱者，尤为相宜。

不老丹，亦是用苍术为主药，刮净四斤：一斤酒浸焙，一斤醋浸焙，一斤盐四两炒，一斤椒四两炒，并用赤白何首乌各二斤，以黑豆、红枣各五升，同蒸至豆烂，曝干；地骨皮一斤，各取净末，以桑椹汁和成剂，铺盆内，汁高三指，日晒夜露，待干，捣末，炼蜜为丸，梧子大，每空心酒服一百丸（皇甫敬之方）。脾主为胃行其津液，输布五脏六腑。这里以苍术为主药，并佐以酒、醋、盐、椒的气味，是运脾输布津液，各归所喜之脏，充分发挥治中央以达四旁的作用。同时配伍首乌、桑椹、地骨皮的滋阴补肾，并黑豆、红枣的交通心肾，这样合和用之，确能起到原书所指出的“补脾益肾”的作用，“服之，七十亦无白发”。这种用药，真如《素问·脏气法时论》所说：“气味合而服之，以补精益气”。

尚有一种服食方法是药物配伍运用的比较特殊者，即以药和绿豆、大豆、桃仁等同制，去药吃豆，吃桃仁，这亦是一种特殊剂型。例如《修真秘旨》治头风头痛，用生附子一枚，去皮脐，绿豆一合，同煮，豆熟为度，去附子，食绿豆，立瘥。又如《朱氏集验方》治十种水气，用生附子一枚大者，去皮脐，绿豆二合半，水三碗，煮熟，空心卧时食豆。一枚附子，可连续煮服绿豆四天。水从小便下，肿自消，未消再服，无不效者。生附子辛热有毒，能治头风头痛，肿满脚气；绿豆甘寒无毒，亦能消肿下气，治头风头痛，尤其解诸毒。合而用之，既能解毒，又能加强药效；去附食豆，则更臻安全，而且“和调五脏”（孟诜）。

又如《肘后方》治病后饮水多，小便不利，以致水肿，用白茅根一大把，小豆三升，水三升，煮干，去茅食豆，水从小便而下。并治水蛊腹大，动摇有声，皮肤黑者。白茅根、赤小豆均有利小便的作用，小豆尤能“健脾胃，令人美食”（甄权)。合而用之，可以加强药效；去茅食豆，尤适宜于病后，调理复健。又苏颂传水气肿胀方，用赤小豆五合，大蒜一颗，生姜五钱，商陆根一条，并捣破，同水煮烂，去药，空心食豆，旋旋啜汁令尽，水肿立消。这与《肘后方》有类同意义，但药力较重。

又如《龙木论》治肝虚目暗，迎风下泪。用腊月牯牛胆，盛黑豆悬风处，百日后取出，每夜吞三七粒，久久自明。牛胆能益目精，镇肝明目；黑豆又能明目镇心，调中下气。合而用之，补肝明目，疗效更佳。李时珍云：此方尚能治消渴。又曾传经验方，治哮喘，尤其是小儿痧后所致的哮喘，用腊月猪胆，盛黄豆，悬风处，百日后取出，炙炭存性，每日约十粒豆量，三岁以上儿增量一倍，食后温水调服。屡有功效。此方是取清热补脾，以肃肺金之意。更有服槐子的，李时珍介绍，古方以槐子入冬月牛胆中渍之，阴干百日，每食后吞一粒。云久服明目通神，白发还黑。有痔及下血者，尤宜服之。

又如《圣济总录》治大便不快、里急后重，用桃仁三两去皮，吴茱萸二两，食盐一两，同炒熟，去盐萸，每嚼桃仁五七粒。又《圣惠方》治冷劳减食，渐至黑瘦，亦用桃仁五百粒，和吴茱萸三两，同炒至微烟出，乘热收入瓶内，厚纸封住，勿令泄气，每日空心取桃仁二十粒，去皮嚼之，温酒下。桃仁能“治血结、血秘、血燥，通润大便”（元素）；吴茱萸“主痢、止泻、厚肠胃，肥健人”（孟诜）。合而用之，所以能治大便艰解、冷劳减食等病。加盐同炒，盖取其下达；单食桃仁，是尤取其濡润之功。《余居士选奇方》更取前方预辟瘴疠，盖因桃萸均有治中恶鬼注之功。

《经验方》尚有以吴茱萸、桃仁各一两，同炒至茱萸焦，去萸，取桃仁去皮尖研细，葱白三茎煨熟，酒浸温服。治脾元气痛（即胃气痛），发歇不可忍者。这是温中祛寒，通络止痛的方法；去萸而加葱白，通阳通络，又无刚燥之嫌，颇宜于反复发作的病情。

《普济方》更有以生萝卜剜空，留盖，入吴茱萸填满，盖定签住，糯米饭上蒸熟，取去茱萸，以萝卜焙研末，糊丸梧子大，每服五十丸，盐汤下，日三。用治小便白浊。白浊之病，有时主张从痰论治，所以取吴茱萸的下行，去痰冷气，合萝卜则消痰治浊之功更著。去茱萸，当是减其辛燥；专服萝卜，李时珍谓“萝卜丸服，可治白浊”。这亦是一种比较特殊的治法。

四、从脏腑虚实标本论药物的配伍运用

脏腑之病有虚实标本之分，而用药方法亦有五脏苦欲补泻，如何把两者密切结合起来，使能做到药证相应，又有章可循，张洁古、王海藏等提出的“脏腑虚实标本用药式”是有卓越贡献的。尤其是在“以法统药”的道路上，跨出了一大步，使错综复杂的许多病证和数百种药物，能够有一种方法把他们统领起来，便于学，便于用，应该说是一种创举。尽管后人有些议论，嫌其牵执，但毕竟示人以规矩，可以简驭繁，特别对初学者来讲，实为引人入门的良法。李时珍讲得对，“甘缓、酸收、苦燥、辛散、咸软、淡渗，五味之本性，一定而不变者也。其或补或泻，则因五脏四时而迭相施用者也。温、凉、寒、热，四时之本性也，其于五脏补泻，亦迭相施用也。此特洁古张氏因《素问》饮食补泻之义，举数药以为例耳，学者宜因意而充之”（见《本草纲目·序例》第一卷）。本着这种精神，采取张洁古分脏辨证论治的要点（对原书的命门和三焦未另立，并入有关脏腑中），扩大他的用药范围，并着重在五脏论证和药物的配伍运用上，举例简述如下。

（一）肝、胆

肝与胆为表里，分属足厥阴与足少阳经脉。肝在右胁下，胆附于中，脏腑经络密切连属。肝为厥阴，厥阴为两阴交尽；胆为少阳，少阳为春生一阳之气。因此，肝脏是体阴而用阳，即平时借少阳生发之气而为五脏之长，病时亦每肝胆之证错杂出现，不易截然分开。

肝胆之病，张洁古概括为：肝本病，诸风眩晕，僵仆强直惊痫，两胁肿痛，胸肋满痛，呕血，小腹疝痛痃瘕，女人经病；肝标病，寒热疟，头痛吐涎，目赤面青多怒，耳闭颊肿，筋挛卵缩，丈夫㿗疝，女人少腹肿痛阴病。胆本病，口苦，呕苦汁，善太息，澹澹如人将捕状，目昏不眠；胆标病，寒热往来，痁疟，胸胁痛，头额痛，耳痛鸣聋，瘰疬结核马刀，足小趾、次趾不用。

从临床所见，最多者为情志所伤，肝气郁结，失其升发条达之常。由于肝为刚脏，内寄相火，气郁又易化火，以致肝火偏亢。又由于肝脏本身为风木之脏，气火郁结，又易化风，所谓“内风从火而出”。因此，肝病每为阳用有余，多见实证。但肝为藏血之脏，须得肾水滋涵，才成阴柔之体。假如一旦有病，又每阴血不足，所谓“血不养肝”、“水不涵木”，形成标实本虚的复杂病情。更有肝阳不足，寒凝经脉者，这是肝病的另一种类型。

肝病治法，张洁古提出：有余泻之，方法有泻子、行气、行血、镇惊、搜风；不足补之，方法有补母、补血、补气；本热寒之，方法有泻木、泻火、攻里；标热发之，方法有和解、解肌。至于胆病之治，有实火泻之，主要泻胆；虚火补之，主要温胆；本热平之，有降火、镇惊；标热和之，主要和解。这是一般的治疗规律。而最常用者，大都是从本、从标两个方面。从标者，抓住气、火、风三字，即肝气、肝火、肝风。肝气郁结者，宜疏肝理气；肝火旺者，宜清肝泻火；肝风内动者，宜平肝熄风。从本者，抓住阴、阳二字。即阴血亏者，用养血（阴）柔肝；阳用虚者，用暖肝温经。不过，气、火、风三者，同出一源，往往因病情的发展而变化；而肝血、肝阴不足者，又每同气、火、风三者错杂出现，有可分而不可分之势。唯独寒滞肝脉，病情治法，较为特殊。择要分述如下。

1. 疏肝理气（疏肝和胃、疏肝健脾）

“疏肝理气”的药物配伍，主要用以治疗肝气郁结的病情。本病每从情志抑郁而来，肝气失其生发条达之常，因此，多见两胁作胀，甚时疼痛，这是气滞于肝络的主要症状。并见嗳气，又每不畅，得后与气，则稍宽展，这是气机郁结的特征。平常情绪不佳，精神抑郁，或者又易躁怒；食欲不振，或知饥少纳，呕吐酸苦等症，又是肝胆俱逆，木旺乘土了。常用药物，如柴胡与枳壳，郁金与枳壳，香附与川芎，白蒺藜与橘叶等，疏肝之气，解肝之郁，升降气机，条达肝络，这是主药。同时，适当配伍白芍、甘草等，于疏理气机之中，兼以缓肝之急。方如四逆散、柴胡疏肝散。但须注意，这种情志之病，每随精神状态或生活环境的改变，而病症或轻或重，需要治疗而不能徒恃药物，应该有病者的胸襟旷达和医者的开导解释，二者密切配合，治人尤重于治病，才能获得满意的疗效。

同时，气机郁结，肝气又多横逆，常见者如肝气犯胃、木旺侮脾。肝气犯胃者，则肝气挟胃气以上逆，常见脘痞作恶，甚至呕吐，胃不欲纳，大便不顺等症，治宜疏肝和（降）胃。药如柴胡疏肝散合黄连温胆汤的配伍。如肝邪乘脾，则木郁土中，常见腹痛作胀，纳谷化迟，易于泄泻，时寒时热等症，治以疏肝健脾。药如逍遥散、痛泻要方等配伍。不过，肝胃两病者，胃为阳土，肝气又易于化火，理气香燥药要适可而止；肝脾两病者，脾为阴土，脾气又易于下陷，扶脾药可以略参升阳。这又是临床上的重要门经。

2. 清肝泻火

“清肝泻火”的药物配伍，主要用以治疗肝火偏亢者。本病每从肝气郁结发展而来，即气郁化火，但亦有因其他病变而致的。常见头痛目赤，甚时头痛如劈，目痛焮肿，耳鸣、耳肿，甚或暴聋，心烦口渴，性情急躁易怒，口苦便坚，小便赤涩，舌赤，有火气，脉弦数等症。常用药物，如龙胆草与黄芩，黄芩、黄连与木通，丹皮与山栀，丹皮与泽泻，夏枯草与决明子，柴胡与薄荷，以及青黛等，清肝之火，兼泻其子，这是主要的。同时，适当配伍生地、当归、白芍、甘草等，于清肝泻火之中，兼顾肝阴。方如龙胆泻肝汤、当归龙荟丸等。

另如，怒气伤肝，气逆动火，有致烦热不卧，胁痛胀满，甚至动血者，张景岳以行气药与清肝药合用，清化肝气肝火之横逆，称为“化肝”方法，不可不知。方如化肝煎（青皮、陈皮、芍药、丹皮、栀子、泽泻、土贝母）。

尚有抑郁伤神，肝气化火，费伯雄所谓“所欲不遂，郁极火生，心烦意乱，身热而躁者”，临床上尤为多见。费氏以解郁舒肝，安心宁神，养肝血而清肝火，三法合用，以治“郁火”，又是颇有见地的，亦是切合实用的。方如解郁合欢汤（合欢花、郁金、沉香、橘饼、柏子仁、茯神、丹参、红枣、当归、白芍、柴胡、薄荷、山栀）。

总之，肝病用药，理气要防止耗气伤阴，清火要防止败胃伤脾。因此，辛香理气之品不能滥用，苦寒清火之味亦要恰如分际。

此外，气火相并，又易窜络，见气火入络之症，如胁痛，耳聋，周身筋脉窜痛，肌肉跳动，脉弦细，舌有紫气等。常用旋覆花、新绛、丹皮、山栀、归须、桃仁、柏子仁、白芍、柴胡、姜黄、郁金、降香、川楝子、延胡、白蒺藜、枇杷叶、牡蛎等，选择几味配伍，疏肝之气，通肝之络。方如旋覆花汤、丹栀四逆散、金铃子散等。关于通络方法，叶天士有特殊成就，虽然大都运用上述诸药，但分成辛润通络、辛温通络、辛香通络、虫蚁通络，以及络虚治以辛甘、滋润等等，轻灵流通，二三四味的组合，恰到好处，效亦神奇。

3. 平肝熄风

“平肝熄风”的药物配伍，主要用以治疗肝风上扰者。本病每从气火化风，肝失滋柔，肝阳上逆而来。常见头晕目花，行动飘浮，耳鸣耳聋，舌麻肢麻，有时头额掣痛，或头额觉凉，或有蚁行感等。甚时可见一时性的舌根强硬，语言謇涩，口角流涎，口眼歪斜；进一步发展，便有中风之虑。常用药物，如生白芍、怀牛膝、生地、玄参、女贞子、旱莲草等，与丹皮、山栀、泽泻、川楝子、决明子等配伍，柔肝与泄肝相合，以平肝阳之上逆。同时用桑叶、甘菊花、钩藤、天麻、白蒺藜等，以熄风阳；重者可用石决明与羚羊角，共成平肝熄风之剂，方如羚角钩藤汤。

临床所见，肝风上逆，每每变症多端，真是“风者善行而数变”。因此，平肝熄风的具体运用，又常与下列诸药相配伍，可以增进疗效。如潜阳药，使风阳易于潜降，常用牡蛎、珍珠母、龟甲、鳖甲、玳瑁、阿胶等，亦是“从阴引阳”之义。又如镇肝药，重以镇逆，既能使风阳不上浮，亦能使上逆之肝阳下潜，这是平肝药之重一等者，如龙骨、龙齿、代赭石、磁石等。又如化痰宁心药，因为肝火上逆，每易凌心，而风火灼津，又易于化痰，痰火交炽，蒙蔽心神，能使病情迅速趋于恶化。药如茯神、川贝母、竹茹、胆南星、黛蛤散、制僵蚕等。又如搜风药，因为肝风有内风与外风相杂，或者外风引动内风的，适当配以少量的搜风药，能使外风与内风一起熄灭，不致浮散为患。药如天麻、蔓荆子、秦艽、羌活、防风、独活、白附子、豨莶草等。以上诸药，都是临床上所常用的（并可与前“介类潜阳”、“镇肝熄风”和“滋阴泻火”互参）。

4. 养血（阴）柔肝

“养血柔肝”的药物配伍，主要用以治疗肝血（阴）不足之证。本病多由肝脏本来血虚，或者肾水不能涵养肝木，或者肝气肝火肝风损伤肝阴而致。常见头昏目花，头痛胁痛等症。其头痛的特点是痛不甚，但绵绵不休，欲得裹按稍舒。目不泛赤，不耐烦劳，劳则病剧，休息则差，甚时并有微寒微热，手足心热，少寐多梦。情绪易于躁怒，但过后疲乏更甚。或时肢麻，或时筋脉拘急。两目干涩，或迎风流泪，入夜视觉模糊。男子则多梦遗精，女子在月经期症状更甚。临床用药，常分别肝血虚或肝肾阴虚而调剂配伍。如以养血为主者，用当归、白芍、川芎、生地、黑芝麻、干桑椹、酸枣仁、柏子仁等，方如加减四物汤。以养肝肾之阴为主者，用地黄、山茱萸肉、白芍、首乌、女贞子、旱莲草、枸杞子、甘菊花、石斛、怀牛膝等，方如杞菊地黄丸。

5. 暖肝温经

“暖肝温经”的药物配伍，主要用以治疗寒滞厥阴、肝脉不和之证。如少腹作痛，上引胁肋，下控阴睾，喜得温按，或为疝瘕，女子则见两少腹痛，或一侧少腹作痛，月经期前后胀痛更甚，并致月经不调，腰膝酸痛等症。治以暖肝温经方法。温经药如桂枝、肉桂、吴茱萸、川椒、细辛、小茴香、荔枝核、乌药等；暖肝药如淡苁蓉、胡芦巴、川芎、当归、山茱萸肉、杜仲、川断、狗脊等。根据病情的具体变化，适当配伍运用。如暖肝煎、当归四逆加吴茱萸生姜汤等方法。这种病情，有时兼挟肝风，其特点是痛有休作，走窜经络，反复发作。用药常配熄风搜风之味，如全蝎、制川乌、南星、白芷等。

6. 清胆泄热

“清胆泄热”的用药，是治少阳之气化火，胆经有热，见口苦耳聋，胁下痞闷，时寒时热，头痛泛恶等症。常用药物，如柴胡与丹皮、山栀，青蒿与黄芩，黄连与竹茹等，清泄少阳。方如蒿芩清胆汤（青蒿、黄芩、淡竹茹、仙半夏、枳壳、陈皮、赤苓、碧玉散）、黄连温胆汤。

7. 补肝壮胆

“补肝壮胆”的用药，是治肝胆气怯、时易惊恐之证。如胆怯畏恐，不能独卧，或者胆虚少寐，神魂不宁等。常用药物，如熟地、川芎、柏子仁、茯神、北沙参、麦门冬、枸杞子、甘菊花、远志、菖蒲、琥珀等，随宜配伍，补肝而壮胆。

方如仁熟散（柏子仁、熟地、人参、五味子、枳壳、山茱萸肉、肉桂、甘菊花、茯神、枸杞子）、琥珀定志丸。

肝脏疾病，在临床上很为多见。肝病之治，前人研究的亦很多，除上述带有规律性的用药配伍外，再从文献资料看，王泰林的《西溪书屋夜话录》是富有实用意义的。他亦是从肝气、肝风、肝火立论，认为“三者同出异名。其中侮脾乘胃，冲心犯肺，挟寒挟痰，本虚标实，种种不同，故肝病最杂，而治法最广”。

如肝气之治，首宜“疏肝理气”。见肝气自郁于本经，两胁气胀或痛者，即宜应用此法。药如香附、郁金、苏梗、青皮、橘叶之属。兼寒，加吴茱萸；兼热，加丹皮、山栀；兼痰，加半夏、茯苓。

如疏肝不应，营气痹窒，络脉瘀阻，这是病久入络之证，即宜“疏肝通络”。药如旋覆花、新绛、当归须、桃仁、泽兰叶等，和营通络。

如肝气胀甚，疏之不应，反而更甚者，这是肝失柔顺之常，一偏而为刚强。不能再用疏肝理气方法，应改从“柔肝”入手。前人尝说：以刚治刚，事必败坏；以柔制刚，可致和平。药如当归、杞子、柏子仁、怀牛膝。兼热，加天门冬、生地；兼寒，加苁蓉、肉桂。濡润养营，柔顺肝木。

如肝气甚而中气虚者，是肝苦急而胃气亦失其冲和之常，应用“缓肝”方法。药如炙甘草、白芍、大枣、橘饼、淮小麦。甘以缓急，又甘以缓中。

如肝气乘脾，脘腹胀痛者，这是中虚又招木侮，气机为之痹阻，应用“培土泄木”方法。药如六君子汤加吴茱萸、白芍药、木香。补中气而助健运，泄肝木而理气机。

如肝气乘胃，脘痛、呕酸者，这是肝郁气逆、挟火犯胃，应用“泄肝和胃”方法。药如二陈汤加左金丸，或白蔻仁、金铃子。和胃降逆，疏泄肝气。

如肝气上冲于心，热厥心痛者（部分病情是胃痛），这是气郁化火，气火上逆，肝气和胃气俱逆，应用“泄肝”方法。药如金铃子、延胡、吴茱萸、川连。兼寒，去川连，加川椒、桂枝；寒热俱有者，仍入川连，或再加白芍药。盖苦、辛、酸三者，为泄降肝气，以平冲逆的主要方法。

如肝气上冲于肺，突然发生胁痛，暴上气而喘，这是肝气反侮，肺失肃降，应用“抑肝”方法。药如吴茱萸汁炒桑白皮、苏梗、杏仁、橘红之属，抑肝之逆，以肃肺气。

如为肝风，其证虽多上冒巅顶，发为头痛目眩；亦能旁窜四肢，筋脉掣引，肢麻肉瞤。肝风上冒者，阳亢居多；旁窜四肢者，血虚为多。因为内风多从火出，气有余便是火，所以说肝气、肝风、肝火三者是同出异名。但主证不同，治法亦有差异。例如肝风初起，头目昏眩，可用“熄风和阳”方法，药如羚羊角、丹皮、甘菊花、钩藤钩、石决明、白蒺藜。这是凉肝泻火，以熄风阳者。

如其熄风和阳不效，风阳仍然上亢，肝阴日被灼烁，阴虚更加不能藏阳，病情日趋恶化者，应用“熄风潜阳”方法，药如牡蛎、生地、女贞子、玄参、白芍药、甘菊花、阿胶。这是滋肾凉肝，介类潜阳，重用阴柔以平熄肝风者。

如肝风上逆，又中虚气馁，纳谷日少者，是土虚不能植木，宜两顾肝胃，用“培土宁风”方法，药如人参、甘草、麦门冬、白芍药、甘菊花、玉竹。滋助阳明气阴，柔泄厥阴风木。其实亦为缓肝方法，不过，这里去掉橘饼的理气，加用麦门冬、甘菊花、玉竹的柔肝熄风。

如肝风旁窜四肢，经络牵掣，并见麻木者，这是血少络虚，应用“养肝”方法，药如生地、归身、枸杞子、怀牛膝、天麻、制首乌、三角胡麻。养血熄风，即“治风先治血，血行风自灭”之义。

如为风虚头重，眩晕苦极，饮食不知谷味，这是中焦虚馁，阳气不升，髓海不足，虚风内动之证。治宜温中暖土，振奋阳气，以御寒风，药如《金匮要略》近效术附汤，用白术、炮附子、炙甘草、生姜、大枣煎服。这种“暖土以御寒风”的方法，实际是温补中阳，并不是治肝，因为这种虚风，既不属肝，亦非外风，乃阳虚生寒，清气不能上升，头重眩晕，有似风状，实非肝风，所以名之曰“风虚”。

如为肝火，则火性燔灼，能游行于三焦，使一身上下内外皆病，其证难以悉举。如目红颧赤，痉厥狂躁，淋秘疮疡，善饥烦渴，呕吐不寐，上下出血等等，皆是肝火为患。凡属肝火上逆者，首宜“清肝”方法。药如羚羊角、丹皮、黑山栀、黄芩、竹叶、连翘、夏枯草。

如清肝方法不应，肝火尚燃炽张者，改用“泻肝”方法。药如龙胆泻肝汤、泻青丸、当归龙荟丸之类，用苦寒直折其火。

如肝火上炎，清之不应，则火必伤阴，并侮肺金，当改用“制肝”方法，药如北沙参、麦门冬、石斛、枇杷叶、天门冬、玉竹、石决明。这是清养肺金，以制木火之亢逆。

如肝火炽张，属于实证，清泻肝木而外，还可“泻子”，即兼泻心火，药如甘草、黄连。所谓“实则泻其子”的方法。

如肝火上逆，是由于肾水亏损，所谓“阴虚火旺”，用清肝方法，则不会见效，应当补益肾水，所谓“虚则补其母”，药如六味丸、大补阴丸之类。这里亦具有“乙癸同源”的意义。

如为郁怒伤肝，气逆动火，烦热不安，胁痛胀满，甚至动血等证，应用“化肝”方法，药如青皮、陈皮、丹皮、山栀、芍药、泽泻、贝母。张景岳名之为化肝煎，这是清化肝经之郁火。

如其肝经有寒，呕吐清酸涎、上气等证，这与肝火上逆者大异，应用“温肝”方法。药如肉桂、吴茱萸、川椒。如兼中虚胃寒，再加人参、干姜，即为大建中汤方法。

另有“补肝”、“镇肝”、“敛肝”三法，无论肝气、肝风、肝火，皆可相其机宜，配合运用。如补肝法，用制首乌、菟丝子、枸杞子、酸枣仁、山茱萸肉、脂麻、沙苑蒺藜等。镇肝法，用石决明、牡蛎、龙骨、龙齿、金箔、青铅、代赭石、磁石之类。敛肝法，用乌梅、白芍药、木瓜。

更有"平肝"、"散肝"、"搜肝"三法，亦是临床上所常用的。平肝药如金铃子、白蒺藜、钩藤钩、橘叶。散肝药如逍遥散。《内经》云："木郁达之"，"肝欲散，急食辛以散之"，即是散肝用药的大法。搜肝，即是搜风法。凡人必先有内风，而后召外风，或者外风引动内风。所以肝风门中，病情每多夹杂，因此搜风之药，亦当配用，如天麻、羌活、独活、薄荷、蔓荆子、防风、荆芥、僵蚕、蝉蜕、白附子。

至于补肝方法，尚有细别。如补肝阴，用地黄、白芍、乌梅。补肝阳，用肉桂、川椒、苁蓉。补肝血，用当归、川断、怀牛膝、川芎。补肝气，用天麻、白术、甘菊花、生姜、细辛、杜仲、羊肝。以上就是王泰林的治肝三十法。

此外，《金匮要略》更有高超见解，提出"上工治未病"，即"见肝之病，知肝传脾，当先实脾"。并且批评说："中工不晓相传，见肝之病，不解实脾，唯治肝也。"这是具有深刻意义的，应该接受这个教训。见病治病，这是为中人以下设法；见微知著，防微杜渐，才是识见高超的。因此，除了研究上述诸项治肝方法而外，要同脾胃之治密切联系起来，可以截断肝病传变之路；并与治肺治肾联系起来，制肝养肝，可裕生化之源。其实，王泰林亦已看到这些问题，叶天士《临证指南医案·木乘土门》更有所发挥，都应注意学习运用，才能更好地提高疗效，臻于上工境界。

（二）心、小肠

心与小肠为表里，分属手少阴与手太阳经脉。心为君火，司神明，主血脉；小肠居腹中，主受盛，分泌水谷精微。两者部位不同，职司各异，似无直接的关系；但是经脉络属，在生理、病理上，均有其一定的联系。

心脏之病，张洁古概括为：心本病，诸热瞀瘛，惊惑谵妄烦乱，啼笑骂詈，怔忡健忘，自汗，诸痛痒疮疡。心标病，肌热畏寒战栗，舌不能言，面赤目黄，手心烦热，胸胁满痛，引腰背肩胛肘臂。归纳而论，可以分为两类，即一类为血脉病变，一类为神志病变，但有时亦能互相影响。论其原因，有心脏本身发病的，亦有其他病变影响及心的。临床辨证大体亦可分为两个方面，即虚证和实证。虚证是正气虚，但有心阳（气）虚和心阴（血）虚的分别，阳虚则易生寒，阴虚又易生热，这在病理上又是常见的变化。实证是邪气实，常见的病有心火偏旺、痰火扰心（或痰迷心窍）、水饮上凌、瘀阻脉络等；而火旺又易伤阴，饮盛亦能伤阳，痰迷则蒙蔽心神，瘀阻则络道不宣，如此等等，又能出现虚实错杂的证候，应该细致分析，灵活处理。至于小肠之病，本病为：大便水谷利，小便短，小便闭，小便血，小便自利，大便后血，小肠气痛，宿食，夜热旦止；标病为：身热恶寒，嗌痛颔肿，口糜耳聋。

心病治法，张洁古提出：火实泻之，方法有泻子、泻气、泻血、镇惊；神虚补之，方法有补母、补气、补血；本热寒之，方法有泻火、凉血；标热发之，即散火。总而言之，是补其不足，泻其有余。但从具体病情而论，心阳虚者，益心气，温心阳。其中益气又与肺脾肾有关，温阳亦涉及脾肾。心阴虚者，养心血，滋心阴。其中养血又与肝有关，滋阴亦与肾相联，虽然各有重点，但不能分割看待。同时，安神方法，又是常相配合运用的。心病属实者，火旺泻火，多用苦寒直折，导火下行，脏邪以腑为出路。水饮上凌，化饮为主，但每兼以通阳；痰火上扰，清火为主，亦常兼以通腑；痰迷心窍，又当配以开窍。至于瘀阻脉络，轻者化瘀，重者逐瘀，久瘀又当缓消，或者寓补于消，或用大量滋阴药以滑润消化瘀血。懂得这些错综复杂的变化，就易于掌握方药的配伍规律，临床处理亦能灵活自如。

至于小肠病之治，实热泻之，主要是泻气、泻血；虚寒补之，主要是补气、补血；本热寒之，主要降火；标热散之，主要解肌。上述方法可与心病治法参伍联系。兹择要分论如下。

1. 益气宁心

“益气宁心”的药物配伍，主要用于心气不足者。常见心悸气短，不能劳动，动则气喘易汗，尤其不能登高，登高则心慌脚软，易生恐惧感，胸中憋闷，呼吸少气，少寐多梦，面色舌色不华，脉细软，时有歇止，或见脉迟等症。治以益气宁心。药如人参、炙黄芪、炙甘草，益气保元；配合茯苓、茯神、麦门冬、五味子、远志、菖蒲、柏子仁等，宁心安神。因为气虚血亦滞，又每佐以当归、川芎，养血养心。方如养心汤（黄芪、人参、炙甘草、肉桂、川芎、当归、茯神、茯苓、远志、枣仁、柏子仁、五味子、半夏曲）。

如其益心气而不应者，当兼治肾，因肾为元气之根本，而心肾又是交通的。药如大补元煎的配伍。用大剂人参与熟地为主，峻补精气。又加炙甘草与杜仲，配合人参，增强补益心肾之气的功用；加山药与山茱萸肉，配合熟地，增强补肾阴，涩精气；更佐当归、枸杞，甘润养营。这就充分发挥阴阳气血互根的作用，以大补元气者。对于心气不足之证，是深一层的治疗方法。

2. 温通心阳

“温通心阳”的药物配伍，主要用于心阳不足者。常见心悸气短，胸前区隐痛，或刺痛，甚时突然绞痛。或见四肢不温，行动手足作胀，有时下肢浮肿，甚时爪甲口唇紫绀，面色晦滞或㿠白，气怯畏寒，出冷汗，脉细数或散乱，或结代，或脉迟等症。治以温通心阳。药如桂枝、附子等，以温通阳气；配合炙甘草、人参、麦门冬、姜、枣等，复脉养心。方如桂枝甘草汤、桂枝附子汤、炙甘草汤去阿胶生地麻仁加附子等。

如其温通心阳不应，当兼治脾肾，因为肾藏真阳，而温中暖脾，亦正可以上通胸阳。药如《金匮要略·胸痹篇》的人参汤（即理中汤）合《伤寒论》的茯苓四逆汤。

心阳不足，阴邪上乘，胸痹心痛证候明显者，《金匮》有瓜蒌薤白白酒汤等，通阳宽胸；并常配伍细辛、丁香、降香、荜茇、乳香、苏合香、郁金、川芎等一二三味，行气止痛；或者用乌头赤石脂丸（乌头、川椒、干姜、附子、赤石脂）祛寒止痛。如脉迟为甚者，又多络脉凝涩，宜配伍麻黄、细辛、当归、川芎等，增强桂枝甘草人参姜枣的益气温通之力。

3. 养血安神

“养血安神”的药物配伍，主要用于心血不足者。证见心悸头晕，少寐多梦，心虚易惊，面色萎黄，有时五心烦热，下午面赤颧红，脉细无力，或见虚弦而数，舌质淡，或嫩红少津。治以养血宁神。药如当归、川芎、人参、甘草、龙眼肉等，养血养心；配合柏子仁、酸枣仁、茯苓、茯神、远志等，养心安神；有时更佐珍珠母、龙齿、牡蛎等，镇心安神。方如柏子仁丸、酸枣仁汤。

4. 滋阴养心

“滋阴养心”的药物配伍，主要用于心阴不足者。如心悸失眠，多梦遗精，夜分躁热，时易盗汗，健忘易误，舌嫩少苔，舌尖赤，脉细尺数等症。治以滋阴养心，交通心肾。药如生地、熟地、玄参、天门冬、麦门冬、玉竹等，甘润滋阴；配伍丹参、柏子仁、酸枣仁、五味子、远志等，养心安神。方如天王补心丹（可与“升水降火”、“甘腻滋填”、“养阴清热”诸节互参）。

5. 清心泻火

“清心泻火”的药物配伍，主要用于心火偏亢者。如心烦不安，性情暴躁，夜不能寐，面赤，口苦嗌干，舌尖赤、痛，甚至舌肿舌衄，小便赤涩，脉数有力。治以清心泻火。药如黄连、黄芩、大黄、木通、赤茯苓、生甘草等。方如泻心汤、导赤散。

心火偏亢时常可见火迫血溢之证，如吐血、衄血，或者尿血，血色鲜红，并见气逆身热，烦渴不寐等症。又当泻火止血，或凉血止血，方药如泻心汤、十灰丸。但须注意，心火上亢而肝火亦旺，形成心肝火旺、迫血妄行者，泻火固然是急救之计，但不是唯一方法，缪仲淳提出的吐血三要法，即“宜行血，不宜止血；宜补肝，不宜伐肝；宜降气，不宜降火”，是有深谋远虑的，不可不知。

6. 通阳化饮

“通阳化饮”的药物配伍，主要用于痰饮凌心之证。如心悸头眩，气短而喘，胸闷不舒，间作咳喘，并见泛泛作恶，呕吐痰涎，脘冷背寒，喜得温按等症。这是痰饮停于中焦，阴寒之气上凌，以致中阳不运，心阳不展。治以通阳化饮方法。药如桂枝伍茯苓，桂枝伍甘草，并佐白术、泽泻、半夏等，温通心脾之阳，而化饮邪。方如苓桂术甘汤。

7. 清心豁痰

“清心豁痰”的药物配伍，主要用于痰火上扰、蒙蔽心神之证。本病多由外感之邪化热，或五志化火，炼液成痰，扰乱神明。常见心悸不寐，精神异常，或者变成痴呆，不寐不食，自言自语，性情怪僻；或者心胸烦乱，哭笑无常，秽洁不自知；甚至力大无制，逾垣上屋，变为发狂者。舌赤，脉弦滑而数。治以清心豁痰。药如黄连、黄芩、大黄、丹皮、山栀等，清火清心；配合竹沥、胆南星、半夏、茯苓、枳实、郁金、青黛、礞石等，清心豁痰。临床运用，轻者如小陷胸汤合白金丸；重者用礞石滚痰丸、竹沥达痰丸，同时用雪羹汤代茶频饮。假如痴呆，尚需佐以开窍醒神之药。

8. 活血化瘀

心主血，肝藏血，因此，瘀血的形成，每每与心肝二脏有关。但具体原因很多，有外感热病传变而致者，有内伤杂病延久而致者，有外伤跌仆而致者，亦有妇女经产病变而致者。瘀阻的部位，亦很不同，有在胸部者，有在胁肋膈下者，亦有在局部经脉肌肤者。病程亦有差异，有新瘀，有久瘀。病情亦不一致，新瘀大都属实，久瘀又每虚实错杂，更有瘀而挟热者，瘀而挟寒者，气滞导致血瘀、血瘀气机为之涩滞者。临床证候，出入亦很大，常见的如：瘀阻部位作痛，痛位比较固定，多见刺痛，或隐痛，得温暖或抚摩则瘥，天阴或夜分较甚。痛在心胸区域的，每每突然发作，兼见心悸气短，甚时爪甲口唇紫绀，或苍白，冷汗出。痛在胁肋膈下的，每每反复发作，休息则差，疲劳则剧，病较顽固，并见肝脾肿大，舌有紫气、紫斑。痛在少腹的，按之有块（亦有无包块的），或一侧或二侧作痛，以妇女为多见。亦有痛在肢体、腰脊、筋脉、肌肤的，局部多有瘀阻的相应见症。

治疗方法，总的原则是活血化瘀。通用之方，有桃红四物汤。具体之药，如桃仁、红花、归尾、赤芍、川芎、丹皮、丹参、牛膝、泽兰、蒲黄、五灵脂等。尚有虫类祛瘀药，如虻虫、水蛭、蛴螬、䗪虫、山甲等。可以根据具体病情，成因差异，灵活配伍。如攻逐瘀血者，重点选用大黄、芒硝、牛膝、穿山甲、三棱、莪术等。如仅需通络化瘀者，可选归尾、桃仁、红花、旋覆花、新绛、葱须、桂枝尖、姜黄等。至如虫蚁之类的祛瘀药，尤能搜剔络道之邪，对病久入络、瘀滞不宣者，用之疗效甚佳。如行气活血，可选用川芎、延胡、郁金、香附、乳香、没药等，甚者可以配伍麝香。如清热化瘀者，可选大黄、黄芩、黄柏、山栀，配伍丹皮、赤芍等。如温通化瘀者，可选配干姜或炮姜、肉桂、小茴香、吴茱萸等。更有益气活血法，则于活血化瘀之外，配伍益气之药，最常用的，如黄芪、人参；或者于补中益气汤加用活血祛瘀药。如瘀血久留，干着难消者，又可用濡润化瘀方法，即以大量的地黄、麦门冬、阿胶、天花粉、藕汁等，加祛瘀药，滋润滑利以消化之。但须说明，瘀血的停滞，不但本身的成因比较复杂，而且病情证候，亦是涉及多方面的，因此，活血化瘀方法的运用，不能局限于上述诸药，需要考虑与其他治疗方法结合，从各有关方面综合治疗，才能更臻全面，增进疗效。

沈金鳌对心病颇有认识，立论亦是高明的。如云："十二经皆听命于心，故为君。位南方，配夏令，属火，故为君火。十二经之气，皆感而应心，十二经之精，皆贡而养心，故为生之本，神之居，血之主，脉之宗。盖神以气存，气以精宅，其理洵不诬也。惟心精常满，故能分其神于四脏；惟心气常充，故能引精于六腑。此所以为主之大概也。"

"心与肾连。经曰：心舍脉，其主肾经。不以其克，而反以为主，故必肾水足，而后心火融；肾水不足，必致心火上炎，而心与肾百病蜂起矣。故心当无病时，养之之法有二：一从本经以养其气，勿过思抑志，或事未至而迎，事以往而恋，使神明耗散。若过用其心，则伤其气，气伤并伤其精，而神无以守……一从肾经以养其精，勿纵情房欲，勿贪恋女色，致相火常炎，不能握固。若守肾无节，则伤其精，精伤遂伤其气，而水不能制火，阴不能为阳宅，而水气因以凌心矣。……然则心失所养而心病，肾失所养而心亦不病乎？且夫心主血，血即精也。心气原自有余，特精伤而失血，心便不足。故血盛则神明湛一，血衰则志气昏蒙。凡火之有余，皆由血之不足，而血之不足，又能使火益就衰也。然则心病之有余不足，讵得与运气司天之火淫火郁，徒属乎火者同视哉！亦惟握精以固其气，养阴以凝其神，以调剂其有余不足，使归于和而已。以上皆言心之所由致病，与养其心所以至于无病也"（《沈氏尊生书》卷六）。

费伯雄更有见解，提出"七伤治心"之论，是既古老而又新鲜的。如云："盖七伤者，七情偏胜之伤也。夫喜、怒、忧、思、悲、恐、惊，人人共有之境。若当喜而喜，当怒而怒，当忧而忧，是即喜怒哀乐，发而皆中节也，此天下之至和，尚何伤之与有。惟未事而先意将迎，既去而尚多留恋，则无时不在喜怒忧思之境中，而此心无复有坦荡之日，虽欲不伤，庸可得乎？然七情之伤，虽分五脏，而必归本于心。喜则伤心，此为本脏之病，过喜则阳气太浮，而百脉开解，故心脏受伤也。至于怒伤肝，肝初不知怒也，心知其当怒，而怒之太过，肝伤则心亦伤也。忧伤肺，肺初不知忧也，心知其可忧，而忧之太过，肺伤则心亦伤也。思伤脾，脾初不知思也，心与为思维，而思之太过，脾伤则心亦伤也。推之悲也，恐也，惊也，统之于心，何独不然。故治七伤者，虽为肝脾肺肾之病，必兼心脏施治，始为得之”（《医醇賸义》卷二）。费氏并相应地创制了许多方剂，如建极汤、冲和汤、萱草忘忧汤等，用药思路清新，可以取法。

（三）脾、胃

脾与胃为表里，分属足太阴与足阳明经脉。脾为阴，胃为阳，两者同居中焦，但阴阳异位，表里不同，在生理、病理上各有其特点。不过，脾胃以膜相连，更虚更实，互相传变，又有其密切的联系。

胃主纳谷，脾主运化，两者共司中焦水谷纳化之常，所以为气血生化之源，营卫之所自出，名之为“后天之本”。脾主升清，胃主降浊。清气上升，可以营养五脏六腑；浊气下降，则新陈代谢各安其常，所以又为清浊升降的道路。

脾胃之病，张洁古概括为：脾本病，诸湿肿胀，痞满噫气，大小便闭，黄疸痰饮，吐泻霍乱，心腹痛，饮食不化；脾标病，身体胕肿，重困嗜卧，四肢不举，舌本强痛，足大趾不用，九窍不通，诸痉项强。胃本病，噎膈反胃，中满肿胀，呕吐泻痢，霍乱腹痛，消中善饥，不消食，伤饮食，胃管当心痛，支两胁；胃标病，发热蒸蒸，身前热，身前寒，发狂谵语，咽痹，上齿痛，口眼喎斜，鼻痛鼽衄赤皻。归纳而论，主要表现为中焦的纳化升降反常。如不饥不欲纳，是为胃病；纳谷化迟，甚至作胀，是为脾病。清气不升，上为头眩短气，下为飧泄下利，责之于脾；浊气不降，上为呕吐呃逆，下为痞胀便闭，责之于胃。再从病位而论，胃病多在胸脘，其势上逆，这是胃气不降，反而上逆之故；脾病多在脘腹，其势下趋，这是脾气不升，反而下陷所致。

从病因而论，饮食所伤，劳倦过度，虫积感染，是脾胃病之最多见者。又因脾主湿，所以外湿侵肌表，内湿伤肠胃，亦为常见原因。至其变化，属脾属虚者，湿多兼寒；属胃属实者，湿多兼热。即饮食劳倦，虫积所伤，亦每反映中焦有湿，而且亦不外乎挟寒挟热之变。同时，脾为阴脏，得阳气才能运行，所以脾病又多见阳运不健；胃为阳腑，得阴津才能顺降，所以胃病又多见亢燥而闭塞。

脾胃病的治法，张洁古提出：土实泻之，方法有泻子、吐、下；土虚补之，方法有补母、补气、补血；本湿除之，方法有燥中宫、洁净府；标湿渗之，主要开鬼门；胃实泻之，主要是泻湿热饮食；胃虚补之，是补胃气以胜湿热、寒湿；本热寒之，主要是降火；标热解之，主要是解肌。但根据“阳道实，阴道虚”，“脏者藏精气而不泻，腑者传化物而不藏”的原则，治脾宜守、宜补、宜升，治胃宜和、宜降、宜攻。所以脾喜温运，胃宜润降；甘温可以益脾，苦寒可以清胃。治湿方法，湿而兼寒者，苦辛温从脾治；湿而兼热者，苦寒凉从胃治。另外，甘淡可以渗湿，风药能够胜湿等等，都是在总的治则下的具体运用。而最主要的，仍在于阴阳异位，治疗各有重点，脾胃表里相应，又有可分而不可分之处。如何恰如分际，事在善于灵活处理。

1. 补脾（中）益气

“补脾益气”的药物配伍，主要用于脾气不足，或者称为中焦气虚之证。常见纳谷减少，运化迟钝，语言气短，四肢乏力，脘腹微胀，大便溏软，舌质少华，苔薄白，脉较软弱等症。治以补脾益气方法。药如党参、炙甘草、白术为伍，或者山药合扁豆，都能补脾益气，配伍茯苓，更能渗湿健脾，和中益气。如欲醒脾，并可配伍木香、白蔻仁、砂仁、益智仁等。常用方如四君子汤。

脾病发展，又常见以下各种变化。如脾病影响及胃，则纳谷不香，甚至不欲纳，胸痞腹胀，多食痞胀更甚，泛恶欲吐，舌苔稍厚而白。此为脾胃俱虚，治宜醒胃健脾。药如四君子加半夏、陈皮，补脾和胃。或者再加木香（或香附）、砂仁，则醒胃运脾之功更著。方如香砂六君子丸。

又如脾虚而中气下陷，见肠鸣腹胀，食后即欲大便，便常溏薄，或者肌肉松软，形体瘦弱，稍劳则气坠于腰腹，甚至脱肛，子宫下坠。营卫无继，卫表不和，出现形寒躁热，或经常低热，稍劳即发热等症。治宜补中升阳方法。药如黄芪、人参、炙甘草，补脾益气；白术以健脾，升麻、柴胡以升阳；并加陈皮和胃，当归合益气药，以调和营卫气血。方如补中益气汤（参阅“补中升阳”一节）。

又如脾虚气弱，内寒自生者（亦有寒伤中阳的），见胸脘隐冷，泛吐清水，食少腹胀，大便泄泻，四肢不温，舌淡苔薄，脉细或弦等症。治宜温运中阳。药如干姜温中祛寒，配伍参术草等，成为温中补脾益气之剂。寒甚者，并可加附子或肉桂。方如理中汤（参阅“辛热温中回阳”一节）。

又如脾胃气虚，亦致内生湿热，见纳少化迟，口腻多涎，身体困重，便溏溲涩，脉缓，苔薄腻微黄等症。治宜补气健脾与和胃渗湿同用。药如参术草等益气，配伍橘皮、白蔻仁、藿香、茯苓、泽泻，理气化湿，并加黄连以和胃清热。方如资生健脾丸。

2. 益胃生津

“益胃生津”的药物配伍，主要用于胃津（阴）不足之证。

常见不饥不欲纳，有时似饥，但略得汤饮即解，口干咽燥，胃中有灼热感，喜得凉润，大便不爽，舌嫩少津，或者舌光红，脉细弦，或微数无力。有时可见胃痛，痛不甚，欲得甜食，或饮糖汤即舒。治宜益胃生津方法。药如北沙参、麦冬、石斛、玉竹、蒌皮、天花粉、蔗浆、梨汁等，凉润生津；配合炙甘草、扁豆、冰糖等，甘药益胃；并可佐以鲜佩兰、谷芽、麦芽、糯稻根须等，养胃醒胃。此法亦称为“甘凉濡润”（可与前“甘凉濡润”一节互参）。

如其津伤加甚，阴液受损者，即为胃阴不足。多见口干而渴，烦躁不寐，纳喜凉润或者稀糜，不喜干燥食品，小便短少赤涩，大便艰燥，甚至坚秘，舌燥嗌干，夜晚干燥尤甚，舌光嫩少苔，脉细数。治宜养（滋）阴生津。药如生地、麦门冬、天门冬、玄参、黑芝麻等，甚者可用当归身、苁蓉、白芍、牛膝、麻仁、桃仁，滋养阴液，助其润降。

3. 健脾渗（化）湿

“健脾渗湿”的药物配伍，主要用于脾虚湿胜之证。因为脾虚则不能健运，水谷不化精微，反生内湿。常见脘痞腹胀，身倦困重，小便短少，肠鸣辘辘，大便泄泻，脉濡苔腻等症。治以健脾渗湿方法。药如白术、茯苓，健脾助运；配合猪苓、泽泻、神曲、车前子等，利湿分清。有时并用桂枝，辛温通阳，以增强化气化湿的作用。如湿胜生肿，或水肿属于脾湿为甚者，又常加陈皮、大腹皮、五加皮、姜皮等，理气利水，以消浮肿。但须注意，如脾虚气陷而湿胜者，不能滥用渗利药，李东垣称之为“降之又降”，反损脾气，应该用补中健脾，升阳除湿的方法（可参阅“升阳除湿”一节）。

如其湿滞兼挟秽浊，口腻恶心，胃不欲纳，嗳气吞酸，胸腹痞胀，舌苔浊腻，又当平胃化浊。药如厚朴、陈皮、藿香、苍术、菖蒲、半夏、茯苓等，随宜配伍。如兼见肠鸣泄泻，小便赤涩不利，可用胃苓汤方法，化湿分利。

如其口中和，纳呆无味，胸脘痞胀，形寒便泄，脉细，舌苔白滑者，又为寒湿内盛，中阳不运。治宜温中化湿。药如理中汤，略参五苓之味。

4. 燥湿化痰

“燥湿化痰”的药物配伍，主要用于痰湿内盛、阻碍肺胃气化之证。常见胸脘痞闷，恶心欲吐，头眩心悸，咳嗽痰多，痰稠易咯等症，脉多缓滑，或右手弦滑。治以燥湿化痰，理气和中。药如苍术、白术，健脾燥湿；配伍半夏、茯苓、陈皮、生姜等，理气和胃化痰。方如二陈汤、二术二陈汤。

如其湿郁化热，形成痰湿热交阻病情，咯痰粘稠，痰色黄浓，心烦易惊，身热少寐，口苦而粘，苔腻泛黄，脉见数象。又宜清热化痰方法。药如温胆汤加黄连或黄芩、山栀，或黛蛤散等。

石震另有经验，“病人久虚，内有宿积旧痰，用参术补之，久乃吐出臭痰或绿色痰，不易治疗。盖积之久而脾胃虚极，不能运化，故郁臭耳”（见《慎柔五书》）。值得注意。

5. 化积导滞

“化积导滞”的药物配伍，主要用于积滞中阻、妨碍胃气通降之证。常见胸脘痞胀，恶闻食臭，嗳腐吞酸，甚至恶心呕吐，腹胀或痛，大便秘涩或泄泻，粪便异臭，小便涩少，脉滑，舌苔初起薄白，稍久则厚腻黄腻。治以和胃化积方法。药如二陈汤以和胃，配合所伤食物的相应化积之药，如油腻积滞用炒山楂，米食积滞用炒神曲、麦芽，面食积滞用莱菔子。积阻气滞作胀，用鸡内金、砂仁；呕恶痞滞，用藿香、木香等。如其积阻气滞而大便不通，腹胀腹痛，又宜导滞通腑，加枳实、大黄、黄芩、黄连等，方如保和丸、枳实导滞丸。

假如积滞不化而又见中虚者，又宜消补兼施，一方面消食化积，一方面补益脾胃。方如枳术丸、健脾丸（人参、白术、炙甘草、茯苓、山药、木香、肉豆蔻、砂仁、陈皮、神曲、麦芽、山楂、黄连)。

如其虫积所伤，颜面有白斑，白睛有蓝点蓝斑，舌苔有花点，寐中齘齿，心鐇易饥，并见异嗜，或者不欲食，时作腹痛，吐清水酸水，延时较久，肝脾两伤，则面黄肌瘦，目睛无光，肢疲乏力，甚至肚腹胀大，青筋绽露，成为疳积、疳劳等症。最多见于蛔虫、姜片虫、钩虫等感染，治以和胃驱虫方法。药如肥儿丸（木香、槟榔、肉豆蔻、神曲、麦芽、使君子、黄连）的配伍。挟寒者，用理中安蛔丸（炒干姜、人参、白术、茯苓、川椒、乌梅）；挟热者，用连梅安蛔丸（胡黄连、乌梅、川椒、雷丸、川柏、槟榔）。如小儿积久成疳，食少形瘦，蟾砂散（大蟾蜍一个，腹内装满砂仁，泥封炭火煅红研末）蒸鸡蛋，又是妙法，坚持多服久服，效果甚佳。

上述诸法，是脾胃病的常用方法，也是行之有效的。但前人往往强调治当保护胃气，又不可不知。如缪仲淳云："夫胃气者，即后天元气也，以谷气为本。是故经曰：'脉有胃气曰生，无胃气曰死。'又曰：'安谷则昌，绝谷则亡。'可见先天之气，纵犹未尽，而他脏不至尽伤。独胃气偶有伤败，以至于绝，则速死矣。谷气者，譬国家之饷道也，饷道一绝，则万众立散；胃气一散，则百药难施。若阴虚，若阳虚，或中风，或中暑，乃至泻利滞下，胎前产后，疔肿痈疽，痘疮痧疹惊疳，靡不以保护胃气、补养脾气为先务，本所当急也。故益阴宜远苦寒，益阳宜防泄气，祛风不过燥散，消暑毋轻下通，泻利勿加消导，滞下之忌芒硝巴豆牵牛，胎前泄泻之忌当归，产后寒热之忌芩连栀子，疔肿痈疽未溃之忌当归，痘疹之不可妄下。其他内外诸病，应设药物之中，凡与胃气相违者，概勿施用，投药之顷，宜加三思"（见《神农本草经疏》）。

并有强调治病首重脾胃者，如张叔承云："曰气、曰血、曰精、曰津液，一或不足，当先理脾胃。若脾胃不和，食少不能生化精血，纵加峻补，不能成功"（见《医学六要》）。其实，诸澄早已有此见解，尝云：“补羸女，先养血壮脾；补弱男，则壮脾节色”（见《诸澄遗书》）。这就是说，无论为男为女，属气属血，只要是羸弱之病，健壮脾气是一致的、重要的。

孙兆更提出“补肾不如补脾”的论点。认为：“脾胃气壮，则能饮食。饮食既进，则益营卫，养精血，滋骨髓。”并亲制厚朴煎丸，从其效用，以证实他的论点。方用厚朴二斤，同生姜二斤，加水五升，同煮干，去姜焙朴。再用干姜四两、甘草二两，更同厚朴以水五升煮干，去草焙姜、朴为末。用枣肉、生姜同煮熟，去姜，捣枣肉，丸梧子大，每服五十丸，米饮下。“此药大补脾胃虚损，温中降气，化痰进食，去冷饮、呕吐、泄泻等证。”这种功效，孙氏认为就是《素问》“精不足者补之以味，形不足者补之以气”之义（见《本草纲目》厚朴条引《王璆百一选方》）。方贤亦持这个论点，亲制灵芝丸，“治疗脾肾气虚，添补精髓，通利耳目”。其方用苍术一斤，米泔水浸，春、夏五日，秋、冬七日，逐日换水，竹刀刮皮切晒，石臼为末，枣肉蒸，和丸，梧子大。每服三五十丸，枣汤空心服。方氏盛赞其功，犹如灵芝之妙，有延年益寿之功（见《奇效良方》）。至于许叔微，讲得就更有发挥了，他在《类证普济本事方续集》卷一“治诸虚进食生血气并论”中说：“三阴三阳，十二经脉，皆须用有胃气……缘胃受谷气，谷气生则能生气血，气血壮则荣卫不衰，荣卫不衰则病自去矣。”因此，“凡下部肾经虚者，不必补之，至妙之法有二：一则但补脾护胃，使进饮食，而全谷气。一则所谓生血气者，可每日夜半子时，乃北方正候，当此之时，肾气旺极，则摄血化精，精气全则实，肾经不虚，病自去矣”。根据这个认识，他亲制先补脾胃后调气血二方。前者名戊己丸，药用人参、炙甘草、白术、茯苓、香附、茴香、胡椒、朱砂。生姜汁打糊为丸，白汤下。此方是四君加香附、茴香、胡椒、姜汁，的确如许氏所说，有“护脾开胃，进饮食，长肌肉，生气血，化精益髓，全胃气，丹田不竭，肾经不虚”之功。尤其朱砂一味，殊有妙义。严用和谓“朱砂禀太阴之精，不经火煅……平补不僭，善治真阳衰虚，心火怯弱，不养脾土，冲和失布，中焦虚寒之证”（见《济生方》卷一胃丹）。后方名卫真汤，药用人参、茯苓、石斛、山药、生地、熟地、当归、牛膝、木香、青皮、丁香、肉豆蔻。上为细末，每服三大钱，空心，食后，温酒调下，盐汤亦得。此方用调补气血之药为主，而配伍木香、青皮、丁香、肉豆蔻，理气温通，暖脾助运，使中焦生化之机旺盛，自然气血亦就两长。许氏用“治大人妇人元气衰惫，荣卫怯弱，真阳不固，三焦不和”者，是灼有所见的，并肯定“此药大能生气血”，亦非过誉。王德肤更有亲身体会，指出：“五脏皆取气于胃，所谓精气血气，皆由谷气而生，若用地黄等，未见其生血，谷气已先有所损矣”（见《易简方》）。朱丹溪本是善于滋阴降火的，但亦很重视这个治法。如在《格致余论·养老论》中说：“《局方》用燥剂，为祛湿病也。湿得燥则豁然而收。《局方》用暖剂，为祛虚病也，‘补肾不如补脾’。脾得温则易化而食味进，下虽暂虚，亦可少回。”如此等等，都是重视中焦脾胃者。

（四）肺、大肠

肺与大肠为表里，分属手太阴与手阳明经脉。肺司呼吸，位居胸中；大肠为传导之官，位居腹中。两者职司不同，部位各异，似无直接的关系，但在气化方面，经脉络属，以及生理、病理上，却有一定的相互联系。

肺脏之病，张洁古概括为：肺本病，诸气膹郁，诸痿喘呕，气短，咳嗽上逆，咳唾脓血，不得卧，小便数而欠，遗失不禁；肺标病，洒淅寒热，伤风自汗，肩背痛冷，臑臂前廉痛。大肠本病，大便闭结，泄痢下血，里急后重，疽痔脱肛，肠鸣而痛；大肠标病，齿痛喉痹，颈肿口干，咽中如核，鼽衄目黄，手大指、次指痛，宿食发热寒栗。归纳而论，肺病主要为气机升降出入之变。如肺合皮毛，主卫外而其气肃降。无论外感之邪袭肌表，内伤之病犯上焦，均能使肺气失于宣通，而为表证或里证。同时，肺为娇脏，其体清虚，畏寒怕热，无论形寒饮冷，或热邪伤气，或痰湿阻滞，又都能使肺气上逆，为咳为喘。又肺为水之上源，气化则水行，气不化则水亦逆行，又可见身体浮肿、小便不利等证。气为血帅，血随气行，气逆则血不循经，可见咳血、衄血等证。又如卫外不固而为自汗、盗汗，津液不布而为口燥鼻干、皮肤枯燥，肺体受损而为肺痿、肺痨等等。但约其大端，亦不外乎表里虚实之变。如从实证看，风寒束表，热邪伤肺，痰饮阻气等，多为外感之邪，或有形之滞；从虚证看，主要为气虚或阴伤，其病有由于邪气伤正者，或本脏亏虚者，亦有邪正虚实，错综复杂的，需要仔细分析。至于肺与大肠，亦往往互相影响，发生疾病。

肺病治法，张洁古提出：气实泻之，方法有泻子、除湿、泻火、通滞；气虚补之，方法有补母、润燥、敛肺；本热清之，主要清金；本寒温之，主要温肺；标寒散之，主要解表。但絜其纲领，亦是从虚从实两个方面。实者邪气实，如解表祛风，宣通肺气，清热化痰，肃降气机，大法以祛邪为主；虚者正气虚，如补益肺气，培土补肺，滋阴润肺，或者兼顾气阴，大法以养正为主。同时，肺主气，药味宜辛，因为辛散、辛润有利于肺气的宣通。如辛苦温可以开泄肺气，辛甘酸又能敛肺益气。但肺虚又忌辛散，邪实亦忌酸敛。“气病毋用血药”，亦是肺病用药应该注意之点，因为嫌其阴腻呆滞，有碍于流通气机。但肺阴受损，胃纳与脾运尚可者，又可借以滋阴养肺。肺位最高，其体清虚，用药又宜轻清流动，所谓“治上焦如羽，非轻不举”。但肺虚气逆，肾纳失司者，又可重镇固摄，沉降涩纳。凡此诸法，均需知常达变，善于灵活处理，恰到好处乃佳。

至于大肠之治，肠实泻之，方法有泻实、泻气；肠虚补之，方法有疏风气、润燥、化湿、升陷、固脱等；本热寒之，主要清热；本寒温之，主要温里；标热散之，主要解肌。这里除了与肺病相关者联系考虑外，又在很大程度上与脾胃有关。

1. 宣肺解表

“宣肺解表”的药物配伍，主要用于外邪束肺，肺气失宣，即外感病之表证阶段。表证有风寒、风热两个类型。其辨证要点和用药配伍可参“辛甘发散”与“轻可去实”两节，内容是基本相同的。

2. 肃肺降气

“肃肺降气”的药物配伍，最常用于下述两种病情：一种是痰湿阻滞气机，肺气因而上逆者，其辨证要点和选用药物，可参“行气降气”与“燥湿化痰”两节，其中有关内容，基本上是可以通用的。另一种是气火迫肺，肺失肃降，为喘逆呕哕者，又大都采用降气与清肝的综合方法。其用药配伍亦已见于上述两个章节，可以随宜选择。

3. 温肺化饮

“温肺化饮”的药物配伍，主要用于寒饮伤肺之证。如咳嗽形寒，甚时作喘，痰多清稀，喜得温饮，胸闷气短，动则尤甚，脉弦，舌苔水滑或滑腻等症。因为饮属阴邪，非阳不化，而饮寒伤肺，亦非温煦不能宣通者。因此，其药常用麻黄、桂枝、干姜、细辛等，温肺通阳；配合半夏、茯苓、生姜、厚朴、苏子、白芥子等，化饮降气；亦有配伍五味子、白芍、甘草等，用以敛肺止咳者。方如小青龙汤。

4. 清金保肺

“清金保肺”的药物配伍，主要用于木火刑金之证。如气逆作咳，咳声呛急，喉痒少痰，有时痰中夹血，咳引胁痛，身热，下午尤甚，目珠青白，时见红丝绕目，甚时结膜眼睑出血，动怒则目珠眼眶胀痛，脉弦数，舌红少津。治以清金保肺方法。药如桑白皮、地骨皮、贝母、知母、杏仁、苏子等，清肺降气；配合丹皮、山栀、黄芩、黛蛤散等，清泄肝胆之火。方如桑白皮汤。

5. 补益肺气（培土生金）

“补益肺气”的药物配伍，主要用于肺气不足之证。如气短时咳，痰少，或痰稀而多泡沫，不耐劳动，动则微喘，时易自汗，形寒畏冷，脉细或弱，苔薄质嫩。治以补益肺气方法。药如黄芪、人参、炙甘草以益气，配伍百合，款冬花、沙参、麦门冬、苡仁等补肺。方如保元汤、补肺汤。

如其纳谷不香，运化迟钝，大便溏软，疲乏无力，见脾胃不足之证者，则用“培土生金”方法。可于前方加用白术与茯苓，或山药与扁豆，以及陈皮、砂仁、桔梗等。方如异功散、参苓白术散。

6. 养阴润肺

“养阴润肺”的药物配伍，主要用于肺阴不足之证。如久咳不愈，咳声呛急，咽干喉痒，甚至失音，胸膺隐痛、刺痛，痰少而粘，咯吐不利，或时痰中带血，甚至吐血，午后虚热颊赤，夜晚盗汗，舌红少苔，脉细数而无力。治以养阴润肺方法。药如生地、熟地、天门冬、麦门冬、阿胶、沙参、石斛、百合、贝母、糯稻根须等，滋补肺肾之阴；配合丹皮、地骨皮、秦艽、白薇、穞豆衣、鳖甲、牡蛎等，清虚热以敛浮阳。方如百合固金汤（百合、生地、熟地、麦门冬、贝母、当归、白芍、玄参、桔梗、生甘草）、琼玉膏（这里用药，可与前“养阴清热”的肺肾部分互参）。

以上是肺病分证论治的大略，若论其源流变化，更有利于遣方用药者，沈金鳌一段议论，是颇有参考价值的。如云：“金为水之母，其气恒下行，静时下澄于肾宫，与水相通，经所谓母隐子胎是也。但肾为真水，天一所生，肺即为其母，故居华盖之顶，犹据天河之上源，以注昆仑而入龙门，以汇于海也。其输精脏腑，犹在天之雨露，广沛群生也。然倘病燥与寒热，以输精布众，或太过未及滋化，或邪乘不得行令，故反病燥，反病寒热也。古人娇脏之名，所由来矣。”

“夫肺主皮毛，而皮毛则纯属太阳之部。太阳伤风伤寒，汗出中风，与形寒饮冷，皆能伤肺，故其现症，如鼻塞声重，喘咳气逆，肩背痛，嚏喷，胸满烦心，亦与太阳同。五志之火上炎，阴虚内烁，肝火挟心火而刑金，亦能伤肺，故其现症，如肺痿，肺痈，痿躄，吐血，声嘶，息有音，衄衄掌热，喘不休，口出血，皮毛焦，皆由火燥焦卷之故。若虚，则有少气不能极息，耳聋嗌干诸证。而此诸证，或由外伤，治与足太阳所感病同法；或邪盛郁塞，必于足太阳泻之。若伤于内者，正气衰，金被残贼，必于足少阴养之，使子能助母，而金气不至耗泄；于足太阴培之，使母能生子，而金气得以涵育。昔人云：补水培土，是养金善法，洵有然也。抑犹有进者，金性下沉，隐于子胎，肾家水火两病，肺俱能受其害。故有时肾水上泛为痰，肺受之则喘壅而嗽；有时肾火上凌其母，肺受之则喘息而鸣，皆肾气上逆而为病也。要不外足太阳、足太阴、足少阴三经从而治之”（《沈氏尊生书》卷一）。

（五）肾、膀胱

肾与膀胱为表里，为足少阴与足太阳经脉。脏腑表里，密切联属。肾治于里，藏精纳气，为真阳真阴之所寄；膀胱经主表，为一身之外卫，化气而通行津液，又为通阳泄浊的孔道。因此，外感之病，由表入里，内伤之病，穷必及肾，病情传变，两者又有其密切的联系。

肾脏之病，张洁古概括为：肾本病，诸寒厥逆，骨痿腰痛，腰冷如冰，足胻肿寒，少腹满急，疝瘕，大便闭泄，吐利腥秽，水液澄澈清冷不禁，消渴引饮；肾标病，发热不恶热，头眩头痛，咽痛舌燥，脊股后廉痛。又膀胱之病，本病：小便淋沥，或短数，或黄赤，或白，或遗失，或气痛；标病：发热恶寒，头痛，腰脊强，鼻窒，足小趾不用。但肾病之最主要者，为精气不足，五液受损，成为虚劳损证。其具体变化，如封藏失职，为遗精滑精；肾不纳气，为虚喘气短；肾不主水，为肢体浮肿。气化失常，则膀胱不利为癃、不约为遗尿等等。但约其大端，不外乎水火两亏，即阴虚和阳虚。因为肾为先天之本，生命之根，宜盛不宜衰，所以一旦有病，尤多虚证。

肾病治法，张洁古提出：水强泻之，方法有泻子、泻腑；水弱补之，方法有补母、补气、补血；本热攻之，主要是攻下；本寒温之，主要是温里；标寒解之，主要解表；标热凉之，主要清热。但就肾虚而言，大都宜用补益。因肾为阴阳之根，元气之本，病及于肾，阴阳气血多已亏损。如阳虚者，宜补肾温阳；阴虚者，宜滋肾养阴。而补阳者，要注意真阴的基础；补阴者，要注意阳气的运行。景岳所谓：“善补阳者，必于阴中求阳，则阳得阴助而生化无穷；善补阴者，必于阳中求阴，则阴得阳升而泉源不竭。”同时，补阳要与回阳区别，切忌偏任刚燥，反损真阴；补阴要顾及阳运，不能滥用滋填，注意刚柔相济，补泻相合。又如阳虚者，每每阴寒内生，则宜“益火之源，以消阴翳”，但它与单纯寒证又有分别；阴虚者，又每虚火偏旺，则宜“壮水之主，以制阳光”，但它与一般的实火亦有相异。更有阴阳两伤者，虚寒虚热证候错杂出现，一般说法，可以平补阴阳，但甘温扶阳，补后天以充先天，所谓“精生于谷，谷以养神”，这是一个最有效的方法。在《金匮要略·虚劳篇》和《临证指南医案·虚劳门》里，是有很多启发的。至于补精纳气，化气化水，又大都与补阳补阴相辅而行。

膀胱之治，实热泻之，即泻火；下虚补之，分寒、热两途；本热利之，即降火；标寒发之，即发表。见于腑者，大法如上，若与肾病兼见，则多虚实补泻错杂以为治。

1. 补肾温阳

“补肾温阳”的药物配伍，主要用于肾阳虚衰、命火不足之证。如精神萎靡不振，面色晄白，唇淡口和，形寒便溏，四肢不温，腰膝酸软，甚至阳痿不育等症，脉大无力，或沉弱，舌淡质胖。治以补肾温阳方法。药如熟地、山茱萸肉、山药、枸杞、怀牛膝、苁蓉、锁阳等，滋填补肾，同时与附子、肉桂、川断、狗脊、杜仲、巴戟、胡芦巴、破故纸等，温壮肾阳，随宜配伍。方如肾气丸、右归丸（可与前“刚柔相济”的“温柔”方法互参）。

2. 滋肾养阴

“滋肾养阴”的药物配伍，主要用于肾阴亏损、精气不足之证。如头眩耳鸣，少寐健忘，腰脚酸软，并见骨蒸潮热，下午颊赤，口干舌焦，便坚溲赤等症，脉细数无力，舌质嫩红。这是阴亏而不能恋阳者。治以滋肾养阴方法。药如生地、熟地、天门冬、麦门冬、山茱萸肉、枸杞子、山药、石斛、阿胶、鱼线胶等，滋补肾阴；同时与丹皮、茯苓、泽泻、地骨皮、玄参等一二三味，清虚热而泄肾邪者，随宜配伍。药如六味地黄丸。这种用药方法，实际是“甘腻滋填”与“养阴清热”的综合运用。

3. 补肾固精（缩泉固脬）

“补肾固精”的药物配伍，主要用于肾气不固、封藏失职，见遗精、滑精等症。余如夜尿多，尿后余沥不净，以及妇女屡屡堕胎，伴见腰背酸痛等症者，均宜运用此种方法。常用药物如桑螵蛸与熟地，菟丝子与五味子，菟丝子与麦门冬（心肾丸），枸杞子与黄精（枸杞丸），益智仁与山药、乌药（三仙丸），挟虚火者用黄柏配伍砂仁等等。方如桑螵蛸散（桑螵蛸、人参、茯神、当归、远志、菖蒲、龙骨、龟甲）、菟丝子丸（菟丝子、牡蛎、附子、五味子、鹿茸、肉苁蓉、鸡胜胵、桑螵蛸。又，此节可与“涩精止遗、止小便利”和“固涩止遗、止汗”两节互参)。

又如小儿尿床，成人小便不禁者，治以温肾固脬方法。如固脬丸（菟丝子、茴香、炮附子、桑螵蛸、戎盐)、缩泉丸（乌药、益智仁等分，酒煎山药末糊丸)。

4. 补肾纳气

“补肾纳气”的药物配伍，主要用于肾虚不能纳气之证。如虚喘短气，胸闷息促，动则尤甚，或者痰鸣喘汗，咳而遗尿，并见上部烦热，下部厥冷，舌胖，脉沉细等症。“肺为气之主，肾为气之根”。上见虚喘短气者，由于下焦不能摄纳。治宜补肾纳气方法。药如人参与蛤蚧，黑锡与硫黄，补骨脂与熟地，五味子与麦门冬，肉桂与沉香，附子与肉桂，紫石英与紫河车，或人参与坎炁等，都有补肾纳气的作用。但其中稍有差异，人参、紫河车大补元气，熟地、五味子、麦门冬偏于补阴，桂、附、补骨脂偏于补阳，可以随宜选用。方如参蛤散、都气丸、黑锡丹等。

5. 温肾（阳）**化水**

“温肾化水”的药物配伍，主要用于阳虚水肿之证。如水气泛滥，周身漫肿，反复不愈，跗肿按之如泥，或腰腹肿满，咳嗽气喘，甚至大便溏薄，小便不利等症。治宜温肾（阳）化水。药如附子配白术、茯苓，附子配芍药、茯苓，肉桂配茯苓，沉香配琥珀，附子、肉桂配牛膝、车前子等。方如真武汤、济生肾气丸。

亦有水肿长期不退，而见阴虚之证，溲少赤涩，并见虚热，舌质红、少津液，脉细数者。此证阴阳错杂，最为棘手，一方面水盛为患，一方面又见阴虚，实质是阴阳已经两伤，有方有药，而疗效往往并不佳。常用养阴化气利水，如六味地黄加桂枝或猪苓汤的配伍方法。但须注意，有证似阴虚，舌质光嫩，但布水滑苔者，仍是阴阳两虚，而且偏于阳虚，不能误认为阴虚，漫投养阴之药，以致伤阳碍胃，水肿之势更盛。此外，尚有补脾以制水，理肺以化水等方法，可以参阅相关脏腑的用药。

6. 脾肾双补

“脾肾双补”的药物配伍，主要用于脾肾两病者。如纳少化迟，时易泄泻，神疲乏力，脘腹畏寒，尤其久泻久痢，时易反复等症。所谓脾气虚而肾气亦虚。治宜补益脾肾之气。方药如脾肾双补丸的配伍（人参、橘红、砂仁、山药、莲子肉、菟丝子、五味子、山茱萸肉、巴戟天、补骨脂、肉豆蔻、车前子）。但这里尚有区别，即脾阳先虚，而后伤及肾阳者，是为脾病及肾。常见泄泻不渴，腹痛畏寒，或者胃痛作胀，吐清水，欲得温按，或者突然吐泻交作，食不消化，四肢不温，舌滑脉迟等症。治宜温中扶阳。方药如理中丸加附子、或加肉桂、或加草豆蔻、或加川椒等。假如肾阳先虚，以致中阳亦虚者，是为肾病及脾（火不暖土）。常见腹鸣晨泄，腰酸形寒，四肢不温，饮食不振，口淡无味，舌淡胖，脉沉弱等症。治宜温肾补脾（补火暖土）。方药如四神丸、肾气丸的配伍。

上述证治，尤多见于慢性疾病，尽管药病相当，但有缠绵反复，延至多年者。这种用药，石震颇有体会，指出，久病用补脾补命门之药，皆属燥剂，虽然有温补脾肾之功，但燥亦能伤阴，亦能动火，所以须伍用当归身以润肝，作为辅助，防止燥能引起肝火，使病情复杂化。这种见解，是富有启发意义的（见《慎柔五书》）。

关于肾病之治，上文已述其大略，前人尚有补脾不如补肾之论，与补肾不如补脾以为对待者，亦是许叔微揭举其义。如在《普济本事方》卷二论二神丸（破故纸、肉豆蔻）时说：“有人全不进食，服补脾药皆不验，予授此方，服之欣然能食。”为什么有这样的效果呢？许氏从理论上解释说：“此病不可全作脾虚，盖因肾气怯弱，真元衰劣，自是不能消化饮食。

譬比鼎釜之中，置诸米谷，下无火力，虽终日，米不熟，其何能化？黄鲁直尝记服菟丝子，净淘酒浸曝干，日抄数匙以酒下，十日外饮啖如汤沃雪。亦知此理也。”许氏并在论肾气丸时作了进一步阐发。如云：“若腰肾气盛，是为真火，上蒸脾胃，变化饮食，分流水谷，从二阴出；精气入骨髓，合荣卫，行血脉，营养一身；其次以为脂膏，其次以为血肉也。……腰肾既冷，而不能蒸化谷气，则尽下为小便，故味甘不变其色，清冷则肌肤枯槁也。”因此，他是主张用二神丸、温脾散（茴香、木香、青皮、陈皮、砂仁、香附、白芷、厚朴、白术、甘草、红豆、良姜、干葛、麦芽、枣）、肾气丸等治疗脾胃之病的。

严用和更是强调这个论点，如在《济生方》卷一补真丸下说：“凡不进饮食，以脾胃之药治之，多不效者，亦有谓焉。人之有生，不善摄养，房劳过度，真阳衰虚，坎火不温，不能上蒸脾土，冲和失布，中州不运，是致饮食不进，胸膈痞塞。或不食而胀满，或已食而不消，大腑溏泄，此皆真火虚衰，不能蒸蕴脾土而然。古人云：‘补肾不如补脾’，余谓‘补脾不如补肾’。肾气若壮，丹田火经上蒸脾土，脾土温和，中焦自治，膈开能食矣。”因此，他的补真丸，是补火暖土，温脾胃以进饮食的。所以药用鹿茸、苁蓉、胡芦巴、菟丝子、炮附子、炮川乌、沉香、肉豆蔻、五味子、阳起石、钟乳粉、羊腰子等。温中有补，刚中有柔，真如他讲的，是“稳重”之剂。

张景岳更有见地，从《素问·水热穴论》肾为胃关的理论，阐发其义。认为：“胃为五脏六腑之海，而关则在肾。关之为义，操北门锁钥之柄，凡一身元气消长，约束攸赖。故许叔微云：补脾不若补肾者，谓救本之道，莫先乎此也。诚万古不易之良法”（见《类经》卷二十一第三十八）。以上就是补脾不如补肾之论的大略。

人们不禁要问，补肾不如补脾，补脾不如补肾，论点相异，各有道理，究以何者为准？特别是许叔微，在一本书上强调前者，在另一本书上又强调后者，使人莫衷一是。其实，这里正有进一步探讨的必要。主张补肾不如补脾者，是脾肾兼病，肾虚缓而脾病急，急者先治，所以重视脾胃，使谷气旺，营卫足，就能"滋养骨骸，保益精血"，这是"精生于谷"之义。反之，脾肾兼病，脾虽病而肾虚更急，同样是急者先治，所以重视腰肾，使真火上蒸，脾土温和，就欣然能食了。这里是总的病情略同，都是脾肾两病，但病情的变化不同，各有侧重，即一者重点在脾，一者重点在肾。所以需要有上述两种方法，作出恰当的治疗。程钟龄的理解，是比较全面的，如云："古人或谓补脾不如补肾者，以命门之火，可生脾土也；或谓补肾不如补脾者，以饮食之精，自能下注于肾也。须知脾弱而肾不虚者，则补脾为亟；肾弱而脾不虚者，则补肾为先。若脾肾两虚，则并补之"（见《医学心悟》）。似是持平之论。

不过，这里尚有一义。即补肾不如补脾，和补脾不如补肾的两者之间，在病情和治法上，尚有浅深轻重之意。例如许叔微在论二神丸时，说明"有人全不进食，服补脾药皆不验，予授此方，服之欣然能食"。于此可知，他是先从脾治，治脾不应而后治肾的。显然这种病情较深，是脾病经久传变及肾，所以要作进一步治疗。严用和更加强调，亦是"凡不进饮食，以脾胃之药治之，多数不效，而后有所谓的"。即是治脾不应，而后治肾，采用补真丸的。而且两方效果都很好，前者是药后"欣然能食"，后者是"膈开能食矣"。这完全说明，是实践经验的总结。反之，无论是孙兆的用厚朴煎丸，或者是许叔微的戊己圆，在叙证中，前者仅言痰言饮，言呕吐泄泻；后者仅言饮食无味，肌肉不生，胸膈膨胀，多睡少寤及恶心噫酸吐水。都是以脾胃证候为主，肾经虚损见症很少。显然病情变化较浅，重点在脾而不在肾，所以可用浅一层的方法治疗。这亦是实事求是，完全从实际出发的。因此，两者之间，治脾治肾，在病情上有浅深之分，在用药上有轻重之异，亦就是两法的区别之点。

当然，亦有病情深重而错杂者，专治脾胃的，这又别有深意。如《灵枢·邪气脏腑病形》篇云："诸（脉）小者，阴阳形气俱不足，勿取以针，而调以甘药也。"杨上善注云："阴阳既竭，形气又微，用针必死。宜调以甘味之药，调其脾气。脾胃气和，即四脏可生也，此可以征焉。"《金匮要略·血痹虚劳篇》亦云：虚劳里急，悸，衄，腹中痛，梦失精，四肢酸疼，手足烦热，咽干口燥。病情属于阴阳两伤，而虚寒虚热错杂者，治以小建中汤。虚劳里急，诸不足，病情较前又有发展，亦是治以黄芪建中汤，专以调脾胃为主。这些都是在阴阳两病，救阴碍阳，救阳碍阴，两难境地中的法外之法，亦是"百病以胃气为本"之义。真如尤在泾所说："中者，脾胃也，营卫生成于水谷，而水谷转输于脾胃，故中气立则营卫流行而不失其和。又中者，四运之轴，而阴阳之机也，故中气立，则阴阳相循，如环无端，而不极于偏。是方甘与辛合而生阳，酸得甘助而生阴，阴阳相生，中气自主。是故欲求阴阳之和者，必求于中气；求中气之立者，必以建中也"（见《金匮要略心典》）。

此外，绮石先生的精病治神，神病治气，心肾病主张补火生土之论，亦是很有启发意义的。如云："夫心主血而藏神者也，肾主智而藏精者也。以先天生成之体质论，则精生气，气生神；以后天运用之主宰论，则神役气，气役精。精，气，神，养生家谓之三宝，治之原不相离。故于滑精梦遗，种种精病，必求于神治。于怔忡惊悸，种种神病，必本于气治。盖补精必安其神，安神必益其气也。虚劳初起，多由于心肾不交，或一念之烦，其火翕然而动，心旌摇摇，精离深邃，浅者梦而遗，深者不梦而遗，深之甚者，漏而不止，驯至恍惚健忘，神疲体倦，寝成骨痿，难于步履者，毕竟是少火衰微，别成阳虚一路，不独是阴虚之证。即或心脾少血，肝胆动焰，但未至伤肺络，而成蒸热，此时可用养心汤丸，或归脾丸主之。其石莲、肉桂，能交心肾于顷刻；龙眼、木香，甘温辛热，直达心脾，主补中而生血。此经文主明则下安之义，不妨以补火为治。故凡火未至于乘金，则补火正是生土之妙用，而何虑乎温热之不可从治耶”（见《理虚元鉴》）。

五、从归经、引经论药物的配伍运用

药物归经，引经报使，是易水医学的成就。张洁古倡导于前，李东垣、王好古又继承发展，从而形成一种药物的理论体系。为临床精选用药，执简驭繁，开了一个方便之门。它在研究中药学的发展史上，是有卓越贡献的。

药物纷繁庞杂，有几千百种，如何学习运用，的确是一个令人望而生畏的问题。但运用药物归经方法，就能使偌大的药物队伍，初步约编为若干类，如归十二经络、归奇经八脉、归五脏六腑等。再从气味厚薄，升降浮沉，进行比较分析，更能构成对于药物功用的比较全面的认识，可以从此选出最适合于当前病情需要的药物。这种方法，实际是中医理论与药物功用的密切结合。再运用引经报使的方法，使药效更加集中于某一经络、某一脏腑、某一病情上，从而提高疗效。这样，无疑是既有理论意义，又有实用价值的，所以一般公认，它在药物理论上是不可缺少的组成部分。

当然，归经、引经的理论，亦存在一些问题，最主要的是不可能概括所有的药物，亦包含着某些推测的成分。但便于学，便于用，属于执简驭繁的药物优选方法，是无可非议的。这里选择几味，作为举例（援用《本草纲目》"引经报使"的二十余种药），引申其义，着重讨论药物的配伍运用如下。

（一）黄　连

气味苦、寒，无毒。入手少阴，手、足阳明经。

一药有归一经的，亦有归数经的，盖是由于一药有几种成分，所以有几种作用。经过适当配伍以后，尤能充分反映它的各种特点，发挥各方面的功用，从而提高临床疗效。黄连一药就有多种配伍，其常用者如：

1. 泻心止血　黄连泻心火，与大黄、黄芩配伍，则作用更强，《金匮要略》称为泻心汤。这是苦寒直折，泻火下行，能治心经实火诸证，以及火迫血溢的吐血、衄血。《保命集》以黄连、黄芩、黄柏、栀子配伍，等分水丸，名为大金花丸，治疗热病。并且注云：大便实，加大黄；自利，不用大黄。如中外有热者，此药作散，锉服，名解毒汤。王好古云：黄芩、栀子入肺，黄连入心，黄柏入肾，燥湿所归，各从其类也。所以成为上下内外泻火通治之药。

《本事方》别有清心方法，以黄连末、生地黄汁连滓拌和蜜丸，麦门冬汤下，治心热（《千金要方》名地黄丸）。又如黄连与麦门冬为末，蜜丸，治心经有热（名门冬丸）。实际这是滋阴降火、交通心肾的一种方法。

2. 去中焦湿热　最常用者，为心下痞与痢疾二证。湿热交阻，中焦气机痞塞，为心下痞者，仍用上述泻心汤方法。寒以清热，苦以燥湿，湿热除而气机通，痞亦自去。王好古谓“泻心者，其实泻脾也，实则泻其子也”，即是指此而言。如兼宿食不消而心下痞满者，黄连常与枳实配伍，消痞而去实积。治疗湿热痢疾，黄连为主药，并配伍黄芩或黄柏，是增强去湿热的作用。佐以当归、白芍、木香、槟榔等治痢，《保命集》认为有“行血则便脓自愈，调气则后重自除”之功。他并创制有名的芍药汤。

3. 诸疮必用　“诸痛痒疮疡，皆属心火”，所以黄连为必用之药。与连翘相合，则泻火散结，作用更佳。与银花、甘草合用，泻火解毒消疮，尤为常用方法。

李东垣用药，凡诸疮以黄连、当归为君，甘草、黄芩为佐。这是泻火、解毒、活血兼而有之，确为疮疡所常用。但须注意，疮疡见有表证者，应该解表消散；若内陷转阴者，又当升阳补托，这些场合，黄连又不处于首要地位了。

又口舌生疮，用黄连酒煎含咽。或用黄连配干姜，等分为末掺之。小儿口疳，用黄连、芦荟等分为末，蜜汤调服。均有清火敛疮的作用。

4. 治赤眼暴发 朱丹溪云："黄连去中焦湿热而泻心火，以猪胆汁拌炒，佐以龙胆草，则大泻肝胆之火。"所以黄连治目赤很有效，内服配合外用，尤能增进疗效。《全幼心鉴》以水调黄连末，贴足心，治小儿赤眼，此法更为巧妙，具有小儿科的用药特点。有以人乳浸蒸黄连，或用鸡蛋清浸，内服外用，具有中和黄连苦味和保护胃气的作用，服之更为安全。东垣用黄连、当归，酒浸煎服，治目赤；苏颂用黄连、当归、白芍，雪水煎汤热洗，用之都很神效。这是因为"眼目之病，皆是血脉凝滞使然，故以行血药合黄连治之。血得热则行，故乘热洗也"（苏颂）。

（二）细　辛

气味辛、温，无毒。入足少阴、厥阴经血分；又为手少阴引经之药。并能治督脉为病。

常用配伍，有以下几种：

1. 温经发散 细辛能温少阴之经，去内寒，散风寒。如同麻黄、附子配伍，成为麻黄附子细辛汤。治疗少阴伤寒，就是典型用法。此方亦能治少阴头痛，痛连脑动，百节拘挛，四肢厥逆等证。张元素经验，"以细辛为主，以独活为使，治少阴头痛如神"。亦能治督脉为病，脊强而厥。

2. 温肺化饮 细辛能"温中下气，破痰利水道，开胸中结滞"（《别录》）。因此，温肺化饮，止咳逆上气，以及痰嗽不止，胸膈结滞满闷者，细辛为常用之药。如配伍干姜、半夏，是加强温肺化饮的作用；如饮逆迫肺，喘而小便不利，再加桂枝、茯苓，化饮降逆；若肺气虚者，再合五味子，寓敛于散，开合肺气。如久咳不止者，配伍紫菀、款冬，增强温肺止咳之功。如为哮喘，咳而上气，喉中水鸡声，则配伍射干、麻黄，止逆下气；若喘而胸满甚者，合厚朴、麻黄。如其饮郁挟热，所谓“阴凝之处，必有伏阳”，可以复入石膏、黄芩、小麦等，寒温杂用，以适应复杂的病情。例如小青龙汤、射干麻黄汤、厚朴麻黄汤等配伍。

3. 除痹止痛 风寒湿痹死肌，汗不出，血不行者，细辛的温经发散，又为除痹止痛要药。常与麻黄、肉桂、川芎、独活、白术等配伍运用。特别是痹痛身冷，见风遇寒更甚者，细辛与附子、乌头、桂枝、黄芪、芍药同用，疗效甚佳。如为寒湿腰痛，细辛同独活、川断、肉桂、杜仲、白术等配伍，又为常用方法。如其身痛拘急，掣引痛甚者，细辛又每同防风、独活、制乳香、芍药、桂枝等配伍。

4. 通利九窍 细辛味辛气厚，能通利九窍，所以又作为开窍急救药和九窍疾病的常用药。如突然中风卒倒，不省人事，属于寒闭者，危氏《世医得效方》用细辛末吹入鼻中，有开窍醒神作用。小儿触冒邪恶气，突然口不能言者，《外台秘要》用细辛合桂心，等分为末，以少许纳口中，亦有同样功效。

又如风寒鼻塞不通，或齆鼻不闻香臭，流清涕不止者，细辛的辛温通窍，又是必用之药。如细辛散，散风寒头痛，鼻塞不通，即与川芎、蔓荆子等配伍；《千金》细辛膏，治鼻塞脑冷，清涕常流，亦与川芎、吴茱萸、干姜、川椒等配伍。亦有细辛与川芎、白芷同用的，细辛与辛夷、藁本、防风同用的，细辛与石菖蒲、白芷同用的，这些用药和功效，与上二方基本精神相同。假如寒郁化热，鼻塞不通，头目昏眩，咯痰稠粘而黄，甚至有臭气者，细辛芎芷又每同石膏、栀子、黄芩等配伍，寒温相杂以为治。

如其鼻生瘜肉，气息不通，不闻香臭者，细辛每与瓜蒂配伍，研末外用，绵裹塞鼻中；亦有以狗胆汁和药者，可以增进疗效。因为狗胆有“疗鼻齆、鼻中瘜肉”（甄权）之功。

口舌生疮，细辛亦为多用之药。如前文讲过的兼金散，即是细辛同黄连配合。《三因方》并有细辛与黄柏为伍者，均有良效。口舌糜烂，尚有胡黄连散，即兼金散加胡黄连、藿香。《卫生宝鉴》治小儿口疮，有用细辛末，醋调，贴脐上治之，而获效者。

李时珍认为，细辛“气之厚者能发热，阳中之阳也。辛温能散，故诸风寒风湿头痛、痰饮、胸中滞气、惊痫者，宜用之。口疮喉痹䘌齿诸病用之者，取其能散浮热，亦火郁则发之之义也。辛能泄肺，故风寒咳嗽上气者，宜用之。辛能补肝，故胆气不足，惊痫眼目诸病，宜用之。辛能润燥，故通少阴及耳窍、便涩者，宜用之”（见《本草纲目》细辛发明）。

（三）藁　本

气味辛、温，无毒。足太阳本经药，亦治督脉为病。

常用配伍，有以下几种：

1. 祛风止头痛　风寒客于太阳，头痛，巅顶痛，痛连齿颊，一味藁本主之。张元素认为：“藁本乃太阳经风药，其气雄壮，寒气郁于本经，头痛必用之药，巅顶痛非此不能除。与木香同用，治雾露之清邪中于上焦。与白芷同作面脂，既治风，又治湿，亦各从其类也。”亦常与羌活、蔓荆子配伍，治头风头痛。

2. 除风湿身痛　风寒湿为病，身体疼痛，腰痛而冷，藁本常与羌活、独活、苍术等配伍，祛风胜湿止痛。

督脉为病，头痛，脊强而厥，常用藁本配伍羌活，或佐官桂治之。

3. 去头面风 如头面风湿疱疹，皮肤疵皯，酒齄粉刺，以及头皮脱屑等，均可用藁本配合白芷，内服或为末外用，并可作为沐药或面脂。祛风胜湿，悦泽肌肤颜色。

4. 治胃痛 胃痛之属于湿阻气滞，风木犯胃者，见口腻多涎，胃痛阵发，发则大便泄泻等证。用藁本与苍术配伍，或加香附煎服，或为末、姜汤调服亦可。

（四）黄　　柏

气味苦、寒，无毒。入足少阴经，为足太阳引经药。

常用配伍，有以下数种：

1. 泻相火 用黄柏一味，盐、酒炒褐，研末为丸。朱丹溪称为大补丸。血虚四物汤下，气虚四君子汤下。这里所谓“大补”，并有称为“补肾水”者，是取黄柏能泻自下上冲的阴火，火清则水得宁静之意，所谓“不补之补”，与一般补益药的含义不同。常用于虚劳病的阴虚火旺，潮热骨蒸盗汗，以及遗精、白浊等证。

黄柏与知母配伍，滋阴降火，有金水相生之义。盖黄柏能制膀胱、命门阴中之火，知母能清肺金，滋肾水之化源。若黄柏无知母，则犹水之无虾，滋化源之义就可商。李时珍指出：“邪火煎熬，阴血渐涸，阴虚火动之病须之。然必少壮气盛能食者，用之相宜。若中气不足，而邪火炽盛者，久服则有寒中之变”。

至如黄柏配龟甲，配熟地，配牛膝、白芍等等，其补肾泻火作用，就易于理解。

2. 治痿瘫痪 中焦湿热下注，为痿躄，为瘫痪，为肿痛，黄柏又是要药。常与苍术配伍，称为“二妙”，具有“治痿独取阳明”之义。如兼肿痛者，加牛膝称“三妙”，再加苡仁称

“四妙”。张元素云：“凡肾水膀胱不足（以有相火之故），诸痿厥脚膝无力，于黄芪汤中加黄柏，使两足膝中气力涌出，痿软即便去也，乃瘫痪必用之药。”

3. 治痢疾 黄柏治痢，无分赤白新久，凡属湿热痢者均可用，亦是除下焦湿热之意。例如白头翁汤治热痢，黄柏与白头翁为伍；阿胶梅连丸通治诸痢，黄柏与阿胶、黄连、乌梅为伍；木香黄连丸治脓血痢，黄柏与香、连为伍等等，都有止痢的重要作用。

4. 治孔窍生疮 黄柏清热燥湿治疮肿，几乎能遍治九窍。如目热赤痛，尤其时行赤目，黄柏可以内服外用（《龙木论》）。口舌生疮，大都是心脾有热，黄柏蜜炙研末，含之吐涎，有良效（《外台》），并有加青黛、龙脑者（《衍义》）。如用蔷薇根汁调涂，其效更佳。尚有调涂黄柏一味末，治口唇疮痛作痒者。如口疳臭烂，有绿云散，即黄柏与铜绿为伍，掺之，漱去涎（《三因方》）。在小儿麻疹之后，或成人热病后期，往往可以出见此疮，这是常用之药。又如咽喉卒肿痛，饮食不利，可用黄柏末醋调涂敷（《肘后方》）。小儿重舌，亦可用黄柏浸苦竹沥点之（《千金方》）。鼻中生疮，用黄柏、槟榔末，猪脂和敷（《普济方》）。更有黄柏配伍肉桂，治疗咽痛者，这是泻火兼以引火，属于虚实错杂之证。并有用黄柏末水调，贴足心，治清窍疮肿，这又是泻相火之浮焰为病者。

男子阴疮肿痛，或阴蚀有脓，用黄柏、黄芩煎汤洗之，涂以白蜜，或者用黄柏、黄连末敷之。妇女阴疮，或赤白带下，亦可以用上述方法。

（五）独　活

气味辛、苦、微温，无毒。入足少阴经气分。

常用配伍，有以下几种：

1. 治风 善治少阴伏风，见头痛眩晕，项强难伸，两足湿痹，不能动止等症（好古）。与细辛配伍，能治少阴头痛（详见细辛项）。盖因独活性浮而升，能行足少阴经气分，用以佐细辛，则温经散寒，可以作用更强。

2. 治风湿痹痛 腰脊痹着，两足挛痛，行动不利者，独活与寄生、白术配伍；痛甚者，加官桂、赤芍；腰脊僵强者，加川芎、狗脊、续断；身冷者，加制川乌头、草乌头、炮附子，加强祛风湿、止痹痛的作用。《外台秘要》以独活与羌活、松节同用，酒煮，空心饮，治历节风痛，亦是临床上常用的。

3. 升阳达表 李时珍云："羌活、独活皆能逐风胜湿，透关利节，但气有刚劣不同尔。……二味苦辛而温，味之薄者，阴中之阳，故能引气上升，通达周身，而散风胜湿。"所以败毒散以独活与羌活二味同用，散风解表；李东垣又以二味合诸风药同用，升发清阳，其义就在于此。

（六）桂　枝

气味辛、甘、微温，无毒。入足太阳经，兼入手太阴经气分。

常用配伍，有以下几种：

1. 解表发汗 桂枝辛甘发散，能通血脉，伤寒、中风表证均可应用。但伤寒表证无汗，用时须配伍麻黄，开发腠理，促其发汗解表；中风表证有汗，用时则配伍白芍，取其"和血脉，收阴气"（元素）。发中有收，能够调和营卫。李时珍云："麻黄遍彻皮毛，故专于发汗而寒邪散，肺主皮毛，辛走肺也。桂枝透达营卫，故能解肌而风邪去，脾主营，肺主卫，甘走脾，辛走肺也。"

2. 除痹止痛 桂枝又能温经通脉，利关节，除风寒湿疼痛。如风湿疼痛，桂枝配伍麻黄、白术、苍术；如风湿挟热，桂枝配伍芍药、知母，甚者再加黄柏。寒湿身痛，桂枝配伍炮附子、白术，甚者加细辛、干姜，或川乌头、草乌头。桂枝又善于横行手臂，治痛风，常配伍姜黄、桑枝等同用。

3. 通阳化气　桂枝透达营卫，通上焦之阳，又化膀胱之气。通阳止心痛，尤治胸痹，如桂枝与生姜、枳实为伍，桂枝与枳实、瓜蒌、薤白为伍，桂枝与人参、干姜、甘草为伍等，就是其例。李东垣术桂汤，桂枝与白术为伍，并治胃寒脘痛。同时又治脉结代，心动悸（往往表现为心率过缓），与炙甘草、人参、大枣、阿胶、麦冬同用。

又能治痰饮上凌和小便不利等证。如桂枝与茯苓、白术、炙甘草配伍，能通阳化饮。治痰饮为病，心悸短气，水走肠间，沥沥有声。与茯苓、猪苓、泽泻、白术为伍，能通阳化气，治伤寒太阳病，小便不利。其中，桂枝与茯苓配伍，是通阳化气的主药。而这两种配伍用药，又都有平冲降逆作用，即方书所谓“泄奔豚”之气。

4. 通络祛瘀　桂枝能温经通脉，散下焦蓄血。如桃核承气汤之用桂枝，治伤寒蓄血；桂枝茯苓丸之治妇人癥病，以及鳖甲煎丸之治疟母等等，均是用此以通络祛瘀者。

5. 利肝肺气　《别录》云：牡桂（即桂枝薄而味淡者）治“胁痛胁风，温筋通脉”。成无已云：桂枝“利肺气”。因此，上述诸证，均常用桂枝。如《本事方》桂枝散，治因惊伤肝，胁骨里疼痛不已。即用桂枝半两与枳壳一两，为细末，每服二钱，姜枣汤调下。又芎葛汤治胁下痛不可忍，亦配伍桂枝。《济生》推气散，治右胁疼痛，胀满不食，亦用桂心配伍片姜黄、枳壳、炙甘草，为末，姜枣汤调服。至于肺气不宣而为咳嗽喘逆者，用桂枝之方就更多，如小青龙汤、易简杏子汤、九宝汤等等，都用此通经脉，利肺气。

李时珍云：曾世荣言：“小儿惊风及泄泻，并宜用五苓散以泻丙火，渗土湿。内有桂，能抑肝风而扶脾土。又《医余录》云：有人患赤眼肿痛，脾虚不能饮食，肝木盛，脾脉弱。用凉药治肝则脾愈虚，用暖药治脾则肝愈盛，但于温平药中倍加肉桂，杀肝而益脾，故一治两得之。传云‘木得桂而枯’是也。此皆与《别录》桂利肝肺气，牡桂治胁痛胁风之义相符。人所不知，今为拈出”（《本草纲目·桂条》）。

（七）肉　桂

气味甘、辛、大热，有小毒。入足少阴、太阳经血分；兼入足厥阴血分。桂心入手少阴经血分。

常用配伍，有以下几种：

1. 补肾温阳　肉桂气厚，能下行而补肾。治命门不足，畏寒肢冷，腰痛脚软，夜尿多等症。常与附子同用，佐以熟地、山药、山茱萸肉等。亦有与人参、鹿茸等配伍者，补肾温阳，兼益精气，这是为虚羸衰惫，以及阳虚不育者设法，不是常用之药。

如阳虚食少便溏，以及肠鸣腹痛，完谷不化者，常与白术、干姜、肉豆蔻、破故纸等配伍，温运脾肾之阳。亦有胃寒脘痛，泛清水，大便溏，脾肾阳虚者，理中汤加肉桂，疗效亦佳。

更有心阳不振，胸闷心痛，头晕短气，或者突然胸中气塞，自汗虚脱，肢面青紫，如肾厥心痛、真心痛等，亦用此药急救，因为肾气通于心。常以肉桂配伍人参、附子、细辛、荜茇、丁香、五味子等，温通心肾阳气。

2. 除痹止痛　肉桂能治寒痹，治沉寒痼冷，这些病情，都表现为痛证，如头痛、身痛、腰痛、腹痛等。止头痛，肉桂常与细辛、乌头等配伍，治疗寒气厥逆，或风寒脑痛，药力较猛，不能轻用。治身痛，最早的是《灵枢》药熨法，用肉桂与蜀椒、干姜渍入酒中，浸棉絮白布温熨。以后改成汤剂、酒剂，处方多是上方的扩大用药。治腰痛，多与白术、破故纸、独活、寄生等配伍。治腹痛，多与干姜、附子、吴茱萸、川椒等配伍。

3. 温通血脉 肉桂能消瘀血，通利月水，破痃癖癥瘕，并能内托痈疽痘疮。消瘀血最急者，莫如产后恶血冲心，气闷欲绝，急以肉桂末，用热黄酒调服一钱。产后儿枕块痛甚者，亦可服，与当归、川芎同用更佳。肉桂是痛经常用药，特别经行推迟、瘀血黑块多者尤佳，常与当归、川芎、五灵脂、炮姜、柴胡同用；或挟瘀热者，与丹皮、赤芍、当归、桃仁、红花同用，疗效亦佳。如经行乳房、少腹胀痛，痛甚经行不畅，所下如败布碎片者，称膜样痛经，以肉桂配伍三棱、莪术、当归、柴胡等治疗，亦为临床所常用。至于经闭而有瘀血者，破血通经，肉桂可与大黄、芒硝、虻虫、水蛭、桃仁等同用，但应见效即止。

对痃癖癥瘕，应量病情的新旧缓急，配伍破气破血，益气养血，斟酌于邪正虚实之间，调剂用药。

痈疽痘疮虚寒内陷者，肉桂又是必用之药，配伍益气升阳、通阳和营之药。具体方法，如保元汤的配伍人参、黄芪、甘草；黄芪肉桂柴胡酒煎汤的配伍黄芪、当归、柴胡、升麻；阳和汤的配伍熟地、鹿角胶、麻黄、炮姜等。

（八）知　母

气味苦、辛、寒，无毒。入手太阴、足阳明、足少阴经气分。

常用配伍，有以下几种：

1. 泻火除烦 知母“疗伤寒久疟烦热”（《别录》），“凉心去热，治阳明火热”（元素）。所以伤寒阳明病，温病邪在气分，大热烦躁而渴者，用知母配伍石膏，泻火除烦止渴。方如白虎汤，并治暑热。

2. 泻肺止咳 知母又能“泻肺火”（好古），“消痰止嗽，润心肺”（《大明》）。所以《宣明论方》以知母配伍贝母为末，加生姜一片煎服，名二母散，治肺热咳嗽。《医学集成》以知母配伍贝母，并巴豆霜少许，为末，每服一字，用生姜三片，两面蘸药，细嚼咽下。治久近痰嗽，胸膈下痰饮阻塞，大便不通者，但以体壮者为宜。《邓才笔峰杂兴方》以炒知母配伍杏仁煎服，并以萝卜子、杏仁为末，糊丸姜汤下，治久嗽气急。以上均是泻肺止咳方法。

亦有知母与麦门冬配伍，润心肺而泻肺止咳者。知母与百合或牡蛎配伍，养肺清热，治肺热咳嗽汗多者。

3. 润燥止渴 知母治“消渴热中，除邪气”，《本经》早有记载，临床应用亦多。如知母与石膏，知母与地骨皮，知母与麦门冬或天门冬，知母与瓜蒌根，知母与五味子等，均是取其润燥止渴的作用。又有知母与山药配伍，知母与甘草配伍，知母与黄芪配伍等等，这又寓有益气生津之意了。

4. 补虚清热 知母又有“泻肺火，滋肾水，治命门相火有余”（好古），“骨热劳往来”（甄权）的功用，所以虚劳发热证候，亦多用之。例如知母配伍地骨皮，复入清骨散中，治骨蒸劳热；知母配伍秦艽、鳖甲，复入秦艽鳖甲煎中，治骨蒸壮热，肌肉消瘦；知母配伍黄柏，复入地黄丸中，治阴虚火旺，虚热颊赤等等。真如李时珍所说：“肾苦燥，宜食辛以润之。肺苦逆，宜食苦以泻之。知母之辛苦寒凉，下则润肾燥而滋阴，上则清肺金而泻火，乃二经气分药也。”

5. 滋阴降火利小便 知母尚有滋阴降火利小便的功用。李东垣说：“凡去下焦湿热作肿及痛，并膀胱有火邪，并小便不利及黄涩者，并用酒洗黄柏、知母为君，茯苓、泽泻为佐。”又云：若邪热在下焦血分，不渴而小便不通者，乃《素问》所谓无阴则阳无以生，无阳则阴无以化。法当用气味俱厚，阴中之阴药治之，如黄柏、知母为伍，入桂为引，寒因热用，热水和丸，沸汤下。即滋肾丸，疗效甚佳。

（九）羌　活

气味辛、苦、温，无毒。手足太阳行经风药，并入足厥阴、足少阴经气分。亦治督脉为病。

常用配伍，有以下几种：

1. 治风湿身痛　王好古云：“羌活气雄，治足太阳风湿相搏，头痛，肢节痛，一身尽痛，非此不能除，乃却乱反正之主君药也。”常与独活、防风、藁本、蔓荆子、川芎、甘草等配伍，即羌活胜湿汤。李东垣用治脊痛项强，腰似折，项似拔，冲头痛。此为足太阳经气不行所致。又如羌活与姜黄配伍，佐以当归、赤芍之和营，黄芪、甘草之益气，姜、枣调和营卫，即为蠲痹汤。治疗周痹及手足冷痹，脚腿沉重，或身体烦疼，背项拘急等证。

2. 散外感风寒　羌活入手、足太阳经，为行经风药，气味辛苦温，所以能解散外感风寒。与防风、川芎、白芷、苍术等配伍，作为辛温解表药，在宋、金时代，开始盛行，代表方如九味羌活汤，称为“解利法”。羌活等风药，在临床应用时有其特点，即祛除风湿者，用量宜重；解散风寒者，用量不大。若作为升阳升清者，则品味多而用量小。这是宋、金时代处方用药的风格，值得注意研究。

3. 止头痛　羌活与蔓荆子、藁本同用，治太阳经头痛，其病头前后均痛，并感筋脉跳动。羌活与川芎同用，治太阳少阴头痛，痛连头顶后脑。太阳头痛挟风湿者，可用羌活、防风、赤小豆等分为末，嗃鼻，祛风渗湿止痛（《玉机微义》）。前人云：头痛多用风药者，以巅顶之上，惟风可到，所以用风药治之。但亦须分辨经络部位，以及兼挟诸邪，用之才更确当而有效。

若督脉为病，头痛、脊强而厥，亦用羌活。常配伍藁本、川芎等，则更能止头痛，透关利节。

（十）桔　梗

气味苦、辛、平，无毒。入手太阴肺经气分及足少阴经。

常用配伍，有以下几种：

1. 理肺利咽　桔梗能“消积聚痰涎，去肺热气促嗽逆”（甄权），所以肺气不利，咳嗽涎唾之症多用之。例如桔梗与甘草配伍，宣肺理气，为止咳祛痰的基本用药。病由外感风寒而致者，伍以麻黄、桂枝，或羌活、防风，祛寒解表，宣肺止咳；病由风热而致者，伍以桑叶、菊花，或牛蒡、薄荷，疏风散热，肃肺止咳。痰多者，伍以半夏、陈皮，或前胡、茯苓，理肺化痰；气逆者，伍以苏子、厚朴，或枳壳、杏仁，降气止咳；肺有郁热者，伍以桑白皮、黄芩，或石膏、知母，清肺降火等等，这些都是临床上所常用的。

至于咽痛音哑，甘桔汤是个名方，以甘草为主，配伍桔梗，宣肺利咽，发出声音。《伤寒论》尚有苦酒汤方，不可不知，治少阴病，咽中伤生疮，不能语言，声不出者。其方以半夏纳鸡蛋清中，用苦酒在蛋壳中煮沸，少少含咽之。目前临床，咽痛咽肿音哑，甘桔汤配伍牛蒡、薄荷、马勃、射干、山豆根、蝉蜕、玉蝴蝶、胖大海等，是常用方法。

2. 排脓治痈　桔梗又能“破肺痈，养血排脓”（《大明》）。因此，肺痈常用桔梗汤（桔梗一两，甘草二两），排脓解毒。并常与苇茎、苡仁、桃仁、甜瓜子、冬瓜子、鱼腥草、金荞麦等配合，加强疗效。如咳而胸满，振寒脉数，咽干不渴，时时浊唾腥臭，久久吐脓如米粥者，用《外台》桔梗白散。其方桔梗、贝母各三分，巴豆霜一分，为散。强人饮服半钱匕，羸者减之。排脓之力更强。原书指出：“病在膈上者吐脓，在膈下者泻出”，其效应之速，可想而知。

又桔梗配伍枳实、芍药为排脓散，桔梗配伍甘草、生姜、大枣为排脓汤，则其排脓解毒的作用，又可广泛用于其他痈肿之病了。

3. 开提肺气 桔梗并能开肺利窍，胸膈滞气、心腹胀痛等证多用之。如《活人书》以桔梗伍枳壳，升降气机治胸满；又以桔梗伍半夏、陈皮、生姜，辛通气机，治伤寒腹胀。朱丹溪亦说：“干咳嗽，乃痰火之邪郁在肺中，宜苦桔梗以开之。痢疾腹痛，乃肺金之气郁在大肠，亦宜苦桔梗开之，后用痢药。此药能开提气血，故气药中宜用之。”

桔梗其气上升，为肺部引经药。“与甘草同行，为舟楫之剂。如大黄苦泄峻下之药，欲引至胸中至高之分成功，须用辛甘之剂升之。譬如铁石入江，非舟楫不载。所以诸药有此一味，不能下沉也。”此说出自张元素，临床沿用是有验的。

（十一）升　麻

气味甘、苦、平、微寒，无毒。为足阳明、足太阴引经的药。亦入手阳明、手太阴经。并治带脉为病。

常用配伍，有以下几种：

1. 升散阳明风邪 如升麻葛根汤，以升麻合葛根、芍药、甘草。治疗伤寒阳明经证，目痛鼻干不得眠，无汗恶寒发热者。又升麻引葱白，亦能散手阳明风邪。

李东垣根据升麻功用，治疗脾胃虚热之浮于肌表者，如以升麻与柴胡、葛根、防风等配伍，成为升阳散火法，但病情与上述者有内外寒热之异，所以配伍佐使亦异，如后者与人参、白芍、生甘草同用，就很值得注意。

2. 升引胃气上行 张元素认为，“补脾胃药，非此为引用，不能取效”。因为它能引胃中清气上行，并能引甘温药之气味上升，补卫气之散解，充实皮毛。所以脾胃元气不足者，用此药于阴分中升阳气，上行于心肺之分，这是必用而且有效的。常与柴胡合用，一引阳明清气上行，一引少阳清气上行，则清阳升发生长之气旺盛。

李时珍甚赞中年以后，脾胃气陷，运用升阳升清之效。如云："大抵人年五十以后，其气消者多，长者少；降者多，升者少；秋冬之令多，而春夏之令少。若禀受弱而有元气下陷诸病，并宜此药活法治之。《素问》云：'阴精所奉其人寿，阳精所降其人夭。'千古之下，窥其奥而阐其微者，张洁古、李东垣二人而已。"

3. 止阳明头痛齿痛 阳明头痛，以前额眉棱为甚，常以升麻葛根与白芷同用。有热者，升麻配伍石膏。胃热齿痛，亦用升麻、石膏，或升麻与生地黄。牙龈浮烂恶臭者，用升麻配伍黄连，亦治口舌生疮。

4. 解毒消疮化斑 升麻解百毒，吐蛊毒。李时珍认为，"以其为阳明本经药，而性又上升故也"。亦有用治莨菪中毒，野葛中毒者。升麻与射干同用，并治射工溪毒。

疮疡、肿毒、斑疹（指天花），亦常用此，如普济消毒饮、宣毒发表汤、化毒汤（升麻、紫草茸、甘草、粳米）等，均用此药。升麻配大青叶，并治阳毒发斑，热狂烦乱。与柴胡、葛根、黄连、甘草等配伍，又有解毒消肿化斑作用。王好古称升麻为"疮家圣药"。

此外，有运用升麻的升清作用，与下气药配伍，或者与滋润药相合，升降气机，治疗肠痹便秘的。前者如升麻与枳壳，升麻与槟榔；后者如升麻与牛膝，升麻与当归等，多见于通幽、润肠诸方。

至于治奇经带脉之病，东垣认为，升麻能"缓带脉之缩急"。临床运用，中气下陷，腰腹作坠，白带多者，每以升麻与白芷、升麻与白术等配伍应用。

（十二）葱　白

气味辛、温，无毒。入手太阴、足阳明经。

常用配伍，有以下几种：

1. 发汗解表　葱白“作汤，治伤寒寒热，中风，面目浮肿，能出汗”（《本经》）。所以风寒表证常用之。例如葱白与豆豉配伍，或葱白与紫苏配伍，治感冒风寒初起；葱白与生姜配伍，或葱白与白芷配伍，治伤寒头痛如破；葱白和米煮粥，入醋热服取汗，治时疾头痛发热。

2. 通阳散寒　葱白尚能“止大人阳脱，阴毒腹痛，小儿盘肠内钓”（时珍）。例如伤寒少阴病，下利清谷，里寒外热，厥逆脉微者，是阴寒内盛而格阳于外，治以白通汤，即葱白与附子、干姜为伍，通阳救逆。又如上证而面色赤者，为阴寒内盛而戴阳于上，治以通脉四逆汤加葱白，通脉通阳。又如脱阳危证，在大吐大泻之后，四肢厥冷，不省人事；或房事之后受寒，小腹坚痛，外肾搐缩，冷汗出厥逆，须臾不救。先以葱白炒热熨脐，后以葱白三七茎擂烂，用酒煮灌之，阳气即回。此即华佗救卒病方。

又如阴毒腹痛，厥逆唇青卵缩，六脉欲绝者，用葱白一束，去根及青，烘热安脐上，以熨斗熨之，葱坏即易，良久热气透入，手足温，有汗即瘥，乃服四逆汤，亦是通阳救逆方法（《南阳活人书》）。至于小儿盘肠内钓腹痛，亦为卒急危重之病，用葱汤洗儿腹，仍以炒葱捣贴脐上，热熨良久，尿出即痛止，亦属通阳救急方法（《汤氏婴孩宝书》）。

3. 利大小便　葱白并有利大小便的作用，孟诜早已指出。例如小便癃闭，少腹急胀，不治有生命之危，《本事方》用葱白三斤，锉炒热，帕盛二包，更互熨小腹，气透即通。又如小便淋涩，或有血，以葱近根处截一寸许，安脐中，以艾灸七壮

（《经验方》）。又如小便溺血，用葱白一握，配伍郁金一两，水煎温服，通窍止血（《普济方》）。

亦有大小便俱闭，病情危急者，用葱白捣烂和醋，封小腹上，仍灸七壮。不效再灸，以气通大小便利为度（《外台》）。《直指方》匀气散，更治大肠虚闭。用连须葱一根，姜一块，盐一捻，淡豆豉三七粒，捣作饼，烘掩脐中，扎定，良久气通即通，不通再作。这些方法，实际都是取葱白的通阳作用，以达到通利大小便的目的。至于用醋，用姜，用盐，用豆豉，用艾火灸，或散或引，或和血，或下行，又是加强葱白的作用，而引之以通二便者。

李时珍云："葱，肺之菜也，肺病宜食之。肺主气，外应皮毛，其合阳明。故所治之症，多属太阴、阳明，皆取其发散通气之功。通气故能解毒及理血病。气者血之帅也，气通则血活矣。金疮磕损，折伤血出，疼痛不止者，《王璆百一选方》用葱白、砂糖等分研封之，云痛立止，更无痕瘢也。"

（十三）白芷

气味辛、温，无毒。入手、足阳明经气分，亦入手太阳经。并治带脉为病。

常用配伍，有以下几种：

1. 治风寒外感 时行外感寒热，头痛鼻塞流清涕者，无间四时，均可用白芷为主，配伍甘草、葱白、豆豉、生姜、大枣，煎汤服，取汗而解。《卫生家宝方》名为神白散，又名圣僧散，疗效很好。亦可用白芷配伍荆芥为末，清茶点服（《百一选方》）。或白芷配葱白捣丸，茶清下，并用姜汁调白芷末涂太阳穴，食热葱粥取汗（《圣惠方》）。这些方法，都是别具风格的辛温解表药，而且适应性较广。

李东垣亦谓"白芷疗风通用，其气芳香，能通九窍，表汗不可缺也”。

2. 止阳明头痛 头痛以前额眉棱骨鼻梁周围为甚，或头风眩晕。用白芷为末，炼蜜丸弹子大，每嚼一丸，以茶清或荆芥汤下，即有名的都梁丸，效果甚佳。雷头风，头痛巅顶生磊块者，服之亦效。

又鼻渊头痛，清涕多，两目冷泪自出。白芷配吴茱萸，或佐川弓更佳。并能治牙痛、口臭等证。

又如以白芷为主，配伍川芎、甘草、川乌头为末，细茶、薄荷汤调服，治偏正头痛，特别是顽固性头痛，祛风止痛，每能取效（《谈野翁试效方》）。

如属风热，则以白芷配伍黄芩，等分为末，每服二钱，茶清下；亦可煎服（《丹溪纂要》）。若病甚者，再配升麻、石膏，便是复方，作用更佳。并可治风热齿痛。

3. 除风湿身痛 白芷常与羌活、独活等配伍用，亦属“风以胜湿”之剂。风湿脚气肿痛，用白芷、白芥子研末，姜汁和涂（《医方摘要》）；亦常配伍独活、木瓜、槟榔等，祛风下气化湿，水煎服。

又皮肤风瘙瘾疹，以及疥疮，白芷与藁本配伍，内服外用均佳。并可作浴汤洗澡。

4. 消疮排脓 如疔疮初起，用白芷一钱，生姜一两，擂酒一盏，温服取汗，即散（《袖珍方》）。痈疽赤肿者，白芷配伍大黄等分为末，米饮服（《经验方》）。又乳痈初起，用白芷配伍贝母为末，温酒服之即效。或佐以瓜蒌，则疗效更佳。这些方法，用白芷消散疮肿是共同的，配伍生姜与酒的行散，大黄败毒，贝母、瓜蒌散结，又是根据病情变化而灵活运用。而更多见者，是与荆芥为伍，消散疮疡。白芷又能排脓生肌，为外科要药，常与藁本、川芎、黄芪等配伍。

5. 治妇人带下 白芷治疗带下，为妇科所常用。与椿根皮配伍，能清化湿热。或与单叶红蜀葵根、白芍药、白枯矾配伍，具有同样作用。寇宗奭认为：“《药性论》言白芷能蚀脓。今人用治带下，肠有败脓，淋露不已，腥秽殊甚，遂致脐腹冷痛，皆由败脓血所致，须此排脓”。这是有实践经验的。如其带下清稀而多，白芷又与煅牡蛎或怀山药、白术等配伍，这就兼有固涩作用了。

此外，白芷又是治蛇咬伤的有效药，所以也常用于蛇药中。

（十四）石　膏

气味辛、甘、大寒，无毒。入足阳明、手太阴、手少阳经气分。

常用配伍，有以下几种：

1. 清热泻火　石膏“除时气头痛身热，三焦大热，皮肤热，肠胃中结气，解肌发汗，止消渴烦逆”（《别录》）。所以伤寒阳明病，或温病邪在气分，见壮热汗出，烦躁口渴，脉洪大等症，以石膏为主，配伍知母等，例如白虎汤，清热泻火。又如胸中挟有痰热，烦闷欲狂者，石膏配以竹叶。《集验方》更以石膏配伍甘草、天竺黄，少加龙脑，蜜水调下，治风热心燥，口干狂言，浑身壮热者。如伤寒壮热发狂，逾垣上屋，狂热无制者，《本事方》有鹊石散，即以石膏二份、黄连一份，为末，甘草煎汤冷服。以上都是清泄气分实热者。

如其气血两燔，大热烦躁，渴饮干呕，头痛如劈，昏狂谵语，或发斑吐衄等，每以大量石膏与黄连、犀角、生地黄、丹皮等配伍，清火凉血。例如清瘟败毒饮，气血两清。又如《普济方》以石膏一两，青黛一钱，为末，糕糊丸，灯心汤下。治小儿身热。亦具有清气凉血意义。

2. 清肺平喘　石膏能治“喘息咽热”（《别录》），所以肺热喘嗽者多用之。例如《伤寒论》的麻杏石甘汤，即以石膏配伍麻黄、杏仁、甘草，清肺泄热，止咳平喘。如其饮热较盛，喘不得卧者，又以石膏配伍麻黄、半夏等，如越婢加半夏汤，则清肺泄热，化饮平喘，作用较强。《普济方》尚有石膏与甘草为末，蜜调服，治热盛喘嗽的。《保命集》更有石膏与寒水石为伍，等分为末，人参汤调服，治痰热喘嗽、痰壅如泉的。

至于《得效方》橄榄丸，以石膏配百药煎、乌梅、甘草，橄榄汁蜜丸，治咳嗽失音。这是清肺平喘，而又兼以酸甘化阴者，对久嗽肺虚，阴伤失音之症，是为妙法。

3. 清胃火，止消渴 石膏治“口干舌焦，不能息”（《本经》），“止消渴烦热”（《别录》）。所以白虎汤、竹叶石膏汤等，均用此药。上文石膏与黄连，石膏与甘草，石膏与寒水石，石膏与人参等，亦均是治疗消渴的基本用药。至于配伍知母、花粉，或麦冬、五味子，或黄芪、人参，或当归、地黄，或地骨皮、柴胡，或黄柏、生地黄等等，又是根据气血津液的偏损而随证用药，但其中有个主要之点，即石膏清火止消渴，以上消、中消为宜，若病情延久，或为下消者，则不大运用此药。

4. 治头痛牙痛 石膏尚能“止阳明经头痛、牙痛”（元素）。所以阳明头痛，自汗，发热恶寒，脉浮缓长实者，每以石膏与升麻、葛根、白芷等为主药。《宣明论方》以石膏配伍川芎、炙甘草为末，葱白、茶汤调服，治头风涕泪，疼痛不已。《卫生宝鉴》以石膏配川芎、白芷，等分为末，茶清调服，治阳明头痛。《普济方》以石膏配伍牡蛎为末，新汲水调服，治鼻衄头痛，心烦不止。《养老方》更有以石膏、竹叶煎汤，用粳米煮粥，入砂糖进食，治老人风热内盛，目赤头痛，视不见物等等。这些配伍，主治各有差异，而清阳明经火，则是共同的。

至于胃火牙疼，《保寿堂方》以煅石膏一两，配伍防风、荆芥、细辛、白芷各五分，为末。白芷散方，以石膏配伍白芷、防风、荆芥、升麻、赤芍、连翘、薄荷。这是以清胃火与散风热相合用的代表方。

此外，石膏配伍桂枝，能治温疟，小青龙加石膏汤能治伏饮郁热的咳喘，这又是寒温杂用的配伍方法了。

（十五）苍　术

气味甘、苦、辛、温，无毒。入足太阴、足阳明、手太阴、手阳明、手太阳经。

常用配伍，有以下几种：

1. 健胃安脾　“苍术暖胃消谷嗜食”（《别录》），“作煎饵久服，轻身延年不饥”（《本经》）。因此，有很多服术方法。如《经验方》服术法，即以制苍术一斤，白茯苓末半斤，蜜丸。另有以术末六两，甘草末一两，拌和作汤点服。云能“乌须发，驻颜色，壮筋骨，明耳目，除风气，润肌肤，久服令人轻健”。其实，苍术、茯苓为伍，是健脾和胃，升清降浊，调理后天之本者。使中运有权，气血生化之源旺，则五脏六腑皆以受气，所以能见上述功效。又如《邓才笔峰杂兴方》的苍术膏，用制苍术慢火熬成膏，每一斤，入白蜜四两再熬膏，入白茯苓末半斤，搅匀瓶收，以温酒调服。能“除风湿，健脾胃，变白驻颜，补虚损，大有功效”。其理与上方略同。

2. 燥湿运脾　“苍术别有雄壮上行之气，能除湿，下安太阴，使邪气不传入脾”（李东垣）。因此湿气困脾者，苍术为必用之药。例如平胃散，以苍术配伍厚朴、陈皮、甘草，除湿理气，以平土气的敦阜，见胸满腹胀，恶心不食，身重自汗，舌苔厚腻等症。又如湿胜则濡泻，用苍术配伍陈皮、茯苓，或配神曲、车前子，均能除湿止泻。假如湿胜生寒，不能饮食，或腹痛者，加干姜，或生姜，或川椒，或官桂，兼以温中化湿。亦有湿郁生热，泄泻黄糜，有热臭气，烦渴身热者，苍术配伍白芍、黄芩、黄连。假如湿邪困脾，土虚木乘，泻如注下，困弱无力，水谷不化，腹痛甚者，《保命集》以苍术配伍白芍、黄芩、官桂；脉弦头微痛，去芍药加防风，这是除湿而从肝脾两调者。

许叔微用此治饮癖，并亲记其治验经过，谓患饮癖三十年，始因少年夜坐写文，左向伏几，是以饮食多坠左边，中夜必饮酒数杯，又向左卧。壮时不觉，三五年后，觉酒止从左下，汩汩有声，胁痛食减嘈杂，饮酒半杯即止。十数日，必呕酸水数升。暑月止右边有汗，左边绝无。遍治无效。自揣脾土恶湿，而水则流湿，莫若燥脾以去湿，崇土以填科臼。乃用制苍术一斤为末，麻油半两，水二盏，研滤汁，枣肉为丸，温饮服。三月而疾除，饮啖如故，暑月汗亦用遍，灯下能书细字，皆术之力也。初服时觉微燥，以山栀末沸汤点服解之，久服即不觉燥。

更有湿与火兼，下流乘于肝肾，为痿厥、为痹痛者，特别是痿证，前人强调“治痿独取阳明”，苍术又为重要之药。常与黄柏相配，兼治湿与火，即为二妙丸。

3. 散湿除痹 苍术能发汗除湿，解散风寒湿外感之邪，与羌活、防风等配伍，如九味羌活汤，即是这个方法。《本经》并谓治“风寒湿痹，死肌”，尤其是湿痹。如身痛而重，关节肿，《简便方》有以一味苍术煎膏，白汤点服的。临床多用者，如苍术与白术、羌活、独活配伍，或与白术、麻黄、桂枝配伍，或与白术、茯苓、泽泻配伍，李东垣尚有与麻黄、黄芪、草豆蔻、黄柏配伍等等。丹溪更有龙虎丹一方，苍术与草乌头、白芷等配伍，治走注疼痛，麻木不仁，或半身疼痛。这些方法，都是散湿除痹的常用之药，其中或兼祛风，或兼散寒，或者上下分消其湿，是考虑到具体病情而变化的。

4. 辟秽解郁 尚有利用苍术的散湿作用，气味又辛香，以此辟秽化湿的。如用于预防者，有苍术、菖蒲、艾叶佩带或烧熏法。用于正气和中者，如苍术与藿香、大腹皮、白芷、紫苏、陈皮，或白蔻仁、川朴、陈皮、茯苓等配伍，已成为夏令湿浊之气盛行时的常规用药。

丹溪并谓“苍术治湿，上中下皆有可用。又能总解诸郁。

痰、火、湿、食、气、血六郁，皆因传化失常，不得升降，病在中焦，故药必兼升降。将欲升之，必先降之；将欲降之，必先升之。故苍术为足阳明经药，气味辛烈，强胃健脾，发水谷之气，能径入诸经，疏泄阳明之湿，通行涩滞。香附乃阴中快气之药，下气最速。两者配伍，一升一降，故诸郁皆散，而致和平”。这种方法，又能反映丹溪的用药擅长者。

5. 补虚明目　常用于青盲、雀目、眼目昏涩等证。如《圣惠方》以制苍术末，用猪肝（或羊肝），批开，掺药末在内，扎定，入粟米煮熟，熏目，临卧食肝饮汁。《普济方》以苍术四两，熟地二两为末，酒糊丸，温酒下。这些是以补虚为主者。《圣惠方》尚有以苍术配伍木贼草，等分为末，茶酒任下，治目昏涩。《幼幼新书》亦有以苍术末入猪胆中扎定煮，熏眼后更嚼取汁并服，以治婴儿眼目昏涩不开，或出血者。这些又兼有散火清肝作用了。李东垣云：“五脏六腑之精气，皆禀于脾，上贯于目。脾者，诸阴之首也；目者，血脉之宗也。……凡医者，不理脾胃及养血安神，治标不治本，是不明正理也。”这是对苍术补虚明目的最好阐发。现代研究证实，苍术含丰富的维生素 A，能治维生素 A 缺乏所致的夜盲症和角膜软化症。进一步证明了前人的经验。

（十六）葛　根

气味甘、辛、凉，无毒。生葛汁，大寒。入阳明经，兼入足太阴经气分。

常用配伍，有以下几种：

1. 解肌发表　如伤寒中风，头痛，身大热，项背强几几，无汗恶风，胸膈烦热，呕吐，自下利者，《伤寒论》称为太阳阳明合病。以葛根为主，配伍麻黄、桂枝、芍药、甘草等，例如葛根汤。能开发腠理，出汗解热。张元素云：此方用葛根，是“截断邪从太阳入阳明之路，非即太阳药也。又头颅痛如破，乃阳明中风，可用葛根葱白汤（葛根、芍药、知母、葱白、川芎、生姜），为阳明仙药。若太阳初病，未入阳明而头痛者，不可便服升麻、葛根发之，是反引邪气入阳明，为引贼破家也”。这个见解，一直为临床运用葛根时所遵循。《伤寒类要》用葛根配伍豆豉，治数种伤寒，天行时气，初觉头痛，内热脉洪者。《梅师方》并加童子小便一味，更食葱豉粥取汗。并有柴葛解肌汤，以葛根与柴胡、羌活、白芷、芍药、黄芩等配伍。其实都是一个用药路子。

2. 升阳生津　葛根其气轻浮，能鼓舞胃气上行，解肌表之热。所以李东垣用此与升麻、柴胡配伍，有升阳散火之功。同时亦能治脾胃虚弱的泄泻，如葛根与羌活、防风、白术配伍，成为升阳止泻方法。此外，因为葛根能升阳，引胃气上行，并用以透发麻疹，常与升麻同用，如升麻葛根汤。

葛根味辛气凉，能生津液，治消渴。常以一味生葛汁或葛粉治之。亦有同瓜蒌根、黄芪、炙甘草、枇杷叶，或同麦门冬、黄芪、生甘草，更有同桂枝、茯苓、寒水石、石膏等配伍的。钱乙的白术散，口渴者倍用葛根，是很有名的方剂。所以张元素说：“升阳生津，脾胃作渴者，非此不除。”

3. 治痢止血　湿热下痢身热者，葛根与黄芩、黄连、甘草配伍，是常用之药。葛根与枳壳、生地、黄芩、甘草配伍，治血痢、酒痢，因为葛根并有解酒毒的作用。

葛根捣汁，能治心热吐血、衄血，与藕汁配合，凉血止血作用更佳，能治热毒下血，或吐衄不止者。

（十七）白芍药

气味苦、酸、微寒，无毒。为手太阴、足太阴行经药；入肝、脾血分。

常用配伍，有以下几种：

1. 调和肝脾 白芍“泻肝、安脾肺，收胃气”（元素），并能“益脾，于土中泻木”（时珍）。因此，肝脾之病，白芍药是常用药物。例如白芍与炙甘草为伍，能缓肝补脾，缓急止痛；白芍与白术为伍，能调和肝脾，益气和营；白芍与人参为伍，能补脾而益肺气。又白芍与柴胡为伍，能调肝脾而疏肝气。

2. 养血和营 白芍尚有通顺血脉、和营调经等作用。例如白芍与当归配合，能养血和营；白芍与地黄配合，能滋养肝肾；白芍与当归、川芎、地黄配合，即有名的四物汤，能养血活血，调和经脉。

又如白芍与柏叶配合，能和血止血，治崩中下血。白芍与香附子、艾叶配合，能和血调经，治经水不止；白芍与干姜配合，能敛肝温脾，治赤白带下，年深月久不瘥者。这些用药，配伍虽各有不同，但都是取其通顺血脉之功者。

又如白芍与牛膝配伍，能缓肝降逆，平抑肝阳；白芍与丹皮、山栀为伍，又能凉肝泻火，以制亢阳。

白芍与桂枝配伍，调和营卫，又是桂枝汤的基本用药。桂枝汤倍加芍药，能和营止痛，治太阴病腹满时痛；再伍以饴糖，又为建中方法，是调和营卫，而又有甘温补中的作用。

3. 止痛止痢 白芍“止痛”（《本经》），具有广泛的适应性，如胁痛、胃痛、腹痛、腰痛、身痛、肿痛、痹痛，以及痢疾腹痛等等，都能运用。而芍药与甘草配伍，又是止痛诸方的基本用药。例如胁痛合柴胡、枳壳，胃痛合枳实、白术，腹痛合肉桂或木香，腰痛合肉桂、杜仲，身痛合桂枝、当归或附子，痹痛合羌活、独活或虎骨，肿痛合赤芍、黄芩、黄连等等，都是常用而且有效的方法。

白芍“止下痢腹痛后重”（时珍），在临床上又为最多用之药。例如芍药黄芩汤，治下痢腹痛，以白芍配伍甘草、黄芩，腹痛甚者，加肉桂。芍药汤行血调气，以白芍、当归配伍大黄、黄连、木香、槟榔等，都是首选的方药。又如白芍配伍黄柏，醋糊为丸，名芍药柏皮丸。白芍配伍地榆、卷柏、苍术，名地榆芍药汤。均能治泄痢脓血。

朱丹溪认为："芍药泻脾火，性味酸寒，冬月必以酒炒。凡腹痛多是血脉凝涩，亦必酒炒用。然能治血虚腹痛，余并不治，为其酸寒收敛，无温散之功也。下痢腹痛必炒用，后重者不炒。产后不可用者，以其酸寒伐生发之气也；必不得已，亦酒炒用之。"

（十八）柴　胡

气味苦、微寒，无毒。入手少阳、足少阳、手厥阴、足厥阴四经。

常用配伍，有以下几种：

1. 治伤寒少阳病　往来寒热，胸胁苦满。以柴胡为君，佐以黄芩，使以半夏，和解少阳。又每根据病情的寒热虚实，随证加减，以增进疗效。如寒多者，配以桂枝、干姜；热多者，配以石膏、知母；挟实者，配以枳实、芍药，甚者加大黄或芒硝；挟虚者，配人参、甘草。

又，甄权谓柴胡"主时疾内外热不解，单煮服之良"。近来发展用于一般外感发热，作为解表泄热药。并制成注射剂，据述疗效较佳。《本事方》还用治伤寒余热，即伤寒之后，邪入经络，体瘦肌热，推陈致新。解利伤寒、时气、伏暑，仓促并治，不论长幼。柴胡四两，甘草一两，每用三钱，水煎服。

又前人以此作为诸疟常用之药，随疟发时间和所在经络，配伍相应之药，组织成方。

2. 升引清气　即升引胆气、胃气上行，升腾而行春气生发之令，上滋于心肺，调和于荣卫，充溢于皮毛。常与升麻、黄芪、甘草、人参等配伍，成为升阳益气方法。

3. 除虚热 常用的有两种方法：一种是升阳散火，散肌肤之热，即“火郁发之”。李时珍谓：“虚劳在脾胃有热，或阳气下陷，则柴胡乃引清气、退热必用之药。”常与升麻、葛根、防风、芍药、甘草等配伍，例如升阳散火汤、火郁汤等。《澹寮方》治虚劳发热，用柴胡、人参等分，每服三钱，姜、枣同水煎服，亦属这个类型。

另一种治虚劳骨蒸潮热，常与秦艽、地骨皮、人参、鳖甲、青蒿等配伍。因为柴胡又能退肝、胆、心及包络之热。《圣济总录》治小儿骨蒸，十五岁以下，遍身如火，日渐黄瘦，盗汗咳嗽烦渴。用柴胡、丹砂为末，猪胆汁拌和，饭上蒸熟，丸如绿豆大。每服一丸，桃仁、乌梅汤下，日三服。亦属这个类型。

4. 治妇人诸疾 柴胡为妇科常用之药，李东垣称为“在脏主血，在经主气”。无论调理月经，热入血室，产后有热，以及妇人多郁者，均须用此。常用配伍，多从气血寒热着眼。如属肝气郁滞者，配以香附、川芎，或青皮、陈皮；肝血郁滞者，配以当归、川芎，或桃仁、红花。挟有热者，配以丹皮、山栀，或黄芩、赤芍；挟有寒者，配以生姜、吴萸，或桂枝、川椒。血虚者，配以熟地、白芍，或枸杞、山茱萸肉；气虚者，配以白术、茯苓，或人参、炙甘草。

此外，在疮疡病中，柴胡能散诸经血结气聚，功与连翘相同（东垣），亦常配伍应用，可以增进疗效，但多用于消散剂中。在眼科疾病及耳病中，亦每用为主药，以其入少阳、厥阴诸经，可以散火清热，可以作为引经，其配伍随各科特点而定。如《千金要方》以柴胡配合决明子，治眼目昏暗。《兰室秘藏》以柴胡配合青皮、苍术、当归、生地等，用于复明散、吹云膏，治疗眼病。《医林改错》用柴胡配伍香附、川芎，名通气散，治疗耳聋不闻雷声等等，就是其例。

（十九）牡 丹 皮

气味苦、辛、微寒，无毒。入手、足少阴，手、足厥阴经。

常用配伍，有以下几种：

1. 凉血泻火 丹皮能治时气客热，凉血泻火，除烦热（《别录》，时珍）。因此，温病热甚，其邪由气传入营血，见烦热神昏，身发斑疹，或吐血、衄血者，每用此配伍犀角、生地、玄参、连翘心、石菖蒲等，清营凉血。或者温邪已退，但余邪留于血分，尚夜热早凉，热退无汗，亦用丹皮配伍青蒿、鳖甲、生地、知母、淡竹叶等，凉血清络。

尚有阴虚火旺，潮热骨蒸，治以滋阴降火，如六味地黄丸用丹皮。血虚发热，其热暮甚，五心烦热，治以凉血清热，四物汤加丹皮等，均是取其凉血泻火的作用。李时珍指出："古方惟以丹皮治相火，故仲景肾气丸用之。后人乃专以黄柏治相火，不知牡丹之功更胜也。"所以临床常以丹皮与山栀配伍，清肝胆相火，其理盖源于此。

2. 活血散瘀 丹皮又能"除癥坚瘀血留舍肠胃，安五脏，疗痈疮"（《本经》），"女子经脉不通，血沥腰痛"（甄权）等证。所以消癥块疟母的鳖甲煎丸用之，治妇人宿有癥病的桂枝茯苓丸亦用之。云岐子尚有牡丹散，治妇人久虚羸瘦，血块走注，心腹疼痛。其方即以丹皮配伍当归、赤芍、三棱、莪术、桂心、延胡、牛膝。《诸证辨疑》更有丹皮配伍干漆，治妇人恶血攻聚，面多怒色者。这些都是取其消癥祛瘀的功用。

诸见血证之用丹皮就更多了，例如《千金》犀角地黄汤，凉血止血，以丹皮同犀角、生地黄、芍药为伍。东垣三黄补血汤，补血止血，以丹皮与黄芪、升麻、生地黄、四物汤为伍。朱丹溪天一丸，壮水制火，治阴虚火动咳血等症，用丹皮与黄柏、知母、地黄、麦门冬、牛膝、茯苓、五味为伍。东垣升阳除湿汤治下血，以丹皮同升阳除湿药配伍。治血淋方，以丹皮与当归、芍药、地黄、甘草梢、滑石、泽泻、木通等配伍。这些方法，都是临床上所常用者。

跌仆闪挫伤损，滞血疼痛，亦用丹皮。如牡丹皮散，以丹皮配伍川芎、当归、桃仁、红花、乳香、没药、赤芍药、骨碎补、续断等；清心药，治打仆损伤、折骨出臼、刀斧斫磕等，亦以丹皮配伍生地、赤芍、当归、川芎、黄芩、黄连、桃仁、红花等。

内痈亦用丹皮。如治肺痈，吐脓作臭，胸乳间皆痛，《本事方》牡丹散以丹皮配伍赤芍、黄芩、桔梗、甘草、薏苡仁、地榆、升麻等。治肠痈脓未成的大黄牡丹皮汤，以丹皮配合大黄、芒硝、桃仁、瓜子。又薏苡仁汤，以丹皮配合薏苡仁、瓜蒌仁、桃仁。都是其例。

（二十）连　　翘

气味苦、辛、微寒，无毒。入手、足少阳，手阳明经，又入手少阴经。

常用配伍，有以下几种：

1. 清热泻火　连翘有清热解毒，“除心家客热”（甄权）的作用。因此，温病初起，邪热在表，用辛凉解散方法者，连翘和银花配伍疏风清热之药，如银翘散。如温邪炽盛，热陷心包，需清宫清营者，连翘心配伍竹叶心、玄参心、莲子心等，能清包络之热；连翘配伍犀角、生地、黄连、丹参等，能清营泄热。

连翘又善去上焦诸热，与黄芩、栀子、竹叶等合调胃承气，成为凉膈散，能使胸膈诸热清凉消散。连翘又善引火下行，常与木通配伍，成为通心饮，治心经有热，唇焦面赤，小便不通者。

2. 消肿散结　连翘能治“寒热鼠瘘瘰疬，痈肿恶疮瘿瘤”（《本经》）。所以王好古说：“连翘手、足少阳之药，治疮疡瘤瘿结核有神，与柴胡同功，但分气血之异尔。与鼠粘子同用，治疮疡，别有神功。”临床运用，治瘰疬结核者，连翘常与夏枯草、黄芩、黄连配伍，清泄少阳之火；或配丹皮、赤芍、山栀，其义略同。与半夏、陈皮、茯苓配伍，散结化痰；与贝母、瓜蒌、射干配伍，清化痰热。与木香、乳香、沉香配伍，辛香散结；与牡蛎、蛤壳、蛤粉、芒硝配伍，软坚散结；或者配伍海藻、昆布、海带，功用略同。与三棱、莪术配伍，削坚破结。亦有与肉桂、羌活、独活、防风配伍的，这是属于挟有风寒者。《活法机要》用连翘配伍瞿麦、大黄、甘草，水煎服，并灸临泣穴。这是属于清火散结方法，对有红肿热痛者甚宜。《简便方》亦有以连翘、芝麻等分为末，时时食之者，这是滋润散结，又为平时调理方法。

至于瘿瘤，上述方法基本可以通用，但重点在清火与软坚，并有配伍通气药者。清火如连翘同夏枯草、龙胆草、射干、玄参、黄连、泽泻等；软坚除上文用药外，尚有海马、石燕、海螵蛸、瓦楞子、文蛤等。通气药如杏仁、木通、通草、菖蒲、槟榔、青皮、陈皮、川芎、桔梗等，都是常相配伍运用的。

痈肿之用连翘，以发散、内疏、败毒为主，间有用于托里者。例如连翘与柴胡、荆芥、防风，或羌活、独活、川芎，或桂枝、升麻、葛根等配伍，这些都是取其发散者。又如连翘配黄连、黄芩、栀子，或大黄、黄芩、黄柏，或赤芍、生地、木通等，这些都是取其内疏、败毒者。又如连翘配黄芪、柴胡、肉桂，或麻黄、升麻、白芷、苍术，或黄芪、人参、肉桂、当归身等，这些又是取其托里排脓者。

（二十一）地 骨 皮

气味苦、平、寒，无毒。入足少阴，手少阳，手太阴经。

常用配伍，有以下几种：

1. 养阴退热 地骨皮有益精气、退虚热的作用。所以肝肾阴虚而发热者，此药最为有效。李时珍说：“世人但知用黄芩、黄连，苦寒以治上焦之火；黄柏、知母，苦寒以治下焦阴火。谓之补阴降火，久服致伤元气。而不知枸杞、地骨，甘寒平补，使精气充而邪火自退之妙，惜哉！予尝以青蒿佐地骨皮退热，屡有殊功，人所未喻者。”临床运用，有以地骨皮配伍柴胡为末，每服二钱，麦门冬汤下，治虚劳身热如燎（《圣济总录》）。亦有地骨皮与银柴胡、鳖甲、胡黄连为伍，治骨蒸劳热；或者与柴胡、生地、人参、茯苓为伍，治阴虚而又气液兼伤者。又有地骨皮与麦门冬、小麦为伍，治虚热烦渴者（《千金要方》）。更有地仙散，以地骨皮与防风、甘草、生姜为伍，清热与散火同用，治疗骨蒸烦热及一切虚劳和大病后烦热不解者（《济生方》）。

张元素云：“牡丹皮入手厥阴、足少阴，故治无汗之骨蒸；地骨皮入足少阴、手少阳，故治有汗之骨蒸。”

李时珍云：“枸杞之滋益不独子，而根亦不止于退热而已。”所以肾虚腰痛者亦用之。如《千金要方》以枸杞根配伍杜仲、萆薢，浸酒任饮。肝肾阴虚，头眩目花者，以枸杞根配伍大生地、甘菊，水煎或为丸服（《圣济总录》）。妇女带下脉数者，胞宫有热，亦可以用枸杞根一分，生地黄五分，水酒煎服（《千金要方》）。

2. 泻肺降火 地骨皮尚有“降肺中伏火”（好古）的作用。所以钱氏泻白散用之，以地骨皮配伍桑白皮、甘草、粳米，泻肺火而平咳喘。李东垣人参平肺散亦用之，以地骨皮配伍人参、麦冬、五味子、桑白皮、知母等，泻肺与保肺同用，治肺受热而喘。《局方》人参清肺汤亦用之，以地骨皮配伍人参、阿胶、桑白皮、知母、乌梅、罂粟壳等，治久年劳嗽吐血等症，这是泻肺参以敛肺者。

甄权谓地骨皮能“去肾家风”，东垣谓“治在表无定之风邪”，颇堪玩味，是否指肺肾虚火生风之证？但在临床，虚风瘾疹，是常用之，每与生地、当归、白芍、荆芥，或玄参、生地、芝麻，或白蒺藜、当归、首乌等配伍，养血滋阴，以除风瘙瘾疹，特别是呈过敏状态者。

3. 凉血止血 地骨皮并有凉血止血的作用，而且用得比较广泛。例如东垣三黄补血汤，治衄血，以地骨皮与生地、熟地、黄芪、柴胡、丹皮等配伍；元戎地黄散，治衄血往来久不愈者，亦以地骨皮与枸杞子、生地、熟地配伍。《卫生宝鉴》黄芪鳖甲散，治虚劳咳嗽吐血，亦用地骨皮；《简便方》还以地骨皮汁入酒少许，治小便出血。《圣济总录》还以枸杞根、子、皮为散，水煎服，治吐血不止。《苏沈良方》生地黄饮子，以地骨皮和枸杞子合生地、熟地、黄芪、芍药、甘草、天门冬、黄芩，治诸吐血、下血、溺血、衄血。

（二十二）青　橘　皮

气味苦、辛、温，无毒。入足厥阴、足少阳经气分。

常用配伍，有以下几种；

1. 疏肝破气 青皮“疏肝胆，泻肺气”（时珍），所以肝胆气滞者，为常用之药。例如胸膈气逆，胁肋胀痛者，青皮与柴胡、枳壳，或与橘叶、香附配伍，能疏肝理气。若乳房胀痛，甚至结核，脘胁气滞者，青皮与陈皮、瓜蒌、贝母，或与柴胡、香附、牡蛎配伍，能疏肝散结。如脘胁痞滞，时欲嗳气，纳谷不香者，青皮与甘草、檀香配伍，为末，入盐少许，白汤点服，能调和肝胃，快气进食。如少腹胀痛，或疝气疼痛，青皮与乌药、荔枝核、橘核，或与延胡、川楝子、焦山楂配伍，能疏泄肝气，治疝止痛。

2. 化滞消积 青皮又能“破坚癖，散滞气，去下焦诸湿，治左胁肝经积气”（元素）。因此，伤食气滞，常以青皮配合陈皮、木香，或山楂、神曲，破气化滞；挟寒胀痛者，还可配伍草豆蔻、槟榔。

积聚有形，包块撑逆胀痛者，青皮配伍三棱、莪术，或枳实、白术，破气消坚；瘀滞明显者，再佐川芎、赤芍，或桃仁、红花，破气化瘀；挟寒者，佐以肉桂、川乌头，祛寒止痛。或坚硬成形，按之不移者，青皮、陈皮配伍鳖甲、穿山甲片，或牡蛎、昆布，行气软坚。但须注意，病情至此，气血早已损伤，应刻刻扶持正气，不能单任攻消。

李东垣云：青皮“破滞气，愈低而愈效；削坚积，愈下而愈良”（《珍珠囊补遗药性赋》）。朱丹溪亦云：“青皮乃肝胆二经气分药，故人多怒，有滞气，胁下有郁积，或小腹疝疼，用之以疏通二经，行其气也。若二经不实者，当先补而后用之。又云：疏肝气加青皮，炒黑则入血分也。”

（二十三）附　子

气味辛、温，有大毒。入手少阳三焦命门，通行十二经络，亦治督脉为病。

常用配伍，有以下几种：

1. 回阳救逆　伤寒少阴病，脉微细，但欲寐，四肢逆冷，此为阳气欲脱，以生附子为主，配伍干姜、炙甘草，即为四逆汤，可以回阳救逆。如其阴盛格阳，下利清谷，里寒外热，身反不恶寒，其人面色赤，手足厥逆，脉微欲绝者，加重附子、干姜的用量，即为通脉四逆汤，急急通脉回阳。此症《孙兆口诀》用霹雳散，即大附子一枚，烧存性为末，蜜水调服。用意是逼散寒气，然后阳气才能上行，得汗乃愈。

2. 温经散寒　伤寒少阴病，始得之，反发热，脉沉者，此为太阳与少阴表里俱病，用炮附子配麻黄、细辛，温经散寒。如其少阴病，得之二三日，里证不急者，可用炮附子配麻黄、甘草，微发其汗，亦属温经散寒，表里同治方法。以上用药，是张仲景为阳虚伤寒之治作了示范。

3. 除痹止痛 寒湿阴邪，痹着阳气，一身尽痛，附子又有很好的除痹止痛作用，但多炮用。如风寒头痛，清涕出，项筋强急，胸中寒痰，呕吐清水等症，每以炮附子合川芎、防风、生姜，或合川乌头、天南星，或合生姜、高良姜等，煎服，或为末茶调服，都能散寒止痛。

如身痛，骨节疼痛，脊强腰痛，甚至身体麻痹等，都可以根据风寒湿邪的偏胜，配伍用药。如附子合川乌头、桂枝、羌活、防风之治风湿；附子合干姜、肉桂、独活、细辛之治寒湿；附子合白术、苍术、苡仁、麻黄之治湿痹，都是临床上所常用的。

4. 补阳温中 附子温肾补命门阳气，与肉桂同用，则疗效更佳。既能温肾补阳，又有温暖脾胃的作用。

如肾阳虚者，常见身寒畏寒，腰酸肢冷，阳痿滑精，夜尿多等症，治以补肾温阳。用附子配伍肉桂，或巴戟、破故纸等，复入甘润补肾药中同用。如中阳虚者，常见畏寒肢冷，脘腹冷痛，呕吐清涎，大便溏泄等症，治以温阳补中。用附子配伍干姜，或良姜、川椒等，复入调补脾胃药中同用。

张元素云："附子大辛大热，气厚味薄，可升可降，阳中之阴，浮中沉无所不至，为诸经引用之药。"或生或热，临床分别应用。生者用以回阳救逆，熟者用以除痹止痛。同时，熟附子配麻黄，则发中有补，仲景麻黄附子细辛汤、麻黄附子甘草汤用之；生附子配干姜，则补中有发，如干姜附子汤、通脉四逆汤用之（赵嗣真）。而且附子佐以白术，为除寒湿之圣药。湿药亦宜少加之以引经（元素）。因为它能"引补气药行十二经，以追复散失之元阳；引补血药入血分，以滋养不足之真阴；引发散药开腠理，以驱逐在表之风寒；引温暖药达下焦，以祛除在里之冷湿"（虞抟）。总之，附子补阳，"其性走而不守，非若干姜之止而不行也”（王好古）。

（二十四）吴茱萸

气味辛、苦、温，有小毒。入足太阴经血分，足少阴、足厥阴经气分。

常用配伍，有以下几种：

1. 温中降逆　吴茱萸能温中下气，所以脘腹寒冷，气逆诸病皆用之。如《伤寒论》阳明受寒，食谷欲呕，以吴茱萸配合生姜、人参、大枣，即吴茱萸汤，温中补虚，降逆止呕。此方并治厥阴病，干呕吐涎沫，头痛者，这是肝胃俱病，寒饮上逆。亦治少阴病，吐利，手足厥冷，烦躁欲死者，这里用吴茱萸，又兼有从治之意。

如霍乱干呕不止，属胃寒者，《圣济录》以吴茱萸配干姜（炮），等分煎服，温中下气。食已而吞酸，胃气虚冷者，《圣惠方》亦用上述方法。但肝胃有郁热，吞酸吐酸，又当吴茱萸佐黄连以治之，即朱丹溪的左金丸。不过，这里的吴茱萸，主要为反佐之药。更有痰饮中阻，每于饱食，或气候变更，即头痛背寒，不能食，呕吐酸汁者，吴仙散是良药。即用吴茱萸配合茯苓，等分为末，泛丸，温水下。这是温中下气、化饮止呕方法。

并有肾厥哕逆，自感气从小腹中起，上冲于咽喉，哕逆气连续而不能出，或至数十声，气上下不通，不得喘息，噎塞欲绝者。这是由于寒伤胃脘，肾虚气逆，上乘于胃，与气相并，所以如此，谓之肾哕。方用吴茱萸醋炒，配伍橘皮、附子，各一两，为末，面糊丸，姜汤下，温肾降逆。如不止者，再灸期门、关元、肾俞。这是《孙氏存仁方》的良法。

2. 散寒止痛　吴茱萸能治“心腹诸冷绞痛，中恶心腹痛”（《别录》）。例如《伤寒论》厥阴病，手足厥寒，脉细欲绝，呕吐腹痛者，用吴茱萸、生姜配合当归四逆汤，温中散寒止痛，而又养血温经。又如中恶心痛，心腹冷痛，或冷气腹痛，都可用吴茱萸为末，酒煮或酒调温服，温中祛寒止痛。

又如疝气腹痛，遇寒剧发，用吴茱萸合生姜，清酒煎服，这是最基本的方法（《肘后方》）。有配伍茯苓、当归、小茴香、桂枝、白芍者，或配伍乌药、青皮、官桂、玄胡索者，或配伍胡芦巴、巴戟、茴香、川楝子（巴豆同炒去巴豆）者，或配伍桃仁、橘核、川乌头、栀子等等，均是临床上所常用的。这些方法，总的精神都是一致的，散寒止痛。具体差别，或兼和营，或兼理气，或兼温阳，或兼苦寒反佐，均是适应复杂病情的需要，随证制宜的。

3. 主痢止泻 吴茱萸温中散寒，“主痢止泻”（孟诜），尤其是久痢久泻。《孙氏存仁方》治多年脾泄，老人多此，谓之“水土同化”。用吴茱萸一味泡过，水煎汁，入盐少许，通口服，良效。认为“吴萸能暖膀胱，水道既清，大肠自固。他药虽热，不如吴茱萸之能分清浊也”。《普济方》治脏寒泄泻，倦怠减食。用吴茱萸炒过，入猪脏扎定，文火煮熟，捣丸，米饮下。这是止泻又有补脏之义。痢久滑脱不禁者，亦可用此方法。

至于吴茱萸配伍肉豆蔻、补骨脂、五味子为四神丸，配伍干姜、良姜、厚朴、陈皮、砂仁、肉蔻等为吴茱萸散，又是温涩方法，为久痢久泻兼见滑脱所用之药。

（二十五）川　芎

气味辛、温，无毒。少阳本经引经药，入手、足厥阴气分。

常用配伍，有以下几种：

1. 祛风止痛 川芎治“中风入脑头痛，寒痹筋挛缓急”（《本经》），“面上游风去来，目泪出，多涕唾，忽忽如醉。诸寒冷气，心腹坚痛”（《别录》）等证。因此，李东垣说：“头痛必用川芎。如不愈，加各引经药：太阳羌活，阳明白芷，少阳柴胡，太阴苍术，厥阴吴茱萸，少阴细辛是也。”这些是最适宜于兼有风寒湿者。气虚头痛亦用之，以川芎为末，腊茶调服二钱，甚效（《集简方》）。气厥头痛亦用之，以川芎、乌药，等分为末，葱茶调下二钱。对妇人气盛头痛及产后头痛尤效。更有风热头痛，热气上冲，头目晕眩，或胸中不利，以川芎配伍槐子，等分为末，茶清调服三钱。胸中不利，以水煎服（《保命集》）。或者川芎与菊花、白芷、石膏配伍，为末，茶清下。这些是兼有祛风清热作用者。又头风眩晕及偏正头痛，多汗恶风，胸膈痰饮。以川芎配伍天麻，为末，蜜丸如弹子大，每嚼一丸，茶清下（《宣明论方》）；或者与半夏、白术、茯苓配伍，水煎服。这些又有熄风化痰的功用。尚有川芎与牡蛎为伍，亦治头风吐逆，这是祛风又兼平肝潜阳作用者。

川芎治胁痛，又是常用之药。如《本事方》的枳壳煮散，治悲哀烦恼，伤肝气胁痛，以川芎配枳壳、桔梗、防风、葛根、细辛、甘草；又芎葛汤治胁痛不可忍，即前方去桔梗，加桂枝、麻黄、人参、芍药。这些方法，盖治兼有寒凝血涩之症。《济生方》枳芎散，治左胁刺痛不可忍，即枳实、川芎、甘草三味，又具有升降气机的作用。《统旨》柴胡疏肝散，即上方的加味，增用柴胡、芍药、陈皮、香附，以加强理气的功用。《圣济总录》尚有川芎与炮三棱为伍，等分为末，葱白汤下，行气消坚，治酒癖胁胀痛，时复呕吐，腹中有水声者。

痹痛用川芎更多，如加味五痹汤、茯苓川芎汤、如意通圣散、定痛丸等等，都用此药，是取其除“寒痹筋挛缓急”之功。常与除痹止痛药以及养血、益气药配伍，可以增进除痹痛的作用（以上方剂均见《类方准绳》第四册）。

并有作为解散风寒表证药者，如败毒散、九味羌活汤等，均用川芎，配伍羌活、防风、细辛、白芷、柴胡、前胡等解表发汗之药。

2. 养血活血 川芎尚有“调众脉，破癥结宿血，养新血”（《大明》）的作用。所以血分之病，如妇人月经不调，痛经，闭经，产后瘀滞腹痛，癥瘕，以及跌打损伤，疮疡肿痛等，均用此药。最常用的方法，如川芎与当归、白芍、熟地配伍，成为四物汤，养血活血，可以加减运用于上述各种病证。具体应用，如川芎与当归，养血活血；川芎与白芍，舒肝养血；川芎与生地黄汁，活血止血；川芎与熟地，补血活血。这些配伍，因以川芎为主，又均有止痛作用。若为调经，每配柴胡；若治痛经，多加香附。挟瘀者，川芎配赤芍，能活血祛瘀，甚者再加桃仁、红花；挟热者，川芎不能独用，必须配伍丹皮，凉血活血，甚者再加山栀；气滞者，配伍青皮、陈皮，行气活血；气滞痛甚者，再加降香、延胡，活血止痛。如为产后，每加山楂、益母草。如有癥瘕，每加三棱、莪术。至于闭经，情况比较复杂，四物可以作为基本用药，但尚需根据具体病情，多加斟酌。以上是川芎用于妇科的大略。

外科、伤科之用川芎，亦不外乎两个方面，即养血活血与祛瘀止痛。其配伍方法，前者与上项叙述基本相同；后者多与黄柏、黄连、黄芩，乳香、没药，大黄、桃仁，官桂、牛膝，骨碎补、补骨脂等同用。或清热解毒，或祛瘀活血，或去伤续断，可以根据病情，调剂成方。

3. 行气开郁 朱丹溪云：“抚芎总解诸郁，直达三焦，为通阴阳气血之使”。李时珍亦云：“芎䓖，血中气药也。肝苦急，以辛补之，故血虚者宜之。辛以散之，故气郁者宜之。《左传》言麦曲、鞠穷御湿，治河鱼腹疾。予治湿泻，每加二味，其应如响也。血痢已通而痛不止者，乃阴亏气郁，药中加芎为佐，气行血调，其病立止。”

六、从方剂组成论药物的配伍运用

张景岳说："药不执方，合宜而用，此方之不必有也；方以立法，法以制宜，此方之不可无也"，但"必须善于知方者，斯可以执方，亦可以不执方"。如何善于知方，如何合宜而用，如何法以制宜，其中有很多学问，这里不准备全面而论，仅就方剂的组成，探讨药物的配伍运用。因为药物的配伍，是组成方剂的核心，懂得其中规律，就可以说是善于知方，有助于做到可以执方可以不执方的境地。

药物配伍，方剂组成，内容极其丰富，而且由于时代的演变，学术的发展，更具有很多宝贵经验，如能不拘一格，博采众长，触类旁通，灵活运用，则于方剂这门学问，亦可以略得梗概。如《伤寒论》、《金匮要略》的方剂，用药精练，立法严谨，配伍恰当，疗效可靠，这是方剂之善者，被推崇为"方祖"。及至《千金要方》、《外台秘要》，搜罗了仲景及其同时代和以后诸家的成就，扩大了用药和制方的范围，这是古方的一个重大发展。至于《和剂局方》，又汇集了唐、宋以来，尤其是当时各地的名方、验方，以政府的名义颁行，亦是一个很大成就。但方剂的风气为之一变，喜用辛香风燥，推行粗散、丸剂，力求适应性广，销售量大，统一制剂规格，这有其发展的一面，但在一定程度上，已越出了纯学术的范围，寓有商业垄断、牟取利润的目的在里面了。及至金、元诸大家出，才突破了这个框框，百花齐放，百家争鸣，学术气氛又活跃起来，形成中医学上的各种流派。而从宋代至明代的一段时期内，又是各种专科医学发展的兴旺时期，如儿科、外科、妇科等各种专科，大都是在这个时期形成、发展的，因此出现了各有特点的用药，各种专长的名方。下至明清，尤其是清代，温病学术的发展，用药制方，又有了许多创新，并提出伤寒与温病，经方与时方的问题。至近代，受到西方医学的影响，出现中医与西医的相互影响，相互渗透的风气，用药制方，亦有了一些新的内容。如此等等，各有特长，各有渊源，如能细心体察，用药配伍，方剂运用，内容是极其丰富的。

这里从临床体会和教学实践，搜集一些资料，分为十类加以阐述。在分类方面，不求全备，用药选方的古今多少，亦不着意计较，而主要着眼点是药物的配伍运用及其特点。因此，对于常用的、具有代表性的方剂，只简略的提一下，对于富有特点，能够启发人们去思考问题、创出新路子的，作为重点介绍。

（一）解表剂

解表剂是解除表证的方剂。表证有风寒与风热之分，如麻黄汤、桂枝汤、九味羌活汤，是解除风寒表证者；银翘散、桑菊饮，则能解除风热表证。

由麻黄汤而演化为三拗汤、麻杏甘膏汤、大青龙汤；由桂枝汤而发展出桂枝甘草汤、芍药甘草汤、小建中汤。这又不拘于解表剂的命题，而在用药配伍方面，加减出入，又活法无穷了。

其中，麻桂一类方剂，反映张仲景的用药成就；九味羌活汤，反映张洁古、李东垣等的用药成就。至于银翘散、桑菊饮，又反映叶天士、吴鞠通等的用药成就。这些方药，共同点都是为了解除表证，但由于学术上的不同成就，大大丰富了解表剂的方法，并且发展了用药的新路子。这种学术上的渊源与发展，在药物、方剂学中，是很值得研究的一个课题，因在相应的讲义中都已得到阐述，这里仅述几个重点方剂：

1. 小续命汤（附：大续命汤）

出处：《千金要方》

主治：治卒中风欲死，身体缓急，口目不正，舌强不能语，奄奄忽忽，神情闷乱。诸风服之皆验，不令人虚方。

药物组成：麻黄　桂心　杏仁　甘草　芍药　黄芩　人参　芎䓖　防己各一两　附子一枚　防风一两半　生姜五两

用法：上十二味，以水一斗二升，先煎麻黄三沸，去沫，内诸药，煮取三升，分三服，甚良。不差，更合三四剂必佳。取汗随人风轻重虚实也。有人脚弱，服此方至六七剂得瘥。有风疹家，天阴节变辄合服之，可以防喑。一本云：恍惚者，加茯神、远志。如骨节烦疼，本有热者，去附子，倍芍药。

又本方去防己、人参、芍药、杏仁、黄芩，加独活、葛根、当归、细辛、茯苓，名大续命汤。又同名方去防己、防风、人参、甘草、芍药、附子、生姜，加石膏、干姜、当归、荆沥。此方又与《古今录验》续命汤略同，仅后者有人参、甘草，而无黄芩、荆沥。

配伍意义：本方是治疗中风病的有名方剂。方中用药，是麻黄汤、桂枝汤合方而加以化裁者。麻、桂能祛风寒，达肌表，通经络，和营卫，这是人们所熟悉的。但中风之病，毕竟不同于一般的伤寒中风表证，而是“卒中”，是“大厥”。因此又加防风、防己、川芎，祛风通络。《本经》云：防风治“大风，头眩痛恶风”。《别录》云：防己治“中风手足挛急，通腠理，利九窍”。甄权亦云：防己“治湿风，口面㖞斜，手足拘挛”。《本经》又云：川芎治“中风入脑头痛”。合而用之，可以充分发挥与麻、桂的协同作用，增强祛风通络之功。特别益以人参、附子，本身具有益气回阳作用。而附子之治中寒中风，气性雄壮，温经通络，有斩关夺将之称；而人参更能增强扶正祛邪的作用。这样，标本兼顾，是全方的中心用意所在。使以黄芩，疗上部热，上部积血。与辛温药相合，寓寒于温，既有调剂意义，亦属苦辛通降方法。《保命集》治破伤中风的芎黄汤（川芎、黄芩、甘草），《和剂局方》治卒急中风、口噤全不能言的省风汤（防风、黄芩、甘草、南星、半夏），大都渊源于此。而更主要的，中风之病，本身即是下虚上实，水火失调，所以临床症状，往往是寒热虚实错杂的。《千金要方》很注意这一点，不仅在方中用了黄芩，还在方后注云："如骨节烦疼，本有热者，去附子，倍芍药"，大续命汤并有加用石膏者。这就完全可以了解，此病固为中风，尚有郁热。因此，小续命汤就成为较全面的祛风通络、邪正两顾、治疗中风的重要方剂。

再就续命诸方的整个用药来看，虽然有小续命、大续命、西州续命、排风汤等之分，但总的精神，都是邪正两顾、攻补兼施、虚实同调、寒热杂用的制剂。其精神，一方面是大病用大药；而另一方面，又是细心从事，照顾到病情变化的错综复杂性。这是古方、名方的功力独到之处，很值得注意。

关于续命诸方治疗中风，在唐、宋以前，是一致肯定，没有争议的。从金、元以后，对中风的病理变化，有了更多的认识，而续命诸方之用，亦有所争论。但争论的重点，是如何更确当地运用问题，并没有讲这些方法就不可用。例如首先提出问题的是刘河间，他认为暴病暴死如中风者，是"火性疾速故也"。"风病多因热甚。……俗云风者，言末而忘其本也。""所以中风瘫痪者，非谓肝木之风实甚而卒中之也，亦非外中于风尔，由乎将息失宜，而心火暴甚，肾水虚衰，不能制之，则阴虚阳实，而热气怫郁，心神昏冒，筋骨不用，而卒倒无所知也。"此即有名的主火论，认识到中风尚有因火而致者。亦是外风与内火论（以后称为外风与内风论）之开其端者。而在治疗，虽于《宣明论方》有地黄饮子、换骨丹，并在《原病式》中提倡用至宝丹、灵宝丹等，是有所发明的，但他没有否定续命汤。相反，在《保命集·中风门》提出："今具六经续命汤、小续命汤，通治八风五痹、痿厥等疾。”而且强调“自古名医，不能越此”。论症又分中脏、中腑。“中腑者，多着四肢；中脏者，多滞九窍。”“若风中腑者，先以加减续命汤，随证发其表。”这里所说的中腑邪着四肢，即风中经络。并在《原病式》中指出，中风等病“宜以辛热治风之药，开冲郁滞，荣卫宣通而愈。犹如伤寒表热怫郁，而以麻黄汤辛热发散者也”。不过提出：“凡因辛热开冲风热结滞，或以寒药佐之犹良。”并自设问答解释说：“中风既为热甚，治法或用乌附之类热药何也？答曰：欲令药气开通经络，使气血宣行，而无壅滞也；然亦以消风热、开结滞之类寒药佐之，可以制其药之热也”（以上见《素问玄机原病式·火类》暴病暴死条下）。这样，刘河间之论，是既有本人创见，亦不否认前人经验，尚属持平的。而对小续命汤的运用，着重用于风中经络之证，是取热药之气，开通经络，使气血宣行，而无壅滞者。较之《千金要方》主治所云，范围更明确了；对药物作用，亦有见地，这应该说是一个发展。但对于“中风必先审六经之候”，与上文“心火暴甚”论点联系起来看，是有矛盾的，刘氏没有作进一步解释。

李东垣又有新的见解，认为“中风者，非外来风邪，乃本气自病也。凡人年逾四旬，气衰者，多有此疾，壮岁之时无有也。若肥盛则间有之，亦形盛气衰如此”。即有名的气虚论，认识到中风尚有因气虚而致的。至于治疗，主张“和脏腑、通经络，便是治风”。轻重分三等，即中血脉、中腑、中脏。“如中血脉，外有六经之形证，则从小续命汤加减，及疏风汤治之”（见《医学发明·中风有三》。内容本《保命集·中风门》之旨，是以小续命汤治中血脉之证。加减诸方，亦与《保命集》全同。对于这一点，可以说是继承了刘河间的成就。不过，东垣此治，与立论强调“非外来风邪，乃本气自病”亦是有矛盾的。既然非外来风邪，哪里有六经形证？既然本气自病，怎么不用补中升阳，反用麻、桂之治呢？这里尚有可商之处。其实是中风有多种病情，不能一概而论，李氏没有讲出这一点。但他对小续命汤的用法是很肯定的，并为此补充了一句，中血脉者“亦有贼风袭虚伤之者也”。果尔如此，仍未能完全排除外来风邪。

朱丹溪别有见解，提出“中风大率主血虚有痰。治痰为先，次养血行血；或属虚，挟火与湿，又须分气虚、血虚”。其病因“多是湿土生痰，痰生热，热生风也”。这是有名的主痰论，认识到中风有湿热生痰的病情者，亦是有所发现的。并认为“地有南北之殊，不可一途而论。……由今言之，西北二方，亦有真为风所中者”，东南地方，则多湿热为患。从此，开创了真中、类中之论。但又补充云：“若果外中者，则东垣所谓中血脉、中腑、中脏之理。”并附以小续命汤，别有加减方法。如此，朱丹溪是既有自己的一套理论和方法，亦不否定前人之论；特别于小续命汤的加减法中，取折中主义。如云：若热者，去附子入白附子；筋急拘挛，语迟，脉弦，加薏苡仁；若筋急，加人参，去黄芩、芍药，以避中寒；烦躁不大便，去附、桂，倍加芍药、竹沥；如大便三五日不去，胸中不快，加枳壳、大黄；如语言謇涩，手足颤抖，加菖蒲、竹沥；若发渴，加麦冬、葛根、瓜蒌根；身体痛，加羌活，搐者亦加之；烦躁多惊者，加犀角、羚羊角；汗多者，去麻黄（以上均见《丹溪心法·中风门》）。这样，对小续命汤之用，旧说参新章，可谓良工心苦了。尽管从表面上看，与他本身的论点是有矛盾的，但从实际而论，的确表现了一个杂病大家的风度，既有主见，又兼收并蓄，从实际出发，实事求是，这是难能可贵的。

至于张介宾，主张把中风一病绝对典型化，提出“非风”论。如云：“非风一证，即时人所谓中风证也。此证多见卒倒，卒倒多由昏愦，本皆内伤积损颓败而然，原非外感风寒所致。而古今相传，咸以中风名之，其误甚矣！故余欲易去中风二字，而拟名类风，又欲拟名属风。然类风、属风，仍与风字相近，恐后人不解，仍尔模糊，故单用河间、东垣之意，竟以非风名之，庶乎使人易晓，而知其本非风证矣。”主张脾胃虚，肝邪甚，肾水虚，为非风病之大本。至于治疗，除了急救而外，“凡形证已定……但当调理气血，自可渐愈”。赏用独参汤、大补元煎、左归、右归。挟痰者，壮脾气为主，兼佐治痰；火盛者，专治其火；寒盛者，专宜益火等等，而把续命诸方，一概摒除在外。这种论中风，亦不能说其无所见地，但非风、类风，毕竟有其局限性，只能适应于张氏所论的某些证候，不能概括中风病的全体。特别丢掉续命汤一类方法，识见缺乏全面，在临床上将会穷于应付。而且这个论点，有一定影响，值得再讨论。

其实，中医所称的中风病，范围比较宽，证候亦较复杂，虽然《金匮要略》有中经、中络、中脏、中腑的归纳，《诸病源候论》有风癔、风痱、风偏枯、风身体手足不遂、风口㖞等叙证，提出了此病的大体范围，主要见症。但都不能说，已经塑造出一个绝对的中风典型病，亦不能说这些证候就完全表示着此病的轻重缓急、先后传变过程。因为中医的中风之病，内容概括着西医学的四种急性脑血管疾病，如脑出血、蛛网膜下腔出血、脑动脉血栓形成、脑栓塞等，还有部分中枢性瘫痪病、部分周围神经病变等等。这些病证的出现，病因并不一致，发病形式亦不一样，其意识状态、瘫痪程度等，都有差别，而中医都可以称之为中风。所以中风证候的描述，在各种典籍中，记载亦有多种多样，参差不齐。可以这样说，中风病的大体范围是明确的，但具体证候有很多出入。这就并不奇怪，主要反映本病内在的各种差别。这里，把中医讲的病与西医讲的病牵强附会，对号入座，当然是轻率的；但能知其然，进行细致的比较分析，鉴别诊断，亦是完全必要的。尤其对于治疗，前人为什么各有所见，主张多端，表里寒热、邪正攻补都有，在此亦大体可以心中有数了，这是在各种不同的场合，接触各种具体的病情，相应而致的获得各自的经验，应该说是大大丰富了此病的治疗内容，能够适应各种具体病情的需要。这是非常可贵的，必须认真继承的。但须指出，这里并不需要强求一律，把多变的病情，主观地绝对化，局限于一隅，这是不妥的。而最主要的，还是要辨证论治，牢牢地抓住这一点，灵活地加以处理。如其企求病情的绝对典型化，认为只有一种病因，而治疗是一个方法，一种路子；并且崇张非李，入主出奴，以偏赅全，那是没有益处的，既不符合实事求是的精神，更无补于全面认识中医所讲的中风病情。

当代名老中医赵锡武治中风，在昏迷期，神志不清，病情危重，先予通关散，继予生姜汁、白矾灌之，灌后探吐。第二步，用再造丸，脑溢血配合用《录验》续命汤，脑血栓形成则用小续命汤。第三步，痰盛有热者，予安宫牛黄丸或至宝丹；热盛于阳明，证见便干舌燥者，予紫雪丹，亦可用三化汤；兼湿者，予苏合香丸。上药用至苏醒，再就后遗症治疗（见《赵锡武医疗经验·中风的证治》）。这里，续命方法是用于中风昏迷期的，并分别脑溢血用《录验》续命汤、脑血栓形成用小续命汤，这是有真知灼见的。余在临床，用小续命汤，亦曾获得一些经验，如风中血脉，见经络形证者（大都为脑动脉血栓形成、脑栓塞），每能获得一定的疗效。如兼气虚者，加用益气药；如见络瘀者，加以活血化瘀药；如见心肾不足者，加用交济心肾药或补肾纳气药，效果更佳。因此，大、小续命汤方法，是很值得研究的，弄清楚它的主治范围，是可以推广运用的，中风病中，亦不能缺少这一点。

2. 九味羌活汤

出处：《此事难知》

主治：此方原书称为“易老解利法”。主治文曰：“经云：有汗不得服麻黄，无汗不得服桂枝，若差则其变不可胜数，故立此法，使不犯三阳禁忌。解利神方。”

药物组成：羌活一两　治太阳肢节痛，君主之药也。然非无以为主也，乃拨乱反正之主，故大无不通，小无不入，关节痛非此不治也。

防风一两　治一身尽痛，乃军卒中卑下之职，一听军令而行，随所使引之而至。

苍术一两半　别有雄壮上行之气，能除湿，下安太阴，使邪气不内传之于足太阴脾。

细辛五分　治足少阴肾苦头痛。

川芎一两　治厥阴头痛在脑。

白芷一两　治阳明头痛在额。

生地黄一两　治少阴心热在内。

黄芩一两　治太阴肺热在胸。

甘草一两　调和诸药。

用法：以上九味，虽为一方，然亦不可执，执中无权，犹执一也，当视其经络前后左右之不同，从其多少大小轻重之不一，增损用之，其效如神。水煎服。若急汗热服，以羹粥投之；若缓汗，温服而不用汤投之也。脉浮而不解者，先急而后缓；脉沉而不解者，先缓而后急。

九味羌活汤不独解利伤寒，治杂病亦有神。中风行经者，加附子；中风秘涩者，加大黄。中风并三气合而成痹等证，各随十二经上下内外，寒热温凉，四时六气，加减补泻用之；炼蜜作丸亦可（节录原书）。

配伍意义：九味羌活汤，既是方，亦是法，实际是辛温解表的套方用药。在宋、金时代，有些医家，认为用麻黄汤、桂枝汤诸方，每受时令气候所限，不能常年应用，同时，《伤寒论》对此，禁忌要求亦很严格，不能轻易使用。因此，张洁古创立此方，代替麻、桂，作为解表的通用方法。可以用于伤寒、中风，更扩大范围，可用于风、寒、湿，并上焦心肺郁热诸症，甚至可用于杂病，如中风、痹证等。所以详注性味于各药之下，便于突出重点，组织配伍，适合于具体病情，更好地发挥疗效。在张氏认为，这已突破了伤寒解表的老框框，并十分自赏，名之曰“解利神方”。从这首方剂的出现，也确实反映了一个问题，即用药的时代变迁。在宋以前，伤寒解表，都用麻黄、桂枝、葛根等，但至金、元以后，尤其经过张洁古、李东垣等的倡导，开始赏用羌活、防风、独活、苍术、细辛、川芎、白芷等。这既发展了解表的用药范围，亦反映了用药的时代变化，即从此开创了以风药升阳解表的方法。

此方九味，虽为一方，但并不是全数照搬照用的，临床可以有所变通，即“视其经络前后左右之不同，从其多少大小轻重之不一，增损用之”。如何增损，易老在每味药物之下作了交代，可以取法。因此，本方的总的精神是明确的，辛温解表，但具体配伍应用，就有很大的灵活性，不能等同于一般方剂，加以呆板的解释。这是本方的一个特点，读时应加注意。《删补名医方论》说这是“四时发散之通剂”，是深得制方之意的。

3. 苏豉汤

出处：《临证指南医案》

主治：感寒寒热头痛，脘闷。

药物组成：嫩苏梗　淡豆豉　杏仁　桔梗　厚朴　枳壳

用法：水煎服。

配伍意义：此方本为叶天士《临证指南医案·寒门》某案的用药，对于目前临床，处理外感风寒表证，颇具代表性，因此冠以方名，并分析意义如下。叶氏认为，客邪外侵，头痛寒热，应当先解表邪，治以辛散方法。因此用苏梗配伍豆豉，发汗散邪。佐以杏仁、桔梗，宣肺利气；厚朴、枳壳，苦辛开降。合而用之，外可疏通皮毛，使苏豉的散邪作用更强；内可两和肺胃，则一身之气宣畅。其寒热、头痛、胸闷等症，都能随之解除。这种用药，非常简洁老练，而且别具风格，疗效亦是可嘉的，所以为临床所常用。

4. 双解散

出处：《宣明论方》

主治：治风寒暑湿，饥饱劳役，内外诸邪所伤，无问自汗，汗后，杂病，但觉不快，便可通解得愈。小儿生疮疹，使利出快，亦能气通宣而愈。

药物组成：益元散七两　防风通圣散七两

用法：上二药一处相合，名为双解散。搅匀，每服三钱，水一盏半，入葱白五寸，盐豉五十粒，生姜三片，煎至一盏，温服。

配伍意义：益元散即六一散，滑石六两，炙甘草一两，为末，每服三钱，蜜少许，温水调下，日三服。能解两感伤寒，令遍身结滞宣通，气和而愈。欲发汗，煎葱白五寸，豆豉五十粒，汤调下四钱。防风通圣散用防风、荆芥、川芎、麻黄、薄荷叶、滑石、甘草、桔梗，和大黄、黄芩、连翘、栀子、石膏、芒硝，以及当归、芍药、白术等，为粗末，每服一两，生姜同煎温服。治中风，解利四时伤寒，内外所伤（以上见《宣明论方》、《保命集》、《伤寒直格》）。双解散是刘河间创制的辛凉解散之剂。能使两感伤寒，内外所伤，"郁结开通，湿去燥除，热散气和而愈"。刘氏所讲的两感伤寒，内外所伤，是指伤寒前三日三阳病在表，后三日三阴病在里，表里兼病，都是热证（这与《伤寒论》的传变不同）。所以他说："如石膏、滑石、甘草、葱、豉之类寒药，皆能开发郁结，以其本热，故得寒则散也。""或热甚郁结不能开通者，法当辛苦药下之，热退结散而无郁结也。所谓结者，怫郁而气液不能宣通也，非谓大便之结梗耳"（见《素问玄机原病式·热类》吐下霍乱条）。这就是双解散用药配伍的中心意义。他在《保命集》中，讲得就更透彻。如云："经所谓'发表不远热，攻里不远寒'（见

《素问·六元正纪大论》），余自制双解、通圣辛凉之剂，不遵仲景法桂枝、麻黄发表之药，非余自炫，理在其中矣。故此一时，彼一时，奈五运六气有所更，世态居民有所变。天以常火，人以常动，动则属阳，静则属阴，内外皆扰。故不可峻用辛温大热之剂，纵获一效，其祸数作。岂晓辛凉之剂，以葱白盐豉，大能开发郁结，不惟中病令汗而愈，免致辛热之药，攻表不中，其病转甚，发惊狂衄血斑出，皆属热药所致。故善用药者，须知寒凉之味，况兼应三才造化通塞之理也。故经所谓'不知年之所加，气之盛衰，虚实之所起，不可以为功矣'"（见《保命集·伤寒论第六》）。这样，热病的产生原因、病情特点，以及首宜辛凉之治、双解散的制方依据等等，一连串的论述，就为后世温病学的发展，奠定了一个良好的基础。

张子和亦很加赞赏，认为"表里俱病者，虽可以热药解表，亦可以寒药攻里，此仲景之大、小柴胡汤，虽解表，亦兼攻里，最为得体。……故刘河间自制通圣散加益元散名为双解，千古之下，得仲景之旨者，刘河间一人而已。……双解散煎以葱须、豆豉，涌而汗之，能一剂立雪所苦"（《儒门事亲·卷二》）。

更有进者，从双解、通圣等制剂，还可以看到用药制方上的渊源与发展。辛凉解散方法，在《伤寒论》上早已开端，如麻黄杏仁甘草石膏汤、大青龙汤，是以麻黄与石膏配伍的。前者治伤寒中风发汗后，不可更行桂枝汤，汗出而喘，表无大热而里有郁热；后者治太阳中风，脉浮紧，发热恶寒，身疼痛，不汗出而烦躁者，是外有风寒束表，里有郁热不能发散。总之，两者都是取麻黄石膏的辛凉相合，发散表里之郁热者。至《肘后方》，又以葱白与豆豉为伍，名曰葱豉汤，通治伤寒。如葛洪云："伤寒有数种，庸人卒不能分别者，今取一药兼疗之。凡初觉头痛身热，脉洪，一二日，便以葱豉汤治之"，取汗而愈。至《千金要方》阴旦汤，又以桂枝与黄芩配伍（即桂枝汤加黄芩，以干姜易生姜），治伤寒肢节疼痛，内寒外热，虚烦。麻黄雪煎治伤寒，则更以麻黄与大黄为伍（全方是麻黄、杏仁、大黄三味，雪水煎为丸服），适寒温服之，能立汗而愈，亦是发越表里之郁热者。至于水解散方，治时行头痛壮热，则并麻黄、桂心、甘草与大黄而用之，注明“患者以生熟汤浴讫，以暖水服方寸匕，日三，覆取汗”。治时病表里大热欲死方，则更合麻黄、升麻、葛根与大黄、芒硝、寒水石、石膏为方，解散表里之热。这是刘河间以前的辛凉之剂、辛苦寒之剂的大略。而防风通圣散的用药，实际就是包举了这些方面的成就，即麻黄与石膏，麻黄与大黄，桂枝与黄芩，麻、桂与石膏、大黄、芒硝、翘、栀等集中于一方，用以解表清里，而首先是以汗解表者。再联系双解散来看，则又反映刘氏的成就和宋金时代的用药面貌了。因为利用滑石“通九窍六脏津液，去留结，止渴”（《别录》）的功用，配伍甘草为益元散，滑利毛窍，作为辛凉发汗，解利伤寒时气，这是刘氏的首创；而运用防风、荆芥、川芎等辛散祛风解表，又是宋金时代用药的特点。因此，通圣、双解诸方，不是偶然的产物，而是方药学上的继承与发展，很值得注意研究。

（二）清热泻火剂

清热泻火之剂，是治疗火热诸证的方剂。热之与火，有时是指病情程度上的轻重，但有时亦属于两个不同的病种，而且都有虚实之分，即所谓实热与虚热，实火与虚火。实者邪气实，治热治火，以祛邪为主，辛凉苦寒，法取直折；虚者正气虚，治热治火，以养正为主，甘寒咸寒，法取养阴配阳。同时，或热或火，有从外来者，大多在于气分；有从内生者，又须分别五脏。

例如白虎汤、栀子豉汤、凉膈散、黄连解毒汤等，是治疗实热邪火的几种用药方法；青蒿鳖甲汤、当归六黄汤等，是治疗虚热虚火的配伍用药。由白虎汤而发展为竹叶石膏汤、清暑益气汤；由栀子豉汤而发展为栀豉加减诸方，这些在用药配伍和组成方剂上，有其内在的联系。

泻白散、导赤散、龙胆泻肝汤、泻黄散和通关丸等，是泻五脏之火热者，但这些方剂之中，亦寓有邪正兼顾的配伍方法。

至如清暑益气汤有二方，这是反映学术上的不同成就；龙胆泻肝汤与泻青丸，亦是同中有异的泻肝方法；青蒿鳖甲汤与当归六黄汤又是不同的两种养阴清热之剂。这些方法，都有其研究价值。这里重点解释几个方剂。

1. 竹叶石膏汤

出处：《先醒斋医学广笔记》

主治：热病病在阳明，头痛壮热，渴甚且呕，鼻干燥，不得眠，脉洪大而实。又治伤暑、阳明症，见前症者。

药物组成：硬石膏　麦门冬各五钱，加至一两五钱　知母去皮蜜炙，三钱，加至一两　竹叶四十片，加至一百片　粳米一撮

用法：水三大碗，煎一碗，不拘时服。

配伍意义：缪仲淳认为，阳明之药，表剂有二：一为葛根汤，一为白虎汤。不呕吐而解表，用葛根汤；今吐甚，是阳明之气逆升也，葛根升散，故用之不宜，应用竹叶石膏汤。方中以石膏、知母、麦门冬、竹叶，解阳明之热；配伍粳米，和胃气，益不足。而且石膏辛能解肌，重能镇坠，能下胃家痰热。肌解热散，则不呕而烦躁壮热皆解矣。总之，这是清热生津和胃的良法。

本方是由白虎汤加味而成，缪氏自有说明。但与《伤寒论》竹叶石膏汤同名，不过加知母，去人参、半夏、甘草，名同实异，又有其特点者。或问：此病呕甚，不用半夏何也？仲淳云：半夏有三禁，渴家、汗家、血家是也。病人渴甚而呕，是阳明邪热炽盛，劫其津液，故渴；邪火上升，故呕。半夏辛

苦温而燥有毒，定非所宜。又疑其不用甘草何也？曰：呕家忌甘，仲景法也（以上摘自原著）。这是有其见解的。

缪仲淳善用清法，善用白虎汤，石膏、知母、麦冬等用量均很重，而且加减变化亦很灵活，疗效亦很好。人称“仲淳察病望气，灵心慧眼，又知服药贵及时”，是确有所见的。

2. 石膏汤

出处：《千金要方》

主治；治心热实，或欲吐，吐而不出，烦闷喘急头痛。

药物组成：石膏一斤　淡竹叶一升　地骨皮五两　栀子仁三七枚　香豉一升　茯苓三两　小麦三升

用法：上七味，先以水一斗五升，煮小麦、竹叶取八升，澄清，下诸药，煮取二升，去滓，分三服（《外台秘要》名泻心汤）。

配伍意义：心热症状，《千金要方》尚有记载，如云：“心病烦闷少气大热，热上汤心，呕咳吐逆，狂语，汗出如珠……”与主治文汇合观之，就了解得更具体，是心经有热，而又热气上冲的病情。本方以石膏、竹叶、地骨皮寒凉清热。石膏用量独重，能治“心下逆气惊喘，口干舌焦，不能息”（《本经》）。这里亦具有实则泻其子之意。淡竹叶凉心经，治胸中痰热，热狂烦闷。地骨皮凉血退热。三味同用，其凉心清热的作用是很大的。对热上冲心，或欲吐，呕咳吐逆，狂语头痛，热气上冲诸症，均能抑之使下，泻而去之。栀豉能泄胸中郁热，治烦闷，在此有协同作用，可以加强清热的疗效。茯苓、小麦，养心气，安心神，除客热。合而用之，是养心之气，去心经热实者。用药简当，配伍清楚，在此可以看到，泻心方法，尚另有一个用药路子，颇堪取法。

3. 东垣清暑益气汤（附：王孟英清暑益气汤）

出处：《内外伤辨惑论》

主治：时当长夏，湿热大胜，蒸蒸而炽，人感之多四肢困倦，精神短少，懒于动作，胸满气促，肢节沉痛；或气高而喘，身热而烦，心下膨痞，小便黄而少，大便溏而频，或痢出黄糜，或如泔色。或渴或不渴，不思饮食。自汗体重，或汗少者。脉洪缓或迟。

药物组成：黄芪　苍术各一钱五分　升麻一钱　人参（可用党参）　白术　橘皮　神曲炒　泽泻以上各五分　甘草炙　黄柏酒浸　当归身　麦门冬去心　青皮去白　葛根以上各三分　五味子九个

用法：上作一服，水二盏，煎至一盏，去柤，稍热服，食远。

配伍意义：东垣云："暑邪干卫，故身热自汗，以黄芪、人参、甘草补中益气为君；甘草、橘皮、当归身甘辛微温，养胃气，和血脉为臣。苍术、白术、泽泻渗利除湿。升麻、葛根苦甘平善解肌热，又以风药胜湿也。湿胜则食不消而作痞满，故加炒曲甘辛，青皮辛温，消食快气。'肾恶燥，急食辛以润之'，故以黄柏苦辛寒，借甘味泻热补水虚者滋其化源。以五味子、麦门冬酸甘微寒，救天暑之伤庚金为佐也"（节录原书方论）。

这里须要注意的，东垣所讲的暑伤，与后世温病学中的伤暑，病情不同，应加区别。"此病皆因饮食失节，劳倦所伤，日渐因循，损其脾胃，乘天暑而作病也"（见原书方后加减法）。意即是说，原本是内伤脾胃病，因为天暑地湿，湿热大胜，人感之而发病。亦可以说，即是内伤脾胃病而发作于暑令者。它与单为时令病之伤暑者相异。所以《内外伤辨惑论》的标题即为"暑伤胃气论"。因为病本是脾胃内伤，元气不足，治疗当然以益气升阳为主，所以方中用补中益气汤为基础，是顺理成章的。这里概括为"益气"二字，这是本方的一个方面。另外，加用苍术、泽泻，上下分消其湿，是东垣治疗夏令湿热的常规用药。青皮、神曲，下气消食，以消痞满；与苍术、泽泻相合，亦是健运中焦，分别清浊者。主治文中的心下膨痞，小便黄少，大便溏频等症，正需要这一组药。黄柏坚阴补水，合甘药即为“甘寒以泻火热”；并合生脉散为苦寒酸甘，能泻暑热，保肺金。肺金得保，则可以益肾水，亦就是滋其化源。这样，肺肾得养，化源有继，当然西北二方（是肺肾秋冬的代词，东垣常常用此）清寒之气大胜，而暑热亦自消除了。这就是“清暑”的意义。两者相合，即为清暑益气汤。这种说理，似乎迂远，但用意还是易于理解的。扼要而言，即本为内伤脾胃不足之病，另外加上暑热湿积，成为本虚标实。因此，清暑益气汤的用药，是益气升阳治其本，运脾化湿化积治其标，保肺生脉为随时用药，合而用之，即可清金解暑。

或疑暑月湿热俱盛，此方能否运用？其实，只要明确以下几点，疑团自解。①此病本是内伤脾胃病，不过发作于夏令，不全是暑令时邪之病。②没有明显的暑湿困中，不属于湿温、暑温等病。③虽有脾胃症状，是暑湿气候的影响，但并不是胃肠道有什么急性传染病。能排除这些因素，则清暑益气的其病其治，亦自心中有数了。

王孟英的清暑益气汤，是渊源于竹叶石膏汤，以清暑益气生津为法，治疗伤暑津气两损的病情。因为暑邪上受，先伤肺气，暑热内入，心气胃津亦病，所以出现四肢困倦，精神减少，身热气高，心烦溺黄，口干自汗，脉虚而数等症。方中用竹叶、西瓜翠衣、荷梗、黄连等清暑热，亦以清肺而清心；洋参、甘草、粳米益胃气，生肺金；麦门冬、石斛、知母养阴生津，两润肺胃。合而用之，又是发挥叶天士的方法，用轻清凉润之品和肺胃而治暑证。

4. 泻肺汤

出处：《沈氏尊生书》

主治：泻肺热。

药物配伍：桑白皮　山栀　黄芩　酒制大黄　连翘　薄荷

枳壳　杏仁　桔梗　甘草各七分

用法：水煎服。

配伍意义：这里所讲的肺热，没有特定某一证候，而是概括肺经诸热证而言。因此，泻肺汤一方，亦可以说是治疗肺热的通用方。

方中主药桑白皮，是泻肺的要药；山栀、黄芩，能清肺热；大黄下行，本是荡涤肠胃之药，用酒制之，可以引之使上，泻胸中之热；连翘、薄荷，泻火散结；枳壳、杏仁、桔梗、甘草，升降肺气。合而用之，配伍的方法是很清楚的，属于泻肺散结、清热利气之剂。其中，栀芩大黄，枳杏桔甘，实际是重叠用药，临床运用，可以根据病情轻重，证候特点，加减出入用之。

5. 清肝通络汤

出处：《临证指南医案》

主治：鼻左窍有血，左肩胛臂痛，皆君相多动，营热气偏。脉得右虚左数。先以清肝通络。

药物组成：夏枯草　连翘　丹皮　山栀　羚羊角　钩藤　蚕沙　青菊叶

用法：水煎服。

配伍意义：此方为《临证指南医案·肝火门》陆案的方药，颇能反映叶天士擅长，并切合临床实用。上述主治诸症，都是肝火肝风窜入营络所致。上逆清窍则鼻血，旁窜络脉则左肩胛臂痛。此外，头痛面赤，目眩耳鸣，筋肉跳动，心烦嗌干等症，亦可以相应而致。因为君相火动，必然灼伤营络，阴虚阳亢，火气偏胜，风从火出，是完全可理解的。其脉右虚左数，就是一个明征。方中用夏枯草、连翘、丹皮、山栀，清肝泻火，清营凉血；配伍羚羊角、钩藤、青菊叶、蚕沙，凉肝熄风，兼以通络。这是急则治标方法，用药简当，很可取法。

如其肝火横逆，苦寒直折，即用当归龙荟丸；兼挟痰热，则用瓜蒌皮、川贝母、半夏曲、橘红、茯苓、竹茹；心阴不足，则加麦门冬、玄参；养阴潜阳，则用天门冬、熟地、龟甲、阿胶等，又是叶天士在肝火门中常用之药。

6. 通关丸（一名滋肾丸）

出处：《兰室秘藏》

主治：治小便闭而不渴，热在下焦血分者。有小便不利，病情严重，至于肚腹肿胀，皮肤胀裂，眼睛突出等证，用此神效。亦能治下焦湿热，或肾虚足心热等证。

药物组成：黄柏酒洗，焙　知母酒洗，焙干，以上各一两　肉桂五分

用法：上为细末，熟水为丸，如梧桐子大，每服一百丸，空心白汤下。顿两足，令药易下行故也。如小便利，前阴中如刀刺痛，当有恶物下为验。

配伍意义：通关丸是通小便之关门不通者，亦即化气以治癃闭之义。东垣认为，病有关有格，关即不得小便，亦是关闭而尿不得出。这种病情，皆是邪热所为，应该分别在气在血而治之，从渴与不渴而辨之。如渴而小便不利者，为热在上焦，属于气分，宜治其肺。肺为水之上源，当清肺而滋其化源，使金能生水，则天气下降。药如茯苓、泽泻、猪苓、琥珀、灯心、通草、车前子、木通、瞿麦、萹蓄之类。清肺之气，泄其火邪，则水之上源清而小便亦自利。

如不渴而小便不通者，是热在下焦，闭塞下流，属于血分，宜治其肾与膀胱，化气而通行津液。用黄柏、知母等苦寒阴药，除其下焦之热，泄其壅闭。但在用大苦大寒阴药之时，又当“寒因热用”，佐以肉桂，引入肾经而化气。这是《内经》“必伏其所主，而先其所因，其始则同，其终则异”之义。因此，《兰室秘藏》在小便淋闭门中，并列清肺饮子（即上述治热在上焦诸药）与通关丸二方。李氏并亲记其治验，如王善夫病例，不渴而小便癃闭，渐成中满，病至危急，用知母、黄柏

大苦寒之剂，肉桂一钱为引。服之须臾，前阴若刀刺痛，火烧急，溺如涌泉而愈（见《兰室秘藏》和《医学发明》）。

柯韵伯亦深有体会，如云：“水为肾之体，火为肾之用。人知肾中有水，始能制火；不知肾中有火，始能致水耳……故反佐以桂之甘温，引知柏入肾而奏其效，此相须之殷，亦相制之理也。”

7. 当归六黄汤

出处：《兰室秘藏》

主治：治盗汗。

药物组成：当归　生地黄　熟地黄　黄柏　黄芩　黄连以上各等分　黄芪加一倍

用法：上为粗末，每服五钱，水二盏，煎至一盏，食前服。小儿减半服之。

配伍意义：当归六黄汤主治盗汗，是属于元气不足、阴火逼液为汗的病情。东垣认为，元气即胃气，上行心肺，充实皮毛，固护卫外。“火与元气不两立，一胜则一负”。元气既虚，不能上行阳道，阴火必然上乘。火热乘心，逼液于外，盗汗之病就出现了。即东垣所讲的“始为热中，表虚阳亡”之变。这种病情，元气不足是本，阴火上乘是标，而盗汗不止，又必然耗伤阴血。因此当归六黄汤以当归名方而倍用黄芪，实即是当归补血汤之意，益气生血，使阳生阴长而治其本者。其中黄芪重用，既是补元气，又能实皮毛，是一举两得之。更加熟地黄，亦是增强补气益血的作用，为汗多亡阳，亦伤阴血，两顾之计。盗汗不止，阴火上乘，急则治标，所以又用生地黄、黄柏、黄连、黄芩等药，从各方面泻阴火。如生地黄是益肾水而降心火的，黄柏用意略同，又有坚阴作用。阴火上冲，必然乘心侮肺，表现为心火、肺火，所以又加黄连、黄芩。但这些都是阴火，东垣所谓“脾胃气衰，元气不足，而心火独盛。心火者，阴火也。起于下焦，其系系于心，心不主令，相火代之；

相火下焦包络之火，元气之贼也”（见《内外伤辨惑论》）。因此，后一部分药物，与黄芪相合，即“甘寒以泻火热”，属于治标方法。总而言之，当归六黄汤是益气生血、泻火止汗方法，为急则治标之剂。这里的补血，是益气生血；这里的泻火，是甘寒除火热。它与一般的养血清热，或者养阴泻火，均有所不同，而是反映李东垣辨证用药的特点的。

尚须注意，阴火上乘的盗汗，是“始为热中”，假如泻火太过，苦寒伤阳，亦能变为“寒中”，因为病本是元气不足。因此，当归六黄汤的运用，亦只能适可而止，不能过剂。东垣为什么对苦寒泻火药的运用，主张与甘药配合，主张“少用”、“从权”，是值得深思的。

《医宗金鉴》深识此义，认为：“于寒药中加黄芪，庸者不知，以为赘品，且谓阳盛者不宜，抑知其妙义正在于斯耶！盖阳争于阴，汗出营虚，则卫气亦随之而虚，故倍加黄芪者，一以完既虚之表，一以固未定之阴。经曰：‘阴平阳秘，精神乃治’，此之谓欤。”不过，谓“黄芩泻上焦火，黄连泻中焦火，黄柏泻下焦火，令三火得其平”，没有讲出阴火的根本问题，是不符合东垣用药之意的。把三黄作用，分泻三焦之火并列看待，非但说见笼统，而且把血虚之火，变成弥漫三焦的实火，容易使人误会，亦有失于以当归为首、重用黄芪的立方用意。

（三）泻下剂

泻下剂是攻泻里实的方剂。里实有属热、属积、属水之分，而三者之间，又有错综复杂的变化。如热与积结成实，热与水结成实，实积又兼津液气血不足，更有挟寒阳虚等等。因此，泻下剂的用药配伍，亦是方法很多的。

如大、小、调胃承气汤的用药，是治疗热实之证；增液承气汤、麻子仁丸、黄龙汤的用药，是治疗热实又津液气血不足者。大黄附子汤、温脾汤的用药，又为治疗寒实阳虚之证。至于十枣汤、控涎丹的用药，是治疗水饮结实者；大陷胸汤、丸，舟车丸等的用药，又治热实与水饮互结。这些在方剂讲义中都已详加论述。

由大、小承气汤而联系厚朴三物汤，由调胃承气汤而演变为凉膈散，由麻子仁丸而变化为通幽汤、润肠丸、济川煎等，这里有用药配伍上的内在联系，亦有方法上的渊源与发展。至如别出于承气之方的更衣丸，是法同而药异者；由舟车丸而别为疏凿饮子，是病同而证异，方法亦有不同者。如此等等，类聚而观，有助于比较分析，触类旁通。

其中，热结成实，泻下主要用大黄，通常称之为寒下法；里实又挟寒阳虚，大黄配伍姜、附、细辛，又称之为温下法；里实又津液亏损，大黄配伍麻仁、桃仁、当归、芍药、地黄、牛膝、苁蓉等，又称之为润下法。而后一种治法，有时只着重用甘润药，而不用大黄。至于逐水之剂，属于寒下者多，但水气横溢，又宜分消方法；实积正虚，又不能单纯泻下，宜于攻补兼施；肠痹便秘，不任攻泻，需要升降气机等等，这是病情多变，法外有法，不能一概而论了。这里再重点分述几个方剂如下。

1. 三一承气汤（附：调中汤）

出处：《宣明论方》

主治：治伤寒杂病，内外所伤，日数远近，腹满咽干，烦渴谵妄，心下按之硬痛，小便赤涩，大便结滞；或湿热内甚，而为滑泄。热甚喘咳闷乱，惊悸狂颠。目疼口疮舌肿，喉痹痈疡。阳明胃热发斑，脉沉可下者。

药物组成：大黄　芒硝　厚朴　枳实各半两　甘草一两

用法：上锉如麻豆大，每服半两，水一盏半，生姜三片，煎至六分，内硝，去滓热服。

配伍意义：《伤寒直格》云："缓下急下，善开发而解郁结，可通用者，大承气汤为最妙也，故今加甘草，名曰三一承气汤。通治三承气汤证，于效甚速，而无加害也。而且甘草味甘，能缓其急结；湿能润燥，而又善于和合诸药以成功者，故本草有‘国老’之号也，是以大承气汤若得甘草则尤妙也。然此一方，是三承气汤合而为一也，善能随证消息，但有此方，不须复用大、小、调胃承气等汤也。”

张子和云：“试举大承气之药论，大黄苦寒，通九窍，利大小便，除五脏六腑积热。芒硝咸寒，破痰散热，润肠胃。枳实苦寒为佐使，散滞气，消痞满，除腹胀。厚朴辛温，和脾胃，宽中通气。此四味虽为下药，有泄有补（这里的补，是指“陈莝去而肠胃洁，癥瘕尽而营卫昌，不补之中，有真补者存焉”），卓然有奇功。刘河间又加甘草，以为三一承气，以甘和其中，最得仲景之秘也。余尝以大承气改作调中汤，加以姜枣煎之。俗见姜、枣，以为补脾胃而喜服，不知其中有大黄、芒硝也。恶寒喜暖取补，故自古及今，天下皆然，此《内经》之法抑屈而不伸也。此药治中满痞气不大便者，下五七行殊不困乏，次日必神清气快，膈空食进。《内经》曰：‘脾为之使，胃为之市’。人之食饮，酸咸甘苦，百种之味，杂凑于此，壅而不行，荡其旧而新之，亦脾胃之所望也。况中州之人，食杂而不劳者乎。中州，土也，兼载四象，木金水火，皆聚此中，故脾胃之病，奈何中州之医，不善扫除仓廪，使陈莝积而不去也，犹曰我善补，大罪也”（《儒门事亲》卷二凡在下者皆可下式）。

2. 生地黄汤

出处：《千金要方》

主治：治伤寒有热，虚羸少气，心下满，胃中有宿食，大便不利方。

药物组成：生地黄三斤　大黄四两　芒硝二合　甘草一两　大枣二枚

用法：上五味，合捣令相得，蒸五升米下，熟绞取汁，分再服。

3. 当归承气汤

出处：《素问病机气宜保命集》

主治：热病阳狂奔走，骂詈不避亲疏，是阳有余，阴不足。

药物组成：当归　大黄各一两　甘草半两　芒硝九钱

用法：上为丸，绿豆大，每服二两，水一大碗，入生姜五片，枣十枚，水煎至半碗，去滓热服。若阳狂奔走，骂詈不避亲疏，是阳有余，阴不足。大黄、芒硝去胃中实；当归补血益阴；甘草和中。加生姜、枣，胃属土，此引至于胃中也。经所谓“微者逆之，甚者从之”。此之谓也。以大利为度。

配伍意义：以上二方，均是调胃承气汤的加味方，为增液承气法开其先河而别有深意。前方治伤寒有热，病至虚羸少气而又大便不利，并且心下满，胃中有宿食，显然是热伤津液，以致腑气失其通降。用生地黄至三斤，其清热养阴润下的主导思想非常明确，并名之曰生地黄汤。再配合调胃承气，这正是增液承气方法。为伤寒阳明病，热伤津液，大便不通，即“无水舟停”的治疗妙法。

后方治热病阳狂奔走，骂詈不避亲疏，而是属于阳有余、阴不足的病情。用当归补血益阴，甘草和中，并加姜枣和荣卫而引入中土，其重视养阴甘润的目的亦很明白，所以方名用当归为首。配合大黄、芒硝，通腑而去实，其为增液承气方法，亦是非常清楚的。这种病情，从表面上看，阳狂奔走，骂詈不避亲疏，是阳明实热无疑，可以一下而愈，去其实热，腑通火降，其症自然解除，但这是一般的说法。应该注意，“诸热之属者，心火之象也。王注曰：‘百端之起，皆自心生’。是以上善若水，下愚若火。治法曰：小热之气，凉以和之；大热之气，寒以去之；甚热之气，则汗发之；发之不尽，则逆治之；

制之不尽，求其属以衰之……又宜养血益阴，其热自愈”（见《保命集·热论》）。因为这种热盛，是阳有余而阴不足，不是单纯泻下所能解决问题的，必须养水才能泻火（见《原病式·热类》），这是刘河间的独到之处，亦是需要增液承气的方法所在。懂得这个机理，对刘氏叙述热病阳狂奔走的病情，亦就有更全面的认识。

两方的精义所在，是阴津不足而时时注意顾胃。张仲景用承气法时而名之曰“调胃”，叶天士在温病热伤津气时强调“甘守津还”；生地黄汤用甘草并大枣二枚，当归承气中用甘草并姜枣。这是因为胃主元气，主血所生病，而手阳明又主津液所生病者，这里不仅有理论问题，而更主要的是“百病以胃气为本”。凡病情复杂，阴阳偏胜，其预后涉及吉凶逆顺之变者，是一息也不能忽视这个关键问题的。张仲景、孙思邈、刘河间、叶天士诸先哲，牢牢掌握这一点，就是高人一等之处，亦是二方的别有深意所在。《温病条辨》注意增水行舟，用意是很好的，亦是有一定疗效的；但增液汤（元参、麦冬、细生地）中加大黄、芒硝为增液承气汤，恰恰忽略了这一点，未免欠于全面。或者云：温病之不大便，偏于阴亏液涸的半虚半实证，正需苦咸微寒，壮水制火，并能解热结，能补能润能通之品，兼能走络者，合而用之，作增水行舟之计。不错，温病发展至此，是需要这种药剂的，但不能忘记，阴阳是互根的，“无阴则阳无以生，无阳则阴无以化”（《素问·四气调神大论》王冰注）。所以张景岳提出：“善补阳者，必于阴中求阳，则阳得阴助而生化无穷；善补阴者，必于阳中求阴，则阴得阳升而泉源不竭。”因此，生地黄汤中的甘草、大枣，当归承气汤中的甘草、姜、枣，就不是一般用药；而相比之下，增液承气汤中就缺少这一点，偏任阴柔，不顾相运。其得失优劣，就显然可见。

4. 神效麻仁丸（附：神功丸）

出处：《薛氏医案·外科精要》

主治：大抵治疮要法，须脏腑坚而不秘，通而不泄，则真气不耗，邪无所留。如秘结，神效麻仁丸。

药物组成：大麻仁研细　大黄煨，三两　人参二钱　诃子煨，肉，一两

用法：上为末，入麻仁炼蜜丸，桐子大，每服三十丸，滚水下。

配伍意义：陈自明在外科亦很有经验，如论疮疡，对大便一证，认为应该坚实，才与疮疡火热的病情相一致；但不能便秘，腑气不通，则火毒更盛。大便又应该通顺，腑气下行，火毒才有出路；但不能过通，变成泄泻，中气又将下陷，非但不能托毒外泄，疮毒亦将内陷。这种看法，是很科学的。

假如大便秘结，理应用药通下，这是正治；但须注意，下而过通，又不合法。在这种欲通又不能过通的要求下，如何恰当处理，陈自明《外科精要》中的神效麻仁丸，就回答这个问题。方中用麻仁、大黄润肠通腑，这是易于理解的，亦是能够通腑通便的。但两药相协，作用较强，有通腑的把握，亦有过通的可能。因此，配伍人参、诃子，一者能补中又能缓中（元素），一者涩肠而又泄气（宗奭）。这样，既是寓补于攻，寓涩于通，又能缓中而泄气，用以通疮疡之便秘，主攻方向虽然是润下，而已为有制之师，能通到恰好之处，又无过通之患，所以名之曰“神效”。其用药、配伍最有巧思，很可取法。这种方法，亦能用于体虚便秘，病后或产后便秘，邪正兼顾者。

又，《儒门事亲》神功丸，亦用上药四味，不同者，仅诃子用皮，药量等分各一两。张子和最常用于大便燥结，书中有多处纪效。如卷四治一老人久病，大便涩滞不通，服神功丸、麻仁丸、四生丸则愈。时复服葵菜、菠菜、猪血、羊血，以后即自然通利。又如卷七治姨表兄，大便燥涩，无他证，常不敢饱食，饱则大便极难，结实如针石，或三五日一如圊，目前星飞，鼻中出血，肛门连广肠痛，痛极则发昏，服药则病转剧

烈。巴豆、芫花、甘遂之类皆用之，过多则困，泻止则复燥，如此数年，遂畏药，性暴急不服，但卧病待尽。诊其两手脉息，俱滑实有力。以大承气汤下之，继服神功丸、麻仁丸等药，使食菠菜、葵菜及猪羊血作羹，百余日充肥，亲知见之惊骇。他总结经验说：这是“以滑养窍”的方法。神功丸等无论矣，菠菜寒利肠胃，芝麻油炒而食之，利大便。葵菜宽肠利小溲，年老之人，大小便不利，最为急切。再多吃猪羊血，亦同泻法。

5. 大五柔丸（附：济川煎）

出处：《千金要方》

主治：主脏气不调，大便难。通荣卫，利九窍，消谷益气力方。

药物组成：苁蓉　牛膝　芍药各二两　桃仁一百枚　杏仁四十枚　甘草　大黄　葶苈　枳实　黄芩各二两

用法：上十味，末之，蜜和丸，如梧子，一服三丸，日三，加至二十丸，酒下。

配伍意义：大五柔丸是柔脾方法，亦即润下之药。它是脾约麻仁丸的演化方，而在用药上又别具风格者。所谓五柔，即是集中诸阴柔药，如苁蓉之润五脏，芍药益阴滋湿，桃仁、杏仁通润大肠，牛膝更滋肝肾而引药下行，合而用之，可以充分发挥润肠通便的作用。并益以甘草，则甘润生津，甘腻滋阴，是柔以制燥者，这是方中的一组药。另一组药，配伍大黄、葶苈，泄可去闭。一泄血闭，一泄气闭，通便的适应性就更广。黄芩、枳实苦寒泄热，既是佐大黄、葶苈以去热实，更能去热而清除大肠化燥之源。如此两组药配合运用，润其燥，去其实，使腑气宣通，清升浊降，这就是所谓“通荣卫，利九窍，消谷益气力”之功了。但方药重点在于五柔，主证是大便难，病情犹如“趺阳脉浮而涩”而为脾约，即一方面阳明有热实，而另一方面肠胃更阴津不足。这一点应该明确。

张景岳的济川煎（苁蓉二三钱　牛膝二钱　当归三五钱　泽泻一钱半　升麻五七分　枳壳一钱，水煎服），亦很有启发。他抓住一个“柔”字，用以治疗下焦阴虚便秘。认为这种便秘，关键在乎肾，以肾属阴，主二阴而司开合。所以用苁蓉、牛膝、当归，滋柔养阴；佐以泽泻，引入肾经，一补一泻，斡旋开合之机。更配升麻、枳壳二味，一升一降，流通气机，松动肠痹，因为枳壳又能宽肠，而升麻协当归亦善治便秘。合而用之，确有润下通便之功。

但须注意，张氏申明，这是“用通于补之剂”，即以柔润为主者，对“病涉虚损，而大便闭结不通，则硝黄攻击等剂必不可用，若势有不得不通者，宜此主之”。所以方名“济川”，实为增水行舟之意。

以上二方，曰五柔，曰济川，都是运用滋阴以通大便之秘结者，尤其前方，发展了麻子仁丸的用药方法。

6. 温脾汤

出处：《千金要方》

主治：治下痢久赤白，连年不止，及霍乱、脾胃冷实不消。

药物组成：大黄四两　人参　甘草　干姜各二两　附子一枚，大者

用法：上五味，以水八升，煮取二升半，分三服。临熟，下大黄。与后温脾汤小异，须大转泻者，当用此方，神效。

配伍意义：本方是温下方法。主治下痢赤白垢积，久久不愈，而且连年反复不止，属于休息痢的病情。因为积滞不去，所以痢亦不能止。痢久伤阴，亦更能伤阳，这里指出“脾胃冷实不消”，是肠中有积滞而见阳虚之证者。方中用大黄为主药，荡涤肠胃，攻积通便，以去其实。配伍人参、甘草、附子、干姜，即人参四逆汤，温阳补脾，补火暖土，使阳气振奋，则脾运有权，肾司关门。两者相协，使积滞去而脾肾旺，久痢霍乱

当可自止。此病的重点是积滞久留，带来的后果是脾肾阳虚，因此，这里的温阳，亦不仅是为了阳虚，而且是为了更好地通下。这就是温脾汤的用意所在。原书方后亦指出了这一点，如云："须大转泻者，当用此方。"可以理解，此方的通下作用是很强的。

更有进者，此方的用药配伍，具有深意。如人参配大黄，是寓补于消；干姜配大黄，是寓止于通；附子配大黄，是寒温杂用；甘草配大黄，是以缓济急。虽然主攻方向是温下，但如何攻下又不碍阳虚，特别是积年不愈之痼疾，能使下而见功者，决不是简单从事所能解决问题的。温脾汤一方，攻补走守，虚实补泻，很值得研究。

同时，此方亦能治阳虚便秘。而阳虚便秘的病情，亦较为复杂，一般而论，阳虚者多下利，便秘者多热实，现在阳虚与便秘兼见，似乎是很矛盾的，但临床就有这种虚实错杂的病情。例如有的患者，平素便秘，因某种原因而出现阳虚之证；或者平素阳虚之体，因食难运化而引起积滞便秘。更有大病后的劳复便秘，难产后的便秘出现阳虚之证等，都可运用此方。

又，本方与大黄附子汤、《千金要方》其余两个同名方及《本事方》温脾汤，都是同一方法，但用药略异，亦可比较分析一下，获得启发。《金匮要略》大黄附子汤，治疗寒疝腹痛，胁下偏痛发热，其脉紧弦。既是寒邪伤经，又挟里实，所以药用炮附子三枚与细辛，温经散寒止痛，配伍大黄，而且大黄是与诸药同煎的，这是温经止痛重于通下了。《千金》治疗冷痢的温脾汤，较本方少甘草，多桂心，很易理解，桂心是治腹内冷气冷痢的。另外治腹痛，脐下绞急，绕脐不止的温脾汤，较本方多当归、芒硝二味，大黄增至五两，盖因病在脐周、脐下，是"在下者引而竭之"之意。至于《本事方》温脾汤，较本方去人参而加桂心、厚朴，并减轻大黄用量，是温中理气重于顾虚了。所以主治云："治痼冷在肠胃间，连年腹痛泄泻，休作无时，服诸热药不效，宜先取去，然后调治易差，不可畏虚以养病也。”这种同异之处，用药出入，反映前人辨证用药的精髓，颇堪学习。

（四）温中回阳剂

温中回阳剂是温中祛寒、回阳救逆的方剂。阳虚里寒，主要在于三阴经，所以常用辛温之药配伍制方。而辛温之药除有上述功用外，又能除痹止痛。因此，这两个方面的用药制方，既有区别，又往往是连类而及的。

例如理中汤温中祛寒，治疗太阴之阳虚有寒；四逆汤回阳救逆，治疗少阴之阳虚四逆；吴茱萸汤温经散寒，治疗厥阴之阴寒厥逆。这是最常用的方法。由理中汤而联系甘草干姜汤，参姜饮和大建中汤、附子粳米汤，也略有分别，一者为益气温阳，一者为温阳降逆，与理中汤有同而不同之处。由四逆汤而发展为四逆加减诸方，以及黑锡丹、金液丹等，亦有区别，前者为四逆证用药上的轻重缓急，后者则是温肾补命火，与四逆汤同而不同，是两种用药方法。由吴茱萸汤而联系暖肝煎、当归生姜羊肉汤、当归四逆汤，这里亦有饮、有寒、有气滞、有血虚，反映厥阴病情的特殊性和不同的制方用药。

阴寒内盛，痹其胸阳，又可以形成胸痹心痛等证，治以通阳止痛，如乌头赤石脂丸、九痛丸、薏苡附子散。阴寒内盛，络脉拘急，又可以形成寒疝腹痛之证，治以祛风止痛，如乌头煎、乌头桂枝汤。这两方用药，实际是大建中汤、附子粳米汤证的重一等者，但急则治标，并不着意顾护中焦。阴寒内外俱盛，痹其肌肉筋骨，又可以形成痹痛历节等证，除痹止痛，方如桂枝附子汤、白术附子汤、甘草附子汤、桂枝芍药知母汤，甚者用附子汤、乌头汤。关于这一部分方剂，似与温中回阳的命题不合，但大法仍是辛温通阳，用药亦取附子、干姜、桂枝、吴萸等配伍制剂。不过，除痹止痛，毕竟有其特点，如附子都炮用，甚者加乌头，药效亦不如四逆诸方之速，往往需要反复应用。知异知同，就能够触类旁通。这些方法，在方剂讲义中都有所论述，可以参阅。兹择要解释几个方剂的用药配伍如下。

1. 理中丸（理中汤，又名人参汤）

出处：《伤寒论》

主治：①霍乱，寒多不用水者；②治中气不运，腹中不实，口失滋味，病久不食，脏腑不调，与伤寒直中太阴，自利不渴，寒多而呕等证；③阳虚失血；④胸痹，痞气，阴寒之气上逆者；⑤大病瘥后，喜唾，久不了了，胸上有寒，当以此药温之。

药物组成：人参　干姜　甘草炙　白术各三两

用法：上四味，捣筛，蜜和为丸，如鸡子黄许大。以沸汤数合，和一丸，研碎，温服之。日三服，夜二服。腹中未热，益至三四丸，然不及汤。汤法：以四物依两数切，用水八升，煮取三升，去滓，温服一升，日三服。

若脐上筑者，肾气动也，去术，加桂四两；吐多者，去术，加生姜三两；下多者，还用术；悸者，加茯苓二两；渴欲得水者，加术足前成四两半；腹中痛者，加人参足前成四两半；寒者，加干姜足前成四两半；腹满者，去术，加附子一枚。服汤后，如食顷，饮热粥一升许，微自温，勿发揭衣被。

配伍意义：本方是调理太阴阳明的功能，恢复中焦之阳者。方中用干姜之辛热，能升能降，温中祛寒，恢复脾胃升降之常；伍以白术，健脾守中，与干姜之辛散相合，一走一守，有温运中阳之功。这是方中主药。人参、炙甘草补脾胃，益中气，与姜术配伍，合成温中祛寒、补益脾胃之剂。

中焦为脾胃所居，主纳化升降。中气虚寒，不能温运，则变证丛生。如胃纳失司，多口淡无味，食欲不振；脾运不及，又谷入化迟，脘痞腹胀。升降乖常，则清气在下，便溏泄泻，浊气上逆，呕逆吐食；甚至清浊混淆，突然上吐下泻，前人称为“霍乱”。又如阳不摄阴而为失血，阴寒窒塞而为胸痹，病后胃阳未复，脾不摄津而为多唾涎沫等。尽管变证多端，均可治以理中方法。

方后的加减用药，也很有意义。如脐上筑筑动悸，是中焦阳虚而下焦之阳亦伤，胃虚气逆，冲气欲动，所以去白术之呆守，防避其壅气；增加肉桂，温肾纳气，以平冲逆。如见呕吐甚者，是中焦阳虚，寒饮窃发，饮邪上逆，所以呕吐，其吐多清水涎沫，除用干姜温运中阳之外，更加生姜，可以散水降逆止呕；去白术者，因为吐症一般不用白术；但泄泻为甚者，还当用术，可以运脾止泻。如见心下悸者，是中阳虚而水饮上凌，所以加茯苓化气化饮；水饮脐下悸者亦可用。如渴欲得水，是寒饮内停，脾不散精，与一般热证口渴不同，所以加重白术，运脾化饮，这是治饮之本，不是治渴之标者。如见腹中痛者，中虚为甚，所以加重人参；人参亦非能止痛，以温中补虚，阳气恢复，则其痛自止。如见中焦寒盛，加重干姜，温中祛寒，易于理解。如见虚寒腹满，则不但中焦之阳已虚，而下焦之浊阴，亦从而上逆，形成脾肾虚寒，浊阴反盛之证，病情转急，所以加用附子，具有人参四逆之意，回阳破阴，以除寒胀；不用术者，亦因腹满一般不用术，在此也是嫌其呆守，有妨于回阳之急。

2. 四逆汤（附：干姜附子汤、白通汤、白通加猪胆汁汤、通脉四逆汤、通脉四逆加猪胆汁汤、四逆加人参汤、茯苓四逆汤）

出处：《伤寒论》

主治：①少阴病，四肢厥逆，恶寒蜷卧，但欲寐，脉微细；或下利清谷者。②太阳病，误汗或大汗亡阳者。③吐利腹痛，汗出恶寒，四肢拘急逆冷者。

药物组成：附子一枚，生用　干姜一两半　甘草二两，炙用法：上三味，以水三升，煮取一升二合，去滓，分温再服。强人可大附子一枚，干姜三两。

配伍意义：四逆汤是回阳救逆之剂，治疗阴寒内盛、阳气欲脱之证，如少阴病四逆，大汗亡阳，以及吐利脉微厥逆等等。方中用生附子一枚，大辛大热，直入少阴，走窜有力，能迅速破除阴寒，挽回阳气。合以辛热之干姜，有协同作用，温阳散寒的力量更强。配伍炙甘草，甘温益气，通利经脉，合姜附同用，既能温阳复脉，同时又能缓和姜附燥烈之弊。组织成方，确具回阳救逆之功，能治阴寒内盛诸证。

《医宗金鉴》谓："方名四逆者，主治少阴中外皆寒，四肢厥逆也。……甘草得姜附，鼓肾阳，温中寒，有水中暖土之功；姜附得甘草，通关节，走四肢，有逐阴回阳之力。肾阳鼓，寒阴消，则阳气外达，而脉升手足温矣"。其说亦可参考。

尚有干姜附子汤、白通汤、通脉四逆汤等，病情用药，与此有密切关系，分别阐释如下。

干姜附子汤于四逆汤中去甘草，减干姜，是并用姜附而尤其重用附子者，并且煮取一升顿服。盖取其辛热走窜，单刀直入，迅速建立回阳救逆之功，用以治疗阳衰阴躁，脉沉微，身无大热，几乎有阴阳离决之势的急症。其用药和主证，较之四逆汤为急剧。

白通汤是于干姜附子汤中加葱白，白通加猪胆汁汤更于前方再加人尿、猪胆汁，均属回阳救逆之剂，治疗阴盛于下、格阳于上之证。因为阴盛于下而下利脉微，格阳于上而四逆面赤，较之干姜附子汤证为尤急，所以更加葱白之辛滑通阳，增强回阳救逆之力，急祛阴寒，挽回散亡之阳。假如阴寒更甚而厥逆无脉，格阳于上而干呕烦者，是阴阳离决的危象已显。每每疗寒以热药，而又阴寒格拒，药不得入。再加人尿、猪胆汁，咸寒苦降，反佐以取之，调和格拒之寒热，交通上下之阴阳，使阴寒散而阳气来复。这是真寒假热之证，病情复杂，用药亦取反治方法。白通汤和白通加猪胆汁汤，通阳救逆是有效的，但预后究竟如何，尚须密切观察，如服汤以后，脉暴出者，是阳气无根之象，将有生命之危；必须脉复而其来微续，这才是阳生阴长，脉有根柢的佳象。临床体会，救治白通汤证，同时配合独参汤急固元气，则疗效更佳。

通脉四逆汤即四逆汤方后所注强人用药之方。其特点是加重姜附用量，亦就是加强四逆汤的回阳通脉作用。它与干姜附子汤比较，前者是取其急，所以辛热单刀直入；后者是取其有力，仍为甘热之剂。因为前者阴盛于下，格阳于上，阴躁不眠，干呕烦者，有阴阳离决之危，非急不能挽救欲散之阳；后者亦为阴盛于内，格阳于外，但下利清谷，脉微欲绝，不仅阳越于外，亦将阴阳俱竭于内，所以一方面加重姜附，急救回阳而通脉，同时亦需要甘草之益气复脉。这是两者病情上的同中之异，亦是二方用药配伍上的不同着眼之点。

至于通脉四逆加猪胆汁汤，除了上述通脉四逆汤方意之外，其病情变化和用药方法，与白通加猪胆汁汤是共通的，可以互参，获得启发。

四逆加人参汤亦是回阳复脉之剂，但加人参，就有兼救阴阳之义。主治霍乱恶寒脉微而复利，利止亡血之证。这里不但阴盛阳微，而且阴阳俱竭，从“利止亡血”一句，就可以理解。急救治疗，用四逆汤回阳救逆，同时又加人参协同甘草，急固元气而复脉，即是阴阳兼救方法。再加茯苓，便为茯苓四逆汤。主治证候较上方为复杂，除汗下两伤、阴阳俱竭之外，又见烦躁。这种烦躁一方面是阴盛格阳，而另一方面亦有阳虚而饮邪上凌，夹杂为病。所以治疗方法，除了用人参四逆兼救阴阳之外，又加茯苓，可以化饮宁心，可以交通心肾，亦从而交通格拒之阴阳，但回阳复脉，还是其主要之点。

总之，四逆汤是回阳救逆的代表方剂，主治阴盛阳衰之证，是根据《内经》“寒淫于内，治以甘热”的治则立方的。

如其病情更急，有阴阳离决之危，或者阴盛于下、格阳于上者，用干姜附子汤、白通汤、白通加猪胆汁汤，独任辛热，单刀直入，急救欲散之阳气。如其内寒更甚，有阴阳俱竭趋势，或阴盛于内、格阳于外者，用通脉四逆汤、通脉四逆加猪胆汁汤，是加强回阳复脉之力，但仍取甘热温中之制。如其阴盛阳衰，阳衰而阴亦随脱，阴阳两竭者，用四逆加人参汤、茯苓四逆汤，急固元气以回阳，实际已是阴阳两救方法。

3. 金液丹

出处：《和剂局方》

主治：固真气，暖丹田，坚筋骨，壮阳道。除久寒痼冷，补劳伤虚损。治男子腰肾久冷，心腹积聚，胁下冷癖，腹中诸虫，失精遗溺，形羸力劣，脚膝疼弱，冷风顽痹。上气衄血，咳逆寒热，霍乱转筋，虚滑下利。又治痔瘘湿䘌生疮，下血不止。及妇人血结寒热，阴蚀疽痔。

药物组成：硫黄净拣去砂石，十两，研细飞过，用瓷盒子盛，以水和赤石脂封口，以盐泥固济晒干。地内先埋一小罐子，盛水令满，安盒子在上，用泥固济讫，慢火养七日七夜，候足加顶火一斤煅，候冷取出，研为细末。

用法：上药末一两，用蒸饼一两，汤浸，握去水，搜为丸，如梧桐子大。每服三十丸，多至百丸，温米饮下，空心服之。又治伤寒阴证，身冷脉微，手足厥逆。或吐或利，或自汗不止。或小便不禁，不拘丸数，宜并服之，得身热脉出为度。

配伍意义：金液丹为温热壮阳之剂，是用金石药以温壮元阳者。其具体功用，如《局方》所说，“固真气，暖丹田，坚筋骨，壮阳道，除久寒痼冷，补劳伤虚损”。其中，固真气，暖丹田两句，是个中心。即是说，金液丹主治诸证，都是由于真气不固、丹田虚寒所致。如劳伤虚损，腰肾久冷，心腹积聚，胁下癖块，阳痿，失精，遗溺，脚膝痹痛，咳喘上气，久泻久痢，以及妇女经闭寒热等等，都需要有真气不固、丹田虚寒的病理变化，才适用此药。临床体会，抓住这个中心，用治以上诸证，确有一般草木之药所不能达到的疗效，往往在进药以后，腹中感觉有一股暖气流走上下，肠为之鸣，连得转气，即阳回之征，而病情亦随之缓解。至于说此药能“补”，应分析看待，此殆渊源于服石家言，大意是指此药见效，能使正胜邪却，邪去即所以裨益元气，并不是本身有什么滋补作用，不能误解。

4. 来复丹

出处：《和剂局方》

主治：气闭痰厥，心腹冷痛，脏腑虚滑，不问男女老幼危急之证，但有胃气，无不获安。

药物组成：硝石一两，同硫黄并为细末，名二气末　玄精石　硫黄各一两　五灵脂　青皮去白　陈皮去白，各二两

用法：上用五灵脂、二橘皮为细末，次入玄精石末及前二气末拌匀，以好滴醋打糊为丸，如豌豆大。每服三十粒，空心粥饮吞下。甚者五十粒，小儿三五粒。

配伍意义：叶天士云：“考暑门时风烦躁，清浊交乱者，昔贤每以来复丹五六十粒，转运清浊为先，攻补难施之际，望其效灵耳”（见《临证指南医案·暑门》何案）。这就指出了运用来复丹的要领。此药对暑湿困中，霍乱吐下，以及中满腹胀等病，是有良好疗效的，而且往往是在病情危重、攻补难施之际，作为救急处理。

方中用药以配类二气为中心，围绕着调阴阳、和营卫、交升降而配伍的。李时珍云：“硝石属火，味辛带苦微咸，而气大温，其性上升，水中之火也。故能破积散坚，治诸热病，升散三焦火郁，调和脏腑虚寒。与硫黄同用，则配类二气，均调阴阳，有升降水火之功，治冷热缓急之病。……盖硫黄之性暖而利，其性下行；硝石之性暖而散，其性上行。一升一降，一阴一阳，此制方之妙也”（见《本草纲目》硝石条发明）。又

云："玄精石禀太阴之精，与盐同性，其气寒而不温，其味甘咸而降，同硫黄、硝石治上盛下虚，救阴助阳，有扶危拯逆之功。故铁甕申先生来复丹用之，正取其寒，以配硝、硫之热也"（见《本草纲目》玄精石发明）。至于五灵脂与青皮、陈皮为伍，其和营卫、调气血之功，就更易理解。合而成方，便为协调阴阳气血、升降水火之剂，对上实下虚、清浊交乱、阴阳气血混淆的病情，实为拨乱反正之剂。

《证治准绳·杂病》中暑门云："中暑之症，面垢闷倒，昏不知人，冷汗自出，手足微冷，或吐或泻，或喘或满，以来复丹末同苏合香丸，用汤调灌。或以来复丹研末，汤调灌之。"薛生白《湿热病篇》二十六条亦云："暑月病初起，但恶寒，面黄，口不渴，神倦，四肢懒，脉沉弱，腹痛下利，湿困太阴之阳，宜仿缩脾饮，甚则大顺散、来复丹等法。"这些资料，可以作为临床正确运用来复丹的参考，亦是说明此药是有应急作用的。余在临床，并用治中满腹胀，小便涓滴不畅，大便反而薄泄，阴阳乖错的病情，与禹余粮丸交替运用，曾获疗效。

5. 禹余粮丸

出处：《三因极一病证方论》

主治：治十种水气。凡脚膝肿，上气喘满，小便不利，但是水气，悉皆主之。

药物组成：蛇黄大者三两，煅　禹余粮石三两　针砂五两，与禹余粮石用醋同煮，煅

以三物为主，其次量人虚实入下项药。治水多是取转，唯此方三物，既非大戟、甘遂、芫花之比，又有下项药扶持，故虚老人可服。

附子炮　桂心　干姜炮　蓬术炮　京三棱炮　青皮　木香　白豆蔻炮　大茴香炒　羌活　白蒺藜　茯苓　牛膝酒浸　川芎　当归酒浸一宿，各半两。虚人、老人全用半两，实壮人减之。

用法：上为末，入前药拌匀，以汤浸蒸饼沥去水，和药，

再杵极匀，丸如桐子大。食前温酒白汤送下三十丸至五十丸。最忌盐，一毫不可入口，否则发疾愈甚。但试服药，即于小便内旋去，不动脏腑。病去，日日三服，兼以温和调补气血药助之，真神方也。

配伍意义：陈无择所讲的十种水气，即水肿而见短气，不得卧，为心水；两胁疼痛，为肝水；大便鸭溏，为肺水；四肢若重，为脾水；腰痛足冷，为肾水；口苦咽干，为胆水；乍虚乍实，为大肠水；腹急肢瘦，为膀胱水；小便秘涩，为胃水；小腹急满，为小肠水。而以一方统治之。然此后临床，用于水病者少，治疗胀病者多。《丹溪心法》即已列入鼓胀门。并云："治中满，气胀喘满，及水气胀。"《附录》更云："鼓胀理宜补脾，又须养肺金以制木，使脾无贼邪之患；制肾水以制火，使肺得清化。却厚味，断妄想，远音乐，无有不安。医又不察虚实，急于作效，病者苦于胀急，喜行利药，以求通快，不知宽得一日半日，其肿愈甚，病邪甚矣，真气伤矣！古方惟禹余粮丸，又名紫金丸，制肝补脾，殊为切当"（《证治准绳·类方》亦附于胀满门）。

方中以蛇黄、禹余粮、针砂为主药，具有镇心消肿毒、去血闭癥瘕、制肝以扶脾的作用，对积聚肿满病情是很有针对性的。配伍附子、肉桂、干姜，破阴气，散寒凝。川芎、当归、三棱、莪术，活血消坚；青皮、木香、豆蔻、茴香，理气行滞。又用羌活、蒺藜与茯苓，散风渗湿而升降之；牛膝引之下行。合而成方，具有破阴散寒，流通气血，散风渗湿，以成消积除胀的功用。叶天士亦很赞赏，如云："考古治胀名家，必以通阳为务。若滋阴柔药，微加桂附，凝阴冱浊，岂是良法？议用《三因》禹余粮丸，暖其水脏，攻其秽浊。"又云："中满用禹余粮丸获效，是得暖下泄浊之力"（见《临证指南医案·肿胀门》张案和王案）。

以上金液丹、来复丹、禹余粮丸，都是中医临床的大病大药，既反映学术上的成就，亦确实发挥了可佳的疗效。

6. 海藏已寒丸（附：《局方》大已寒丸）

出处：《医垒元戎》

主治：治阴证服四逆辈，胸中发躁而渴者，或数日大便秘，小便涩赤。服此丸，上不躁，大小便自利。此丸不僭上，阳生于下。

药物组成：肉桂　茯苓各半两　乌头炮　良姜各七钱　附子炮　干姜炮　芍药　茴香炒，各一两

用法：上为末，米糊丸，桐子大，空心温酒下五七十丸，或八九十丸；食前亦得。酒醋糊丸亦可。

《局方》大已寒丸，仅用荜茇、肉桂、干姜、良姜四味。

配伍意义：海藏已寒丸，是通治大寒之剂，用药别具一格者。大寒的病变主要在三阴，如《阴证略例》海藏老人内伤三阴例云："若饮冷内伤，虽先损胃，未知色脉各在何经。若面青黑，脉浮沉不一，弦而弱者，伤在厥阴也；若面红赤，脉浮沉不一，细而微者，伤在少阴也；若面黄洁，脉浮沉不一，缓而迟者，伤在太阴也。"因此，方中用药，集中附子、干姜、乌头、肉桂、良姜等，祛除三阴之寒，尤其诸药相合，可以发挥协同作用，加强破阴回阳之力。不过，阴寒内盛，必然逼阳于外，而一派辛热刚燥之药，亦能走散于外，僭逆于上，有回阳之功，亦有耗阴之弊。所以明明是阴证，服用四逆之辈，胸中会发燥，会发渴，或者数日不大便而小便涩赤，就是由于这个关系。海藏老人看阴证是颇有经验的，所以在方中配伍茯苓、白芍、茴香，以柔制刚，引药下行，使阳气生于下焦，而阴寒得以开化。这就是"此丸不僭，阳生于下"之意。

这种配伍用药，是他从实践中得出的经验，曾经为此写了一篇文章《论后出余气而解》。文云："病人服温热之药，时有下气者，知阴气出也。韩氏治下焦寒，用灰包熨法，得下利一两行，小便一两次，及少有汗，阴气出而下泄，知其为必解

也。予以是知服调中、理中及诸附子等药后，时有下气者，阴化而出即为解。”这种论述，实为发前人所未发。他并亲记治验，如子秦二案云：“病人手冷至肘，足冷至膝，脉将绝而不可救，欲复与四逆等汤，恐烦躁私饮而生变。文之清曰：何法以治？余教以乌、附、姜、桂、良姜等，佐以芍药、茴香之类，酒糊丸，引而下之，而使不僭。急服之百丸，昼夜相接八九次。阳气从下复生，胸膈不烦躁，不思水，与温剂则微咽，大便软，屡下气，阴气得以出，小便通快成剂如灰汁，脉微生。服丸至千半，阳气遍体，作汗而愈”（以上均见《阴证略例》）。这样，大寒证的诊治，已寒丸的运用，可以说是金针度人了，可敬可佩。

《景岳全书·古方八阵》并列元戎大已寒丸和海藏已寒丸二方，前者用吴茱萸、官桂、干姜、良姜、乌头、附子六味；后者较这里少茯苓一味，同治验案方。何以如此出入，待考。并在后方引海藏一段文字，如云：“已寒丸上五味虽热，以芍药、茴香润剂引而下之，阴得阳而化，故大小便自通，如得春和之阳，冰自消矣。”

至于《局方》大已寒丸，主治证突出心腹疠痛，胁肋胀满，伤寒阴盛，神昏脉短等，用此是为了应急。在配伍中，亦注意到走中有守，但偏任刚燥，毕竟不如海藏方的考虑周密。

7. 六味回阳饮

出处：《景岳全书》

主治：治阴阳将脱等证。

药物组成：人参一二两或数钱　制附子二三钱　炮干姜二三钱　炙甘草一钱　熟地五钱或一两　当归身三钱，如泄泻者，或血动者，以冬术易之，多多益善。

用法：水二盅，武火煎七八分温服。

配伍意义：六味回阳饮是回阳救逆的另一种用药方法，富有张景岳的用药特点。一般而论，回阳救逆，独崇辛温，如四逆汤及其加减诸方，上文已经阐述。亦有阳虚而阴亦竭者，出现阴阳将脱的危证，虽有四逆加人参汤的制剂，但毕竟偏任辛温，用人参亦是阳生阴长之义，并不是阴阳之药并用者。只有张景岳的六味回阳饮，才补上这一法门，并由辛温而转为温润，这是有其独到之处的。因为张氏一贯主张命门寓元阴元阳，而阴阳又是相济的。所以在回阳救急之时，特别对阴阳将脱之证，认真从命门水火的相互关系去考虑问题。这就是他创制此方的指导思想。

方中用四逆汤回阳，易于理解，但附子用制、干姜用炮，已有用温减辛之意。特别配人参、熟地，是他的名方两仪膏，能治精气大亏，诸药不应者。更佐当归，濡养阴血，则回阳救阴，已经两顾，能够温补命门，而救阴阳将脱之证。

（五）祛湿剂

祛湿剂是祛除湿邪的方剂。湿邪为病，固然是六淫之一，但有在表在里、挟寒挟热之分。因此，祛除湿邪，亦有很多方法。临床常用的，如甘淡渗湿、理气化湿、苦温燥湿、风药胜湿、温阳化湿和清化湿热等。

如茯苓皮汤、五皮散、五苓散，是理气化湿者；甘露消毒丹、黄芩滑石汤、连朴饮、八正散，是清化湿热者；藿香正气散、平胃散，是苦温（芳香）燥湿者；羌活胜湿汤、升阳除湿汤，是风药胜湿者；甘姜苓术汤、真武汤、实脾散，是温阳化湿（泄浊）者。

由五苓散而至茯苓皮汤，这是学术上的一个发展，充分发挥甘淡利湿药的作用。由五苓散而联系泽泻汤、猪苓散、四苓散、茵陈五苓散和猪苓汤等，这在用药配伍上，都有其内在的联系之处。由茵陈桂苓甘露饮而联系甘露消毒丹，既是发展，又可以比较分析。由羌活胜湿汤而联系苓桂浮萍汤，由甘姜苓术汤而联系苓桂术甘汤，这是湿与饮、湿与水的区别，在用药配伍上，亦可以看到三者之间的区别和联系之处。

至于五苓散、甘姜苓术汤、真武汤等一类方剂，是张仲景的成就，其用药制方，着重温阳化气以化湿。藿香正气散、平胃散一类方剂，是《和剂局方》的成就，赏用苦温风燥，是燥以燥湿的方法。羌活胜湿汤、升阳除湿汤一类方剂，为李东垣的成就，善用风药升阳，使清阳上升，则浊阴自化。茯苓皮汤、黄芩滑石汤、茵陈桂苓甘露饮等一类方剂，又是叶天士等温病学术发展上的成就，甘淡清利，清热于湿外，渗湿于热下，使湿与热相离，则湿热自清。如此等等，从各个角度治疗湿证，都是值得研究的。这里再重点解释几个方剂如下。

1. 黄芩滑石汤

出处：《温病条辨》

主治：治湿温脉缓身痛，舌淡黄而滑，渴不多饮，或竟不渴。汗出热解，既而复热。此内不能运化水谷之湿，外复感时令之湿，但发表攻里，两不可施；误认伤寒，必转坏证。徒清热则湿不退，徒祛湿则热愈炽，仍议宣通气分。

药物组成：黄芩三钱　滑石三钱　茯苓皮三钱　大腹皮二钱　白蔻仁一钱　通草一钱　猪苓三钱

用法：水煎服。

配伍意义：黄芩滑石汤即《临证指南医案·温病门》某案的用药，是宣通气分，清利湿热方法。治疗湿温病湿郁蒸热之证。因为湿郁气滞，所以脉缓身痛。湿郁生热，所以虽汗出而热仍不解。湿滞而气化失常，必然升降乖乱，浊气不降，内而不能消化水谷，清气不升，外而不能御时令之湿，形成内湿与外湿相混杂的局面。这种病情，发表攻里，都不可施，因为病的重点还在中焦，而影响及于气化，只宜宣通气机，渗湿于下，清热于湿，使湿热分消，则其病可解。方中白蔻仁与腹皮，宣通气机，并以化湿；通草、滑石与黄芩，清气分亦清湿热；茯苓皮、猪苓合通草、滑石，能渗湿下行。合而用之，使气化而湿化，湿去而邪无所留，则其热亦自退。这是清化湿热的有效方法。

2. 茵陈桂苓甘露饮

出处：《临证指南医案》

主治：湿热黄疸，舌白目黄，口渴溺赤，脉象呆钝，此属湿郁。

药物组成：绵茵陈三钱　白术一钱　桂枝木一钱　茯苓皮三钱　猪苓三钱　泽泻一钱　寒水石三钱　飞滑石三钱

用法：水煎服。

配伍意义：本方是《临证指南医案·湿病门》某案的用药，颇具特点者。冠以方名，并分析如下。湿热黄疸大都是湿郁生热，热蒸发黄。而湿热之所以郁蒸，是由于脾气不运、膀胱气化不行所致，叶天士每每责之太阴太阳两病。黄疸初起，有见舌苔白厚、白腻、白滑，甚至苔白如霜、满布舌面者，这是湿郁气分之证。加之脉象呆钝，或濡滞，更有气分窒痹之势。湿郁可以生热，气痹亦多郁热，所以伴见口渴溺赤，这与五苓散证略同。这种病情，病源在于湿热，而关键在于气化。治以茵陈桂苓甘露法，用五苓化气利水，茵陈、寒水石、滑石清热利湿并能退黄，而重点是化气利湿。此方用药，与茵陈五苓散比较，增加了寒水石、滑石，是增加寒凉清气清热的作用。与茵陈蒿汤和栀子柏皮汤等相比，是辛凉与苦寒之异。这样，本方的特点就看得很清楚了。

实践体会，黄疸初起，苔白脉呆湿郁不化者，正是需要桂术、桂苓的配伍用药，通阳化气，所以用茵陈桂苓甘露饮是最洽病情的，叶天士早有创见。如兼干恶作呕者，还可加用半夏、竹茹。但千万不能早用苦寒药，如不注意及此，伤阳败胃，反增痞烦呕逆者，屡见不鲜。必待脉弦或数，苔转黄腻，腹胀或便秘，湿热郁聚于里者，用苦寒清热之药，方才适合。

关于这一点，是从失败中获取的教训。目前临床，有见到黄疸型肝炎，即用茵陈蒿汤、龙胆泻肝汤，甚至无黄疸型肝炎见到谷丙转氨酶升高，亦用此法，而不注意辨证用药，实在可商。

3. 渗湿汤

出处：《和剂局方》

主治：治寒湿所伤，身重腰冷，如坐水中。小便或涩或出，大便溏泄。皆因坐卧湿处，或因雨露所袭，或因汗出衣衾冷湿，久久得之。腰下重疼，两脚疼痛，腿膝或肿或不肿，小便利，反不渴，悉能主之。

药物组成：苍术　白术　甘草炙，各一两　茯苓去皮　干姜炒，各二两　橘红　丁香各一分

用法：上为粗散，每服四钱，水一盏半，枣一枚，姜三片，煎七分。食前温服。

配伍意义：本方是肾着汤的加味方，治疗寒湿身痛，尤其身重腰冷，两脚疼痛，腿膝作肿等症，偏于下半身为甚者，是很合适的。肾着汤温阳化湿，除痹止痛。药以干姜为主，是温脾祛寒者，因为脾主肌肉，突出这个重点很重要。配伍白术、茯苓，健脾渗湿。《本经》谓白术“主风寒湿痹，死肌”。《别录》更称其能“逐皮间风水结肿……利腰脐间血”。并与干姜同用，就能充分发挥祛寒除痹的作用。甘草通经脉，和诸药。这里更加苍术、橘红理气燥湿，丁香温脾胃、暖腰膝，则其治疗上述诸证，疗效当然更佳。

又，这里方名渗湿汤，就其用药而论，实际是以燥湿为主者。

4. 羌活胜湿汤

出处：《内外伤辨惑论》

主治：肩背痛不可回顾者，此手太阳气郁而不行，以风药散之。脊痛项强，腰似折，项似拔，此足太阳经不通行，以羌活胜湿汤主之。

药物组成：羌活　独活各一钱　藁本　防风　甘草炙　川芎各五分　蔓荆子三分

用法：上都作一服，水二盏，煎至一盏，去租，大温服，空心食前。如身重腰沉沉然，经中有寒湿也，加酒洗汉防己五分。轻者附子五分，重者川乌五分。

配伍意义：本方是风药胜湿之剂，能散经隧之风湿。因为风湿客于肌表，太阳经气郁而不行，所以头痛项强，肩背痛而不能回顾，腰似折，项似拔，一身经脉肌骨都为之不利。治以羌活胜湿汤。方中用羌活、独活、甘草辛甘发散，益气升阳，是舒散太阳经气者；配伍防风，通行周身，搜风而止痛；佐以蔓荆子、川芎止头痛，藁本止顶痛、脑痛。这些药物，都是辛温升散之剂，能祛风而胜湿，但用量都较轻，能升浮走肌表，而又不至于大发汗。这是伸引阳气以治风湿在表的方法，颇能反映李东垣的用药特点。有人认为，这是发汗之剂，不符合立方本意。

至于方后所注，身重腰沉加防己、附子，重者加川乌，是因为湿从寒化，痹阻经脉，所以又复入温经去湿、祛风止痛之药。风寒湿三气杂至，合而为痹，临床上较多见，加味方法，可以考虑。

5. 升阳除湿汤

出处：《脾胃论》

主治：治脾胃虚弱，不思饮食，肠鸣腹痛，泄泻无度，小便黄，四肢困弱。

药物组成：甘草　大麦蘖面如胃寒腹鸣者加　陈皮　猪苓各三分　泽泻　益智仁　半夏　防风　神曲　升麻　柴胡　羌活以上各五分　苍术一钱

用法：上作一服，水三大盏，生姜三片，枣二枚，同煎至一盏，去租，空心服。

配伍意义：本方升阳除湿，是治脾虚湿胜之证者。因为脾胃气虚，所以不思饮食，四肢困倦。脾虚则水谷不化，所以湿胜。湿胜成濡泄，所以肠鸣腹痛，泄泻无度，小便黄少。在此，这是主要之证，即中气下陷的病情。治以升阳除湿汤，方中用苍术、甘草、羌活、防风、升麻、柴胡，辛甘发散，升举阳气。其中羌防与升柴，是重叠用药，加强升发脾胃清阳的作用；苍术用量独重，取其益胃去湿，这是方中的主药。配伍小量的猪苓、泽泻，与苍术为伍，是上下分消其湿，使阳气上升，湿浊下渗，则泄泻可止。脾虚湿胜，中气被遏，所以又用益智仁、半夏温中醒脾，并止肠鸣腹痛。陈皮、麦曲和胃气，助化谷；生姜、大枣增强辛甘发散作用，又调和脾胃。合而用之，确具运脾升阳、和胃化湿、以止泄泻之功。但品味虽多，用量却很轻，因扶脾胃，升阳气，总宜于轻浮，这是李东垣的用药方法。

6. 苓桂浮萍汤

出处：《四圣心源》

主治：水肿风水证。

药物组成：茯苓三钱　桂枝三钱　浮萍三钱　杏仁三钱　半夏三钱　泽泻三钱　甘草二钱

用法：水煎大半盏，热服，覆衣取汗。

中气虚，加人参；寒加干姜；肺热加麦冬、贝母。

配伍意义：本方是疏风化水之剂，治疗风水之证。因为风邪犯表，肺气不得宣畅，膀胱气化亦郁而不行，所以风邪激水上逆，头面先肿，迅速蔓延；小便不利，水不下行，亦必壅而上逆，气喘胸满，形成“风水相搏”的局面。风郁于卫，可见恶寒发热，身体酸痛，脉浮或紧，舌苔薄白而滑等症。治以苓桂浮萍汤，桂枝与茯苓，化膀胱之气而通太阳之经；桂枝与浮萍，祛风发散而宣通肺气。这是方中的主药，所以“开鬼门、洁净府”，从表里以分消其水者。配以杏仁、半夏，理肺胃之气；再合泽泻，增强理气利水的协同作用。使以甘草，调和诸药，共成祛风化水之功。对风水表证仍在，尤其是感受风寒之邪者，最为相宜。

一说此方是麻黄汤与五苓散的化裁，以浮萍之辛寒轻浮易麻黄，是为了更好地祛风散水消肿；于五苓中去白术、猪苓，是为了与风水在表更相适应。其说亦可参考。

如风邪郁热，症见咽痛扁桃体肿者，可加土牛膝根、荔枝草、地骨皮等，增加清热消肿之功；如见皮肤疮疡，由疮毒而生肿者，可加荆芥、防风、银花、连翘、紫地丁等，增加消疮败毒的作用。

7. 三化神祐丸

出处：《宣明论方》

主治：中满腹胀，喘嗽淋闷，一切水湿肿满，湿热肠垢，沉积变生疾病，久病不已，黄瘦困倦，气血壅滞，不得宣通。或风热燥郁，肢体麻痹，走注疼痛，并久新腰痛。风痰涎嗽，头目旋运。疟疾不已，癥瘕积聚，坚满痞闷。酒积食积，一切痰饮呕逆等证。

药物组成：甘遂　大戟　芫花醋拌湿炒，各半两　牵牛二两　大黄一两，为细末　轻粉一钱

用法：上为末，滴水为丸，如小豆大。初服五丸，每服加五丸，温水下；每日三服。加至快利，利后却常服，病去为度。设病愈后，老弱虚人、平人常服保养，宣通气血，消进酒食。病癖闷极甚者，便多服则顿攻不开，转加痛闷，则初服两丸，每服加两丸，至快利为度，以意消息。

配伍意义：对于水湿之病，刘河间有他的独特见解，如云："夫诸湿者，湿为土气，火热能生土湿也。故夏热则万物湿润，秋凉则湿物燥干也。湿病本不自生，因生于大热怫郁，水液不能宣通，即停滞而生水湿也。凡病湿者，多自热生；而热气为病尚多，以为兼证云，湿热亦犹风热，义同。虽病水寒，不得宣行，亦能为湿，虽有此异，亦以鲜矣。或跗肿体

寒，而有水者，以畜热入里极深，本非病寒也”（见《宣明论方·水湿门》）。这样，刘氏对湿病的观点就非常明确。①凡于湿病，多是因热而生。因为热气怫郁，水液不能宣通，所以停滞而生湿。②湿与热的关系，犹如风与热的关系，即风病从热而生，而湿病亦由热郁而来。两者之间，有兼化的关系。③虽然水寒亦能为湿病，似与湿热相异，但为数很少，即湿寒者少，温热者多。又如浮肿身寒，有似寒水，但要注意，往往有热极似寒的假象，本来并不是寒证。这就是刘氏对湿病的论点。

由于他对湿病持热郁生湿论，所以对中满腹胀，喘嗽淋闷，湿热肠垢沉积等，均从热郁湿壅论证。甚至肢体麻痹，走注疼痛，久新腰痛，以及风痰涎嗽眩晕，疟疾癥瘕，酒积食积，痰饮呕逆等，都有湿热郁蒸的实证。毫无疑问，这些疾病，是有这一部分证型的，只要认真分析，就能理解刘氏所论的精神。但须注意，这种论述亦不能代表这些疾病变化的全体，应该分析而论。

三化神祐丸为热郁生湿的实证开辟了一个用药路子，亦反映刘河间在这方面的成就。方中之药，可分三个部分，一是甘遂、大戟、芫花，法从十枣汤来，专门攻逐水饮；二是牵牛、大黄，即大黄牵牛散，治相火之气，通利脏腑湿热（见《保命集·热论》）；三是轻粉，走而不守，善劫痰涎，消积滞。合而成方，其开郁逐湿，破结去实，力量很大，为大病之大药，适用于大热怫郁、水液不能宣通、停滞生湿的病情。

至于服法，初用此较谨慎。丸如小豆大，初服五丸，每服加五丸，加至快利为度。这是可以的。对病癖闷极甚者，则从更小量开始，初服两丸，每服亦加两丸；并提出告诫，病重药重，这是一般说法，有病重而“顿攻不开，转加痛闷”的，不能径情直往，这又何等谨慎。但“利后却常服”，“老弱虚人、平人常服保养”，就可以再商。特别配伍诸药，专事攻击，毫不顾正，虽云实证，亦宜全面考虑，适当配伍扶正顾本之品，才臻稳妥。

（六）祛痰剂

祛痰剂是祛除痰浊的方剂。痰证有五，即湿痰、燥痰、热痰、风痰与寒痰。这是从五气分证的，但其为痰则一。

如二陈汤治湿痰，贝母瓜蒌汤治燥痰，半夏白术天麻汤（指程钟龄方）治风痰，小陷胸汤、清气化痰丸治热痰。寒痰之治，与治饮略同，这是临床上最常用者。

由二陈汤发展为温胆汤、半夏白术天麻汤，由小陷胸汤发展为清气化痰丸、礞石滚痰丸，这里有用药配伍上的内在联系，亦有病情发展，方药又随之变化的。至于理中化痰丸、胡椒化痰丸、姜桂丸等，虽属寒痰之剂，但毕竟不出“温药和之”的范围，与治饮是可分而不可分者。

总之，痰为实邪，法多治标。病虽分五，实际不外湿燥之异。不过，痰证亦有挟虚的，有痰瘀交阻的，与食积相兼的，病情又多错综复杂，特别怪证多从痰治，方剂讲义中都有介绍。这里另释几个方剂如下。

1. 丁香五套丸

出处：《和剂局方》

主治：治胃气虚弱，三焦痞涩，不能宣行水谷，故为痰饮。结聚胸膈之间，令人头目昏眩，胸膈胀满，咳嗽气急，呕吐腹疼。伏于中脘，亦令臂疼不举，腰腿沉重。久而不散，流入于脾，脾恶湿，得水则胀，胀则不能消化水谷，又令腹中虚满而不食也。此药主之。

药物组成：南星每个切作十数块，同半夏先用水浸三日，每日易水。次用白矾二两，研碎，调入水内，再浸三日，洗净焙干　半夏切破，各二两　白术　茯苓各一两　陈皮去白　丁香　木香　青皮

各半两　干姜炮　良姜各一两

用法：上为细末，用神曲一两，大麦芽二两，同研取末，打糊和药为丸，如梧桐子大。每服五十丸至七十丸，温热水下，不拘时候。常服温脾胃，去宿冷，消留滞，化饮食；辟雾露风冷，山岚瘴疠，不正非时之气。但是酒癖停饮，痰水不消，屡服汤药不能作效者，服之如神。

配伍意义：丁香五套丸的用药，路子很清楚，主要为两个部分：一部分是丁香、木香、青皮和炮姜、良姜，这是温中理气，祛寒暖胃，恢复脾胃健运之常，流通三焦气机者。前人曾说，见痰休治痰，气行痰自化，提出理气化痰之论，盖即渊源于此。另一部分是南星、半夏、白术、茯苓、陈皮，即白术、二陈加南星，和脾胃，消痰饮，使不结聚，使不留伏，亦不伤脾。两者结合起来，温中理气，消化痰饮，其效是可以理解的。更用神曲、麦芽，消食和胃，升引清气，所以除能治疗上文诸证外，又有辟瘴正气作用。

这种用药，治疗痰饮，是别出于张仲景苓桂术甘汤和肾气丸的方法，独具风格。亦可以说是源于“病痰饮者，当以温药和之”的原则，而在用药配伍上，又有了发展，并为后世临床所常用。

至于方名“五套”，套，是重沓之意。谓方中两部分药，温中理气、和胃化饮，各五味药，都是重叠应用，加强疗效，特别以丁香等温中理气为主，所以名之为丁香五套丸。

2. 黄芩利膈丸

出处：《兰室秘藏》

主治：咳嗽喘逆，胸烦躁热，头晕恶心，痰多黄稠。除胸中热，利膈上痰。

药物组成：生黄芩　炒黄芩以上各一两　黄连　半夏以上各五钱　南星　枳壳　陈皮以上各三钱　白术二钱　泽泻五钱　白矾五分

用法：上为末，汤浸蒸饼为丸，如梧桐子大，每服三五十丸，食远温水下。忌酒湿面。

配伍意义：本方是清化热痰之剂。原为李东垣对“火盛上乘生长之气”的泻法，即用苦寒之药“泄阴火之下行。肺苦气上逆，急食苦以泄之也”（见《脾胃论·气运衰旺图说》）。所以生黄芩与炒黄芩同用，并伍黄连，苦寒坚阴，泻胸中之热，以治火邪乘肺，咳嗽喘逆等证。配伍半夏、南星、枳壳、陈皮，理气化痰。这就是“除胸中热，利膈上痰”的主要意义。同时佐以泽泻汤，能治“心下有支饮，其人苦冒眩”（见《金匮要略·痰饮篇》）。并佐白矾，能消痰涎饮癖。合而用之，成为苦降辛通、治疗热痰的有效方剂，能治上述诸证。

李东垣治内伤发热之病，主张补中升阳，即“以辛甘温之剂，补其中而升其阳，甘寒以泻其火”（见《脾胃论》）。前者治其本，后者顾其标，临床是颇有成效的。这里火邪挟痰，用苦降辛通，是属于治标方法。用以治疗热痰病证是有效的、可以师法的，但要注意适可而止，慎勿伤其脾胃元气。

3. 半夏利膈丸（附：祛风丸）

出处：《证治准绳·类方》

主治：治风痰壅盛，头疼目眩，咽膈不利，涕唾稠粘。并治酒过停饮，呕逆恶心，胸胁引痛，腹内有声。

药物组成：半夏汤洗，三两　白附子生用，二两　天南星生用，一两半　白茯苓　白术　人参　滑石　贝母　白矾各一两

用法：上为细末，面糊和丸，如梧子大，每服三十丸，食后姜汤下。

配伍意义：本方是治疗风痰之剂，并有它的用药特点者。半夏、白附子、天南星配伍，是治风痰的常规用药。三者生用，则其祛风化痰的作用更大，能迅散壅盛之邪，为急则治其标者。伍以人参、白术、茯苓，益气健脾化痰，在此有两层用意，一方面扶正，培土植木，使风邪不再僭逆；另一方面，使

脾气健运，绝其生痰之源，则风痰亦自平熄。两组药配合，能治标又顾其本。更加滑石、贝母、白矾，滑石能滑窍利痰，《别录》所谓“通九窍六腑津液，去留结，止渴，令人利中”，同时更有重以镇逆的作用；贝母消痰，润心肺，能散心胸郁结之气；白矾能吐下痰涎饮癖。三者合而用之，对风痰上壅，见头疼目眩，咽膈不利，涕唾稠粘等症，是颇有针对性的，亦是从另一方面加强半夏、南星、白附子的作用。汇通观之，是治疗风痰的常规用药方法，在配伍上亦具有示范意义。不过，总属治标之剂，尽管有参、术，但用量甚轻，不占主要位置，寓守于走，只能作为调剂而已。从实际病情考虑，风痰正壅之时，邪实病急，亦不宜过于补益者。

《卫生宝鉴》有祛风丸，治疗风痰别具方法，亦有启发意义。其方用荆芥、槐角子、半夏曲、陈皮、白矾、朱砂六味，姜汁糊丸，生姜、皂角子仁汤送下。疗效很好，书中有一段记载，如云：“有人味喜酸咸，饮酒过多，色欲无戒，渗注成痰饮，聚于胸膈，满则呕逆，恶心流涎，一臂麻木。升则头目昏眩，降则腰脚疼痛；深则左瘫右痪，浅则厥然仆地。此药宽中祛痰，搜风理气，和血驻颜，延年益寿”（见卷八治风杂方）。方中用荆芥、槐角子凉肝散风，半夏曲、陈皮、生姜和胃祛痰。白矾、皂角子为伍，是中风痰厥的要药，能稀涎通关（陈师古方）。白矾与朱砂为伍，能治惊痫癫狂，风痰失语等证。合而用之，其祛风化痰、镇惊利膈的作用是可靠的，亦是风痰病证中的一种用药方法。

4. 贝母花粉汤

出处：《临证指南医案》

主治：燥气伤肺，肺失宣肃，咳嗽痰多，甚则气逆，痰稠难咯，不时身热。当用轻药，以清上焦。

药物组成：川贝母　花粉　桑叶　南沙参　杏仁　绿豆衣

用法：水煎服。

配伍意义：本方是《临证指南医案·咳嗽门》陆女案的用药，颇切合于临床，冠以方名，分析如下。燥气伤肺，肺燥则咳。肺气失于宣肃，津液凝结为痰。痰阻则更加气逆。肺气膹郁，所以更见身热。这在临床上是较多见者。治以贝母花粉汤，用贝母、花粉，润肺化痰；桑叶、南沙参、杏仁，清宣肺气，亦能止咳；绿豆衣除烦清热。合而成方，具有清宣肺气、润燥化痰的作用，能治以上诸证。

叶天士认为，燥气上迫，病在气分，治宜轻药清上（因与内燥不同）。其用药配伍常常是选用桑叶、沙参、枇杷叶、杏仁、桔梗、甘草等，轻清宣通肺气。贝母、瓜蒌皮、根、麦门冬、玉竹、冬瓜子、芦根等，润肺阴，化燥痰，甚者益以梨汁、蔗汁。山栀、马兜铃、地骨皮、绿豆衣等，清肺除热。这种轻清流动的用药，颇合肺燥生痰之证，亦是润燥化痰方药的一个发展。

5. 金水六君煎

出处：《景岳全书》

主治：治肺肾虚寒，水泛为痰。或年迈阴虚，血气不足，外受风寒，咳嗽呕恶，多痰喘急等证。

药物组成：当归二钱　熟地三五钱　陈皮一钱半　半夏二钱　茯苓二钱　炙甘草一钱

用法：水二盅，生姜三五七片，煎七八分，食远温服。如大便不实而多湿者，去当归，加山药。如痰盛气滞，胸胁不快者，加白芥子七八分。如阴寒盛而嗽不愈者，加细辛五七分。如兼表邪寒热者，加柴胡一二钱。

配伍意义：脾湿生痰，阳虚为饮，这些病情，比较容易理解，亦易于处理，因为病情比较单纯，用药亦少顾忌。惟肺肾阴虚，而又水泛为痰者，病情复杂，虚实错综，难于掌握，亦不易处理，往往标本不得，病日缠绵，成为棘手问题的。张景岳对此有丰富经验，能够打开用药路子。金水六君煎就是其例。此方从表面上看似乎有些矛盾，滋阴碍痰，化痰碍阴，两相掣肘，但其实是一种润燥互用方法，可以起到相反相成的作用。

方中用熟地、当归，滋阴补肾，使金水相生，所以治其本。配伍二陈汤，重用生姜，辛通理肺，和胃化痰，即所以治其标者。两者相合，滋阴而不致腻滞，化痰又不碍养阴，可以说是调和矛盾，恰到好处、娴熟地治疗复杂的病情了。或者问：水泛为痰，咳嗽呕恶，多痰喘急，能进熟地、当归？并治外感风寒，不虑滋腻恋邪？这的确是值得注意的问题。还当从张景岳的主治文上去找答案。他讲的主证是“肺肾虚寒”，“年迈阴虚”，或者是“血气不足而外受风寒”，三种病情，都没有提到脾病。同时，外受风寒是血气不足的反应，亦不同于一般外感之证。只要明确这一点，就可以大胆使用金水六君煎，不必顾虑，况重用生姜，对归地之用和偶然外感，亦已考虑及此了。

本方在临床上很有疗效，特别对久咳肺肾虚寒及老年咳喘，痰多气短者，用此最佳。方后景岳的加减法，可以选用。余在临床，对久咳肾虚不能纳气者，加用补骨脂、沉香、肉桂粉、炙坎炁、紫石英等一二味；对痰多胸闷者，加姜川朴、炙苏子、矾水炒郁金；对食减便溏神疲者，加白术、炒山药、益智仁、砂仁等一二味；对偶感风寒，咳剧痰多者，加草豆蔻仁、佛耳草、桂枝、厚朴、杏仁等一二三味，往往应手而效。可见此方是很有实用价值的。

（七）熄风安神剂

熄风安神剂是平肝熄风和宁心安神的方剂。

肝风上旋，成因很多，有肝失滋柔，血燥生风者；有肝阳化风，风火相煽者；有肝风上逆，冲气亦逆者；有肝脾两虚，虚风不宁等等。如大、小定风珠、羚角钩藤汤、镇肝熄风汤、地黄饮子等，皆是上述病情的相应措施。

心神不宁，原因很多，常用方如补心丹的滋阴清热、交通心肾，朱砂安神丸的镇心安神、降火就阴，真珠母丸的潜阳摄纳、定惊安神等。

熄风安神的治疗方法，医书记载很多，特别是标本虚实错杂的病情，各有相应的有名有效方剂，上文仅是举例而已。其实，《金匮要略·中风门》的几首方剂和叶天士、王旭高的用药方法，都是学术上的珍品，而且切于实用，择要讨论于下。

1. 侯氏黑散

出处：《金匮要略》

主治：治大风四肢烦重，心中恶寒不足者。

药物组成：菊花四十分　防风十分　芎䓖三分　细辛三分　桂枝三分　白术十分　人参三分　茯苓三分　黄芩五分　牡蛎三分　矾石三分　当归三分　干姜三分　桔梗八分

用法：上十四味，杵为散，酒服方寸匕，日一服。初服二十日，温酒调服。禁一切鱼肉大蒜。常宜冷食，六十日止，即药积在腹中不下也，热食即下矣，冷食自能助药力。

配伍意义：本方为平肝祛风、健脾化痰之剂，从方中用大量风药配伍健脾药，可知重点是在肝脾两经者。例如菊花用至四十分，《本经》称其治“诸风、头眩肿痛、目欲脱、泪出，皮肤死肌”。防风亦用至十分，《本经》亦谓其主“大风、头眩痛恶风，风邪目盲无所见，风行周身，骨节疼痹、烦满”。这两味显然是主药。芎䓖亦治风，《本经》谓治“中风入脑头痛，寒痹筋挛缓急”。《别录》更谓“除脑中冷动，面上游风去来，目泪出，多涕唾，忽忽如醉”。细辛善治暗风卒倒、不省人事（《世医得效方》）。《本经》谓治“头痛脑动，百节拘挛……久服明目利九窍”。桂枝祛风，开腠理，温经通脉，更为张仲景所推崇。集合诸药而用之，是集合祛风、搜风和熄风各方面的力量，使其发挥协同作用，充分发挥治风的疗效，重点是很突出的，所以能治“大风四肢烦重”。同时，风气通于肝，风邪中人，首先由于肝气肝血的不足，所谓体虚易招感，所以又配当归。当归本身亦能够治“中风痓汗不出”（《别录》），“治一切风，一切血，补一切劳”（《大明》），同菊花、芎䓖合用，更能加强搜肝气、补肝血、润肝燥、补风虚的作用。风从上受，肝阳必然僭逆；风邪速变，挟寒亦能挟热。因此，配伍黄芩、牡蛎。黄芩能清上热，亦是杂寒于温；牡蛎能够潜阳，亦是寓降于升。这样，对肝风之邪，可以说是竭尽擒纵敛散的能事了。更值得注意的是，白术、人参、干姜、茯苓一组药补脾和胃，白术用至十分，守中补脾，温胃化痰，在风邪浮越、一身之气动乱之际，守住中焦，使中流有个砥柱，是非常重要的。因为无论肝风之上越，或外风之相袭，皆由于荣卫之失调和，清浊升降乖常，而后为病的，其为痰涎，或寒或热，亦由此而变，虽云卒中为病，实际是本实先拨。而荣卫和谐，清升浊降，亦正是中焦脾胃之所主。所以在未病之前，或大风为病之后，健运中焦，都是一个非常重要的问题，具有根本性意义。“百病以胃气为本”，在此更值得注意。所以这一组药，是治风而顾本者，具有制肝补脾、培土宁风的意义。至于矾石一味，《别录》谓其“除固热在骨髓”，《大明》谓其“除风去热，消痰止渴”，在风痰之病，是较常用的。桔梗一味，盖属舟楫，既能开通气机而利五脏，亦属“心中恶寒不足者”的引药。合而成方，是平肝祛风、健脾化痰方法。这种用药，粗一看去，似乎很杂，不可理解，仔细琢磨，路子清楚，富有启发意义。

或者认为此方用药，内外不分，寒热杂陈，补泻兼用，抓不到一个重点，所以后人少用。其实病为中风、大风，哪有纯内风、纯外风、纯寒、纯热、纯虚、纯实可以截然分清，特别在急骤发作，或在发作之前及其以后，往往是寒热虚实错杂出现的。在治疗之时，急救用的通关散、安宫牛黄丸、苏合香丸、至宝丹、紫雪丹等，有哪一张方子是纯寒、纯热、纯补、纯泻的？又如人参再造丸的用药，就更复杂了，不是被大家所习用吗，而且都有很好的疗效。侯氏黑散正是具有这种用药风格，而且是以上诸方之开其先河者，其可贵和有用价值，正在于此。唯一存在的问题是主治证讲得太简，但张仲景之书曾告诉我们一个学习方法，叫做“从药测证”，按照这个方法，就完全可以知药善任。

赵锡武经验，治疗“半身不遂善后方，选用侯氏黑散，宜冷服”。“病愈后还可用侯氏黑散加六味地黄丸以巩固其疗效”（见《赵锡武医疗经验·中风的证治》）。余在临床，亦用于肝风兼有脾虚症状，以及中风之前和轻度中风见有同样病情者，获得一定效果。不过，对“常宜冷食”的机理，不大清楚。

2. 风引汤

出处：《金匮要略》

主治：除热去瘫痫。

药物组成：大黄　干姜各四两　桂枝三两　甘草　牡蛎各二两　龙骨四两　寒水石　滑石　赤石脂　白石脂　紫石英　石膏各六两

用法：上十二味，杵、粗筛，以韦囊盛之，取三指撮，井华水三升，煮三沸，温服一升。治大人风引，少小惊痫瘛疭，日数十发，医所不疗，除热方。巢氏云：脚气宜风引汤。

配伍意义：风引汤是镇心肝、熄风阳之剂。方中用石膏、寒水石、滑石、甘草，为有名的三石汤，是寒凉以清火、辛凉以散风热者。《本经》谓石膏治“中风寒热，心下逆气惊喘，口干舌焦，不能息”。配伍大黄，则泻火通腑，协同三石，可以直折风火之势。龙骨、牡蛎，重镇潜阳。《本经》谓龙骨治“小儿热气惊痫”，牡蛎治“惊恚怒气”。赤、白石脂疗惊悸，壮筋骨。紫石英补心气不足，定惊悸、安魂魄、填下焦（《别录》）。诸石配合，有它的共同作用，即是“重以镇怯”、“涩以固脱”，能使风阳不再僭逆，而真气亦不至于随风邪以浮越。桂枝祛风，合于三石，能够祛风火。干姜温中，合于三石大黄，则寓热于寒，寓守于攻，使寒不败胃，又守住中焦，不致寒、下各趋极端。合而成方，重镇心肝，则风引瘫痫可去；除去火热，则风阳亦能自熄。因为惊痫瘛疭，是由热而致，肝风掣引，亦从火而出，所以主治文突出“除热”二字，是反映用药的指导思想的。这种用药，当为张锡纯镇肝熄风汤的先行者。

至于“风引”二字，《金匮玉函要略辑义》认为即“风痫掣引之谓”。主治病证，原注补充较详。《外台秘要·风痫门》引崔氏说：“永嘉二年，大人小儿频行风痫之病，得发例不能言，或发热，半身掣缩，或五六日，或七八日死。张思惟合此散，所疗皆愈。”这些资料，都有助于我们对病情用药的理解。

赵锡武对半身不遂为主，兼血压高者，予潜阳通络，常选用风引汤加磁石、龟甲、鳖甲、生铁落，实为经验之谈。

3. 养血熄风丸

出处：《临证指南医案》

主治：头昏目眩，耳鸣肢麻，腰脚软弱，偏枯不荣，口干便艰，舌红嫩少苔，脉虚弦等证。

药物组成：制首乌四两，烘　枸杞子二两　归身二两　三角胡麻二两，打碎，水洗十次，烘　明天麻二两，面煨　黄甘菊花三两，水煎汁　黑豆皮四两，煎汁　怀牛膝二两，蒸　川石斛四两，水煎汁

用法：用三汁膏加蜜丸极细，早服四钱，开水送。亦可改作汤剂服。

配伍意义：本方原为《临证指南医案·中风门》钱案用药，是养血熄风的新路子，颇为临床常用，冠以方名，分析如下。养血熄风方法能治血虚风动之证，已为临床所肯定，而叶天士实为开其端者。“诸风掉眩，皆属于肝。”内风之发动，往

往由于阴伤血虚，肝失滋柔，血燥而生风。这种血虚风动证候，又每每成为中风的前驱症状，而且在中风以后，还是影响恢复的多见病情。阴伤血虚，肝肾不足，不能荣于筋骨，又见腰脚软弱、步履飘浮等症，甚至发展成为偏枯者。虚风浮越，多见头昏目眩，耳鸣耳聋；内风袭络，亦见肢麻手颤，头额肢体有蚁行之感。并常伴口舌嗌干，大便艰解，性急易怒，睡眠梦多。舌质嫩红少苔，脉左缓大或虚弦。治以养血熄风丸，用首乌、三角胡麻、枸杞、归身，滋阴养血，填补肝肾，以固其本；配伍天麻、甘菊、黑豆皮，养血熄风，敛涩浮阳；佐以牛膝、石斛，强阴益精壮筋骨，牛膝并能引药下行。合而用之，填实下焦，收敛上越之虚风，是静以制动、柔以缓急之制，为本方的一大特点。叶氏说："肝血肾液内枯，阳扰风旋乘窍，大忌风药寒凉"（见同门陈案）。从此方药物的配伍运用，可以看到他对这些病证的丰富经验。徐灵胎亦是很赞赏的，谓"此方平稳，并无用补生热之弊。"

4. 羚羊角钩藤汤

出处：《临证指南医案》

主治：风阳日炽，眩晕欲仆，肢体麻木不仁，心烦闷乱，舌歪言謇。脉数而弦，舌赤苔黄腻等证。

药物组成：羚羊角　钩藤　玄参　川石斛　丹皮　连翘心　陈胆星　橘红　石菖蒲　川贝母　竹沥　花粉

用法：水煎服。

配伍意义：本方原是《临证指南医案·中风门》陈案用药，实为平肝熄风、清火化痰的常法。冠以方名，解释如下。心肝火旺，风阳挟痰浊上僭，形成中风之征，正是前人所谓内风之掀旋，皆从火而出。因为心肝火旺，火旺生风，气血并走于上，所以眩晕跌仆，发为中风。《内经》谓之"大厥"。火旺灼津，产生痰火，上蒙心包，横窜于络，必然心烦闷乱，肢体麻木，舌歪言謇。伴见舌赤苔黄腻，脉数而弦，就成为一派标实有余之象。治以羚羊角钩藤汤，用羚羊角、钩藤清热熄风，丹皮、连翘心清心肝之火，是为方中主药；配伍陈胆星、花粉、贝母、竹沥等清痰火、通脉络；更佐橘红、石菖蒲理气化痰，菖蒲协同连翘心，更能清心开窍。这些都是急则治标的常规用药。心肝之火上亢，其本由于肝肾之阴不足，所谓水不涵木，水不济火，所以又用玄参、石斛，养阴救液，清热而又有凉心肝的作用，亦是治标而顾本者。合而用之，风、火、痰兼顾，益阴和阳，确属中风的一个救急良法。

5. 培土宁风汤

出处：《王旭高医书》

主治：肝风上逆，脾气虚弱，头昏目眩，饥不欲纳，面色萎黄，脉弦而虚。

药物组成：人参　炙甘草　大枣　小麦　麦门冬　白芍　玉竹　橘饼　甘菊

用法：水煎服。

配伍意义：本方取自《王旭高医书·西溪书屋夜话录》。培土宁风汤是新加方名，其用药颇有巧思，为肝风门补充了一个新路子，即缓肝益脾，治疗肝有虚风、脾气又弱之证。一般而论，肝风僭逆，多从火化，但气血不足者，肝失濡养，亦见“肝脏风虚”证候。气血来源于脾胃，中气虚弱，则水谷之精气不充，无以上奉生生之气。因此，形成肝脾两虚，而又虚风上越的病情。常见头昏目眩，心嘈易饥，但不欲纳。面色萎黄，脉弦而虚细，舌嫩苔薄净等症（以上三症是此病的特点）。治以培土宁风汤，用人参、甘、麦、大枣，甘药补中，又缓肝之急，合以白芍、甘菊养肝熄风；麦门冬、玉竹配伍参、甘、麦、枣，补脾益胃，亦是培土植木；佐以橘饼，舒肝悦脾，为诸药开道。合而用之，是为甘药治疗虚风的另一法门。远如叶天士、王旭高，近如蒲辅周等，善用此法，每奏良效。

又，此法实渊源于叶天士，如《临证指南医案·肝风门》

胡案，阴虚风动，纳谷未旺，用人参、茯神、炒麦冬、炙甘草、生谷芽、南枣，谓之“胃药”。又如江案，肝风未熄，胃津内乏，用人参、甘草、茯苓、酸枣仁、知母，谓之清养阳明。又如席案，阳明脉衰，内风暗旋不熄，用人参、黄芪、炙甘草、当归、麦门冬、桑叶、地骨皮、花粉，谓之甘温益气。如此等等，都是探索王氏用药的线索。

临床尚有肝脾气血两虚，头昏目花，心悸失眠，性情急躁，脉虚舌嫩者，用此方药，缓急宁神，亦每获效。

6. 天王补心丹

出处：《道藏经》方（录自《景岳全书》）

主治：宁心保神，固精益血，壮力强志，令人不忘。去烦热，除惊悸，清三焦，解干渴，育养心气。

药物组成：生地黄四两　人参　玄参炒　丹参炒　远志炒　桔梗　白茯苓各五钱　五味子炒　当归酒洗　麦门冬炒　天门冬炒　柏子仁炒　酸枣仁炒，各一两

用法：上为细末，炼蜜为丸，每两分作十丸，金箔为衣，每服一丸，灯心枣汤化下，食远、临卧服。或作小丸亦可。目前制剂有蜜丸，梧桐子大，朱砂为衣。亦可作汤剂，水煎服。

配伍意义：补心丹是养阴清热、补心安神之剂，治疗阴虚火旺，心气耗损，出现失眠健忘、心烦惊悸、夜热盗汗等症者。因为肾阴不足，肾水不能上交于心，心血亦虚；心火上炎，心气日耗，不能下交于肾，形成阴虚火旺、心肾不交的局面，所以出现上述诸症。方中生地黄用量独重，是以滋阴壮水为主者，滋阴可以养心，壮水亦能制火；佐以天门冬、麦门冬，则滋阴清热的作用更强；合以玄参、丹参，养阴清火，两调心肾。这是方中的主要用药。配伍人参、五味子、茯苓、远志，补益心经，收敛耗散之气；佐以当归、枣仁、柏子仁，养血宁神；使以桔梗，开发虚火，又能载药升浮，上入于心。合而成方，是以养阴清热为重点，而又补益心气、交通心肾者。

7. 朱砂安神丸

出处：《内外伤辨惑论》

主治：心神烦乱，怔忡，不寐，兀兀欲吐，胸中气乱而热，有似懊憹之状。

药物组成：朱砂五钱，另研，水飞为衣　黄连酒洗，六钱　当归身二钱五分　生地黄二钱五分　炙甘草五钱五分

用法：上件除朱砂外，四味共为细末，同和匀，汤浸蒸饼为丸，如黍米大，以朱砂为衣。每服十五丸或二十丸，津唾咽下，食后；或温水、凉水少许送下亦得。此近而奇偶，制之缓也。

配伍意义：朱砂安神丸镇心安神，养血清火，治疗心火上炎，怔忡不寐等证。东垣认为，上述心神烦乱诸证，“皆膈上血中伏火（即阴火），蒸蒸然不安，宜用权衡法以镇阴火之浮越，以养上焦之元气。经云：热淫所胜，治以甘寒，以苦泻之。以黄连之苦寒，去心烦，除湿热为君。以甘草、生地黄之甘寒，泻火补气，滋生阴血为臣。以当归补血不足，以朱砂纳浮溜之火而安神明也”（见《兰室秘藏》）。总之，朱砂安神丸之镇心泻火，是从权方法，因为这里的火是阴火，不是实火，所以《脾胃论》说：“如气浮心乱，则以朱砂安神丸镇固之。得烦减勿再服，以防泻阳气之反陷也。”

此方在东垣书中三见，《医学发明》方同此，《兰室秘藏》方名安神丸，并另有朱砂安神丸，用朱砂、黄连、生甘草三味，是安神丸的简化方。为什么如此出入，留待考证。

（八）理　气　剂

理气剂是调理气机不和的方剂。气机不和，反映的病情很多，但常见的是气滞和气逆两个方面。用行气剂治疗气滞，用降气剂治疗气逆，而气滞与气逆，有时又相互有关，不可截然

分割。因此，行气剂与降气剂，亦是可分而又不可分，或者兼行不悖者。

气滞为病，有见于肝胃不和者、肝脾不调者，如柴胡疏肝散、逍遥散，可以分别治之。有见于胸痹痞气者，如瓜蒌薤白白酒汤、瓜蒌薤白半夏汤治胸痹；橘枳姜汤、桂枝生姜枳实汤、枳实薤白桂枝汤治疗胸痹痞气；而两者在临床上，又往往掺合运用。大黄黄连泻心汤、附子泻心汤、半夏泻心汤、生姜泻心汤、甘草泻心汤等，治疗心下痞鞕。枳术汤、枳术丸，治疗脾胃痞气。

气逆为病，有暴怒气逆者，如用四磨汤、五磨饮子，破气降逆。有胃气上逆者，用橘皮汤、橘皮竹茹汤、旋覆代赭汤等，理气和胃。有肺气上逆者，用射干麻黄汤、定喘汤、苏子降气汤等，降气平喘。这些已经成为临床上的常规用药。

由五泻心汤而连及《金匮要略》泻心汤，这在用药配伍上有其共同之处。由枳术丸而发展为厚朴温中汤，这在病情和用药上都有发展变化。由橘皮竹茹汤而发展为新加橘皮竹茹汤，这在用药制方上又有所阐发。

气滞与气逆一般多见实证，但不尽是实证，往往有寒热虚实错杂的病情。因此，行气、降气的方药配伍亦是比较复杂灵活多变的，这在方剂讲义上都有所论及。兹拟另释几个方剂如下。

1. 神秘方

出处：《千金要方》

主治：治气上不得卧。

药物组成：橘皮　生姜　紫苏　人参　五味子各五两。一作桔梗

用法：上五味，以水七升，煮取三升，分三服。

配伍意义：上气不得卧，病有虚实之分。实者邪气实，以外感风寒为多见；虚者精气虚，以内伤元气为最急。这是一般

而论。亦有感于外邪，肺气不宣，而又肺肾不足，虚实错杂的，本方就是为此而设。橘皮、生姜、紫苏，辛散理气，温肺祛寒，使外邪散而肺气宣通，其喘不得卧者，可能随之平复。但元气不足者，既体虚招感于前，亦能随汗而虚脱于后，因此就不能单事发散，必须顾护正气。方中配伍人参，正是为此设法，亦是益气解表方法之导其源者。肺为气之主，肾为气之根。这种病情，外感兼有内伤，亦属上实下虚之变。急者先治，理宜辛散其标；但下虚不顾，亦有肾气随肺气一齐耗散，形成上下交脱的危险，所以又加五味子，暖水脏，补肾气，预安未受邪之地。亦是寓收于散，使辛味散邪，而酸味又能收敛耗散之肺气，所谓敛散同用，开合肺气者。综合成方，为祛邪顾正，治疗喘逆不得卧，简要而又全面的方法。这种方法，脱胎于小青龙汤，又为《易简》参苏饮（人参、紫苏叶、干葛、前胡、半夏、陈皮、茯苓、枳壳、桔梗、甘草、木香、姜、枣）开其端者。

又，《三因方》神秘汤，主治文与此全同，药用桔梗易生姜，可能有所变通者。

2. 薤白瓜蒌桂苓汤

出处：《临证指南医案》

主治：胃痛久年，纳物呕吐甚多，味带酸苦，脉左大右小。

药物组成：鲜薤白去白衣，三钱　瓜蒌实三钱，炒焦　熟半夏三钱　茯苓三钱　川桂枝一钱　生姜汁四分，调入

用法：水煎服。先含化紫金丹一丸，日三次。

配伍意义：本方原为《临证指南医案·胃脘痛门》姚案的用药。该案病情复杂危重，而用药颇有规矩，亦非一般方法，冠以方名，介绍如下。

姚案云："胃痛久而屡发，必有凝痰聚瘀。老年气衰，病发日重，乃邪正势不两立也。今纳物呕吐甚多，味带酸苦。脉

得左大右小。盖肝木必侮胃土，胃阳虚，完谷而出，且呃逆沃以热汤不减，其胃气掀腾如沸。不嗜汤饮，饮浊弥留脘底。用药之理，远柔用刚，嘉言谓能变胃而不受胃变，开得上关，再商治法。紫金丹含化一丸，日三次。”紫金丹《临证指南医案·附录》载其方，药用牛黄、冰片、狗宝、鸦片各六分，广木香二两。上为末，人乳丸，重五厘，金箔为衣。此方是辛香止痛、开关解毒之剂。李时珍谓冰片能走能散，使壅塞通利，经络条达；牛黄清心解毒，辟恶利痰；狗宝能治噎膈及痈疽疮疡；鸦片止痛涩气；木香治心腹一切气，呕逆反胃，健脾消食。合而用之，盖为应急开导之药。

接服汤药，案云：“议以辛润苦滑，通胸中之阳，开涤浊涎结聚，古人谓通则不痛。胸中部位最高，治在气分。”即用上方，并解释谓“薤最滑，其气辛则通，其体滑则降，仲景用以治胸痹不舒之痛。瓜蒌苦润豁痰，陷胸汤以之开结。半夏自阳以和阴；茯苓淡渗；桂枝辛甘轻扬，载之不急下走，以攻病所；姜汁生用，能通胸中痰沫，兼以通神明，去秽恶也。”这实际是瓜蒌薤白半夏汤加桂枝、茯苓，以姜汁易白酒。其通胸阳，化浊饮，开胃通气，思路是很清楚的，亦是理气剂中的一种用药方法。不过，用紫金丹作为开导，比较特殊，若不是识多见广，则不易做到。

此病很近似于胃、十二指肠球部溃疡或胃下垂伴有不完全性幽门梗阻者，用此法治疗，亦具一格，但虽说理透彻，疗效往往较差。

3. 高良姜汤（附：当归汤）

出处：《千金要方》

主治：治卒心腹绞痛如刺，两胁支满，烦闷不可忍。

药物组成：高良姜五两　厚朴二两　当归　桂心各三两

用法：上四味，以水八升，煮取一升八合，分三服，日二。若一服痛止，便停，不须更服。若强人为二服，劣人分三服。

配伍意义：本方为温中下气、祛寒止痛的重剂。高良姜用至五两，辛热走窜，温中祛寒，为有名的心脾冷痛良药。伍以厚朴，则苦而辛温，增强了下气破滞、散寒止痛的作用。配伍当归、桂心，则和营入络，而且当归亦温中止痛，桂心更治“九种心痛，腹内冷气痛不可忍”（甄权）。两组药配合，是心脾气血兼调者。行气不惧其伤络，和营更助其温中，是很理想的用药方法。它比一般的以辛香苦燥理气止痛者，考虑周到，亦更安全而有效。

主治中卒心腹绞痛如刺的“卒”字要注意，是说明此病发作的急剧性。两胁支满，是寒气厥逆，气滞为甚；而烦闷不可忍，并不呕吐或泄泻，又突出病情不在于胃肠之腑，而在于心脾之络了。能掌握这些变化，则用此重剂，亦自心中有数。但方后医嘱，如何服法，仍不能忽略，这是急病用重剂的应有知识。

《千金要方》此下尚有当归汤一方，主治心腹绞痛，诸虚冷气满痛，是本方的扩大用药，而配伍更有意义者。方用当归、芍药和营通络，合桂心、干姜、蜀椒温中下气止痛，配伍厚朴、半夏行气和中，又用人参、黄芪、甘草益气缓急。如此用药，和营与益气兼顾，行气与缓急相辅，寓辛苦温散于阴柔甘温之中，真是极尽了消补走守的能事。对于心腹绞痛，属于诸虚冷气满痛病情，实在是批郤导窾的良工手法。在临床上，对“虚”之与“痛”、“冷”之与“满”同时出现，即气血两虚而又心腹绞痛，冷气收引而又气滞郁结，邪正虚实气血错综复杂者，处理很为棘手，而这里提供了一个恰如分际的治疗方法，非常可贵，值得学习。

4. 补肝汤

出处：《千金要方》

主治：治肝气不足，两胁下满，筋急不得太息，四肢厥冷，发抢心腹痛，目不明了。及妇人心痛乳痈，膝热消渴，爪甲枯，口面青者。

药物组成：甘草　桂心　山茱萸各一两　细辛　桃仁　柏子仁　茯苓　防风各二两　大枣二十四枚

用法：上九味，以水九升，煮取五升，去滓，分三服。

配伍意义：本方名为补肝，实际具有暖肝之义，而且用药富有特点。谓之肝虚寒，常见两方面病情：一方面肝气不足，络脉拘急；另一方面，寒气厥逆，肝气郁滞。所以反映的症状为两胁下满，筋脉拘急，不得太息，气逆上抢，心腹作痛，目不明了，同时四肢厥冷，面色发青等。一望可知，络虚寒凝，肝气郁滞。方中用苓桂甘枣汤为基础。此方在伤寒病是治汗后阳虚，其人脐下悸，寒饮上冲者。在杂病，是治奔豚病变。总之是通阳化饮，平降冲逆。这里桂枝改为桂心，并加重大枣（由十五枚增至二十四枚），其暖肝缓肝之意就很明显。更加细辛、防风，前者温中下气，开胸中滞结，并能益肝胆，通精气（《别录》）；后者治胁痛胁风，并能匀气脉，搜肝气，这就加强了暖肝理气的作用。配伍山茱萸、桃仁、柏子仁，补肝之血，通肝之络，就更易理解。而且山茱萸强阴益精，又能暖肝；桃仁缓肝散血，又润血燥；柏子仁益血润肝，又养心气。这样，三味药的补肝通络，就远胜于当归、芍药的一般用药了。合而成方，为补肝暖肝、行气止痛之剂。较之张景岳的暖肝煎（肉桂、茯苓、当归、枸杞、乌药、沉香、小茴香、生姜），用药更见温柔、灵通，可以扩大效用，很可师法。

5. 沉香荜澄茄散

出处：《和剂局方》

主治：治下经不足，内挟积冷。脐腹弦急，痛引腰背，面色萎黄，手足厥冷。胁肋虚满，精神困倦。脏腑自利，小便滑数。

药物组成：沉香　荜澄茄　胡芦巴　茴香微炒　补骨脂微炒　巴戟天　木香　川楝子炮去核　肉桂各一两　附子炮，四两

川乌头炮，半两　桃仁去皮尖，微炒，二两

用法：上同为细末，每服二钱，水一大盏，入盐末少许，煎八分，去滓，稍热服之。如盲肠、小肠一切气痛，服之有效。空心食前服。

配伍意义：本方是温肾下气、祛寒止痛之剂。主治文谓“下经不足，内挟积冷”，即是下焦阳虚、痼冷不除之意。其反映的证候，如脐腹急痛，痛引腰背，胁肋虚满，以及盲肠、小肠一切气痛等等，而且每每是呈发作性的，劳倦受寒即剧发。同时，其人面色萎黄，手足厥冷，精神困倦，自利溲清，一派阳虚之象。治以沉香荜澄茄散，属于急则治标方法，所以全取温通辛散之药。如沉香、荜澄茄、茴香、木香等，能温肾下气；胡芦巴、补骨脂、巴戟天、附子、川乌头等，温阳治风虚冷。两者相合，则温阳止痛的作用更佳。因为病在下焦为主，下焦属血，所以配伍肉桂、桃仁之入血者，使诸辛温药能够温阳祛寒，又能透络入血。又因方中用大量辛温药，治阳虚痼冷是可以的，但偏任刚燥，未免相激，所以配伍川楝子之苦寒，既为调剂，亦属反佐，使温药入阴，而无捍格之虑，能更好地发挥作用。何况肉桂、桃仁、川楝子配伍诸辛温之品，都是肝肾阴寒诸痛证的有效用药。总之，此病的主证，是下焦阴寒作痛，用药的重点，亦是温肾散寒止痛。

至于药为散剂，煎入盐末少许，是引入下焦以散阴寒之意。如其药已见效，可以再进一两天，巩固疗效；但治本除根，或者防微杜渐，另宜温润方法，不能全恃此药。不过，这是温肾行气的一种用药路子，临床可以借鉴。

（九）理　血　剂

理血剂是调理血分病变的方剂。血分病变很多，最常见者是瘀血和出血两个方面。因此，用活血化瘀法治疗瘀血，用止血法治疗出血，亦是常用方法。而出血与瘀血，有时又互为因果，有时亦寒热虚实，错综复杂，所以止血与消瘀，亦是可分而又不可分，或者是相互为用的。

瘀血留着有表里虚实之分。如通窍活血汤、血府逐瘀汤、膈下逐瘀汤，治疗表里之瘀血；而补阳还五汤又是治疗气虚血瘀者；复元活血汤治疗暴瘀；大黄䗪虫丸治疗久瘀。

出血亦有寒热虚实之分，如十灰散、四生丸治疗热证出血，黄土汤、理中丸治疗寒证出血，龙骨散、震灵丹等止血活血。

前人常说："见血休治血"，这在血证是一个值得重视的大问题。活血化瘀和止血，都是见血治血，治疗瘀血、出血的一般用药，亦是一个基本方法。不过，进一步要求，治病求本，审因论治，方书尚多活法，例如《金匮要略》血证篇的泻心汤，缪仲淳的吐血三要法，就是很好的启发，这在方剂讲义中都有研究。这里重点阐释几个方剂如下。

1. 加味犀角地黄汤

出处：《理虚元鉴》

主治：薄厥吐血，势盛而急，血出不止者。

药物组成：犀角　生地黄　赤芍　丹皮　蒲黄

用法：灯心三十寸，荷叶一大张，煎汤代水。

配伍意义：犀角地黄汤凉血止血，治心肝火旺，火载血升，吐血衄血，已为临床所常用。这里又加蒲黄、灯心清心肝之火，凉血活血；荷叶清心肺之热，凉血止血，散瘀血，留好血。则其凉血止血的功效当更佳。绮石先生认为，心火肝木之为吐血也，又有煎厥、薄厥之分。"煎厥者，从阴虚火动，煎灼既久，血络渐伤，旋至吐血，其势较缓。薄厥者，薄乃雷风相薄之薄。心热为火，火热为风，风火相薄，厥逆上冲，血遂菀乱涌出，其势较急。煎厥单动于心火，不得风助，故无势而缓；薄厥兼动于肝火，火得风助，故有势而急。"加味犀角地黄汤治薄厥吐血，清心凉肝，具有凉血散瘀的作用，能使血止而不留瘀，养阴而熄风火；尤其配伍荷叶一味，在泻火药中，又升其清，则升降相因，有使血归经之意。何况荷叶更有清震意义，殊堪玩味。

亦有用犀角地黄汤而不效者，绮石先生指出："凡吐血正涌之时，法宜重在止血。宜以炒蒲黄、炒侧柏叶、棕炭三味为主，佐以紫菀、犀角、地黄、白芍之类。若血势过盛不止者，再用清金散、碧玉丹，一坠其火即降。更不止，再加童便。甚至血势涌溢，并汤药无隙可进者，须以热酒濯其两足，自能引火下行，而血渐止，然后投以上药可也"（以上引文均见《理虚元鉴》）。这是应急方法，不可不知。

2. 通窍活血汤（附：血府逐瘀汤、膈下逐瘀汤、补阳还五汤、急救回阳汤）

出处：《医林改错》

主治：病后头发脱落，眼疼目赤，多年耳聋，皮肤紫斑，妇女干血劳见咳嗽喘急，男子虚劳消瘦，杂病交节病剧，以及小儿疳积，肚腹青筋暴露等证。

药物组成：赤芍一钱　川芎一钱　桃仁三钱　红花三钱　老葱三根，切碎　鲜姜三钱，切碎　红枣七个，去核　麝香五厘，绢包

用法：用黄酒半斤，将前七味煎一盅，去滓，将麝香入酒内，再煎二沸，临卧服。

配伍意义：王清任对活血化瘀的治疗方法是有独到见解的。他认为："治病之要诀，在明白气血。"气有虚实，血有亏瘀，而其病变，血管血瘀，每与气滞有关；元气既虚，亦能形成气虚血瘀之证。因此，其用药方法以活血逐瘀为中心，如血瘀气滞的，则于活血逐瘀的同时，配伍理气药（王氏谓"通气药"）；如气虚血瘀的，则在补阳益气的同时，配伍活血药。可以说，他是一个宗旨，两类配伍。又由于瘀血停留的部位不同，尚有内外上下之分。如在外者，分头面四肢，周身血管，

则以通窍活血汤等加以治疗。在内者，分膈膜上下两段，膈膜以上，心肺咽喉，左右气门，其余之物，皆在膈膜以下。血府逐瘀汤，治胸中血府血瘀之证；膈下逐瘀汤，治疗肚腹血瘀之证。以上都是活血逐瘀配伍理气药者，可以称之为行气逐瘀一类。至于气虚血瘀，亦有分别，即一者重在补其元气，使气旺血行，制补阳还五汤；一者重在回阳救急，使阳回而瘀血亦化，制急救回阳汤。这些是补阳益气配伍活血药者，亦可称之为益气逐瘀一类。以上所述，就是王氏活血化瘀用药配伍的大略。

通窍活血汤通孔窍，通经脉，活血化瘀。方中用赤芍、川芎与桃仁、红花，活血祛瘀；配伍麝香、老葱、鲜姜、黄酒，通窍通经；大枣调和诸药。其中，赤芍、川芎与桃仁、红花，是重叠用药，加强活血祛瘀的作用。黄酒本能通血脉，行药势，合以麝香，则走窜行气的作用更强。老葱辛温通肺气，鲜姜温胃开腠理，使肺胃气机通畅，腠理宣发，则瘀血之留着于孔窍经脉者，自可宣通。此方在王氏用药法中，是以活血通窍为主者，所以药多辛温走窜。至于通经脉，尚有用地龙、山甲、牛膝、当归、羌活、秦艽等味，具见于身痛逐瘀诸方。

血府逐瘀汤活血逐瘀，行气止痛，治疗血府（胸中）血瘀诸证。方中用赤芍、川芎与桃仁红花活血祛瘀，配合柴胡、枳壳、桔梗、甘草升降气机、宣通肺气，突出活血行气的主题。佐以当归、生地，与芍芎桃红为伍，是寓补于消，养血活血，祛瘀血而生新血者。加以牛膝，使瘀血下行，邪有去路，王氏所谓“血化下行不作劳”。配合成方，能活血行气，逐瘀下行，瘀行气调，则胸痛躁热等证自可随之解除。因为胸中为阳位，瘀血有化热之机，所以药参寒凉之味。

膈下逐瘀汤活血逐瘀，消积化痞，治疗膈下腹中血瘀诸证。方中用赤芍、川芎、桃仁、红花，活血祛瘀。配合当归、丹皮、五灵脂、延胡和乌药、香附、枳壳、甘草两组药，一方面加强活血祛瘀的作用；另一方面，流通气机，使气行而瘀化，王氏所谓“开郁血亦安”。因此，痞积诸证亦能获得消化。又因腹中为阴位，肝脾所主，所以整个用药，亦着重在调理两经血气。

从这里可以看出一个问题，活血祛瘀药具有广泛的适应性，能够随着配伍用药的不同，突出解决某一部位和某种特殊的病情。例如配伍葱、姜、酒、麝，能通窍通经；配伍柴、枳、桔、甘、牛膝，能逐血府血瘀；配伍丹皮、五灵脂、玄胡、乌药、香附等，泄肝郁，开气郁，清癥积，能攻逐肚腹血瘀。推而广之，其他活血祛瘀诸方，亦可以比例而知。

补阳还五汤益气活血，治疗气虚血瘀的瘫痿诸证。王氏认为，“元气归并左右，病半身不遂；亦有归并上下之症。元气亏五成，剩下五成，周流一身，必见气亏诸态，若忽然归并于上半身，不能行于下，则病两腿瘫痿”。治以补阳还五汤，补足亏虚五成之元气，则气旺血行，偏瘫痿软之证均可痊愈。所以方中重用黄芪达四两之多，占全方总量的百分之八九十，略佐芍药、川芎、桃仁、红花活血祛瘀，归尾、地龙通经通络。这是变活血逐瘀而为益气活血方法，对于漫用活血逐瘀而不顾邪正虚实者（亦有只知单打一运用活血化瘀药，而不讲究其他治法的配伍运用者），是一个很好的启发。

更有进者，不仅是元气之虚可以这样用药，而且阳气暴亡，如吐泻之后，转筋身凉冷汗出，王氏亦重用附子理中温中回阳，同时配伍桃仁、红花活血化瘀，成为急救回阳汤。这种方法，是有其突出成就的。目前临床，移用于“冠心病”的心绞痛、“肺心病”的心力衰竭见阳虚血瘀之证者，均每获得良效。

3. 大黄䗪虫丸

出处：《金匮要略》

主治：五劳虚极羸瘦，腹满不能饮食，食伤，忧伤，饮伤，房室伤，饥伤，劳伤，经络荣卫气伤，内有干血，肌肤甲错，两目黯黑，缓中补虚，大黄䗪虫丸主之。

药物组成：大黄十分蒸　黄芩二两　甘草三两　桃仁一升　杏仁一升　芍药四两　干地黄十两　干漆一两　虻虫一升　水蛭百枚　蛴螬一升　䗪虫半升

用法：上十二味，末之，炼蜜和丸，小豆大。酒饮服五丸，日三服。

配伍意义：本方祛瘀养血，为治疗干血证候具有代表性的方剂。所谓“干血”，即瘀血干着。是由瘀血久留、阴伤化热所致，亦属“始为寒中，末传热中”之变。从《金匮要略》叙证来看，病情是非常清楚的，“五劳虚极羸瘦”，是久病血气极虚，经脉干涩，一身失于濡养，所以形体羸瘦。瘀血干着，气机被阻（亦可能有癥积），脾胃失其纳化升降之常，所以“腹满不能饮食”。“经络营卫气伤”，是瘀血不去，新血不生，所以“肌肤甲错，两目黯黑”。这种病情，通常称为干血劳，已处于虚实错杂、攻补两难的境地。治以大黄䗪虫丸，祛瘀养血，寓补于消，为治标顾本的方法。方中用大黄、黄芩，消瘀清热。䗪虫、蛴螬、虻虫、水蛭和干漆、桃仁、杏仁，是虫类药与草木药双重用法，目的是发挥祛瘀活血、通经络荣卫的协同作用，加强疗效。与大黄、黄芩相合，对干血留着、瘀郁化热的病情，是很合拍的。配伍地黄、芍药、甘草，特别重用地黄，是甘润养血，寓补于消，祛瘀而生新者。这亦是方中的重要部分。因为以“大黄䗪虫”名方，祛瘀的主题已很明确，但从五劳虚极羸瘦来看，干血留着，已成“无水行舟”之势，因此，必须滋阴养血，使干者得润而着者才能行，这是有其现实意义的。即从整个方剂的用药去分析，亦是着重运用濡润之药，滑利干血者，是活血祛瘀方法中别具一格的方剂。所以尤在泾说：“此方润以濡其干，虫以动其瘀，通以去其闭，而仍以地黄、芍药、甘草和养其虚，攻血而不专主于血，一如薯蓣丸之去风而不着意于风也。”

用虫类药活血祛瘀，本方和抵当汤、丸，鳖甲煎丸，是比较集中的几首古方，除这里的䗪虫、蛴螬、虻虫、水蛭外，尚有蜂窠、鼠妇、蜣螂等，可以说是用虫类药祛瘀的方祖。叶天士亦善于运用而且有所发挥，如云：“仲景于劳伤血痹诸证，其通络方法，每取虫蚁迅速飞走诸灵，俾飞者升（兼走络中气分），走者降（纯走络中血分），血无凝着，气可宣通，与攻积除坚，徒入脏腑者有间”（见《叶案存真》）。这就指出了虫类药的作用，在这里主要是通络祛瘀。它与硝、黄、乳、没、棱、莪等祛瘀，是有所不同的，值得重视研究。

4. 加添四物汤（六合汤）

出处：《保命集》

主治：治妇人杂证。

药物组成：熟地黄补血。如脐下痛，非熟地黄不能除之，此通肾经之药也　川芎治风，泻肝木。如血虚头痛，非川芎不能除去，此通肝经之药也　芍药和血理脾。治腹痛非芍药不能除之，此通脾经之药也　当归和血。如血刺痛，若刀刺状，非当归不能除之，此通心经之药也

以上四味，治法如前，如兼见证，于四物汤中各加二味用之。

四时增损：春防风四物，加防风，倍川芎；夏黄芩四物，加黄芩，倍芍药；秋天门冬四物，加天门冬，倍地黄；冬桂枝四物，加桂枝，倍当归。

如血虚而腹痛，微汗而恶风（《局方》作经血凝滞腹内，血气作疼），四物加茂（莪术）、桂，谓之腹痛六合。

如风虚眩晕，加秦艽、羌活，谓之风六合。

如气虚弱，起则无力，匡然而倒，加厚朴、陈皮，谓之气六合。

如发热而烦，不能安卧者，加黄连、栀子，谓之热六合。

如虚寒脉微，自汗，气难布息，不渴，清便自调，加干姜、附子，谓之寒六合。

如中湿，身沉重无力，身凉微汗，加白术、茯苓，谓之湿六合。此妇人常病及产后病通用之药也。

治妇人筋骨肢节痛，及头痛、脉弦，增寒如疟，宜服治风六合汤。四物汤四两，加羌活、防风各一两。

治妇人血气上冲，心腹肋下满闷，宜服治气六合汤。四物汤四两，加木香、槟榔各半两。

治妇人脐下虚冷，腹痛，及腰脊间闷痛，宜服玄胡六合汤。四物汤内加玄胡、苦楝（炒）各一两。

治妇人气充经脉，月事频并，脐下痛，宜芍药六合汤。四物汤内倍加芍药。

治妇人经事欲行，脐腹绞痛，宜服八物汤。四物汤内加玄胡、苦楝各一两，槟榔、木香各半两。

治妇人经水过多，别无余证，宜服黄芩六合汤。四物汤内加黄芩、白术各一两。

治妇人经水涩少，宜四物汤内加葵花煎。

治妇人虚劳气弱，喘嗽胸满，宜气（厚朴）六合汤。四物汤内加厚朴（制）一两，枳实（炒）半两。

用法：水煎服。

配伍意义：六合汤之名，首见于《和剂局方》增损四物汤下，这里作了具体叙述，王海藏又在《医垒元戎》中加以引用，并有所扩充（扩充了妊娠伤寒用药，名妊娠六合汤），这是妇人科中一个重要方剂。在此可以看到几个问题：①此方反映《局方》影响下的时代用药风尚，即讲四时用药，讲成方验方，讲一方统治诸病。②此虽为妇科中的套方，但能反映当时专科的用药常规。主方是平正的，加味药亦有法度。③妇人以血为主，所以主用四物汤，但它注意到各方面的关系，表里寒热，气血虚实，灵活运用，并没有把血分之病孤立起来看。④此后在历史上沿用很久很广，直到现在，妇人科中还是常用之方。看似平常，确有它的实用价值。⑤从这里可以看到四物汤的最早方解，着重肝脾肾三经用药，并云："妇人童幼天癸未行之间，皆属少阴；天癸既行，皆从厥阴论之；天癸既绝，乃属太阴经也。"这就突出了他对"妇人胎产论"（见《保命集》卷下）的主要精神。至于几种资料之间，叙症用药，略有出入，但无妨大体，总的精神是一致的。

5. 龙骨散

出处：《景岳全书》

主治：血崩不止。

药物组成：龙骨煅　当归　香附炒，各一两　棕毛炭五钱

用法：上为细末，每服四钱，空心米汤调下。忌油腻鸡鱼炙煿物。亦可作汤剂，水煎服。

配伍意义：龙骨散是固崩和血之剂，治疗崩漏久不止者。崩漏的成因很多，但经久不止，血去过多，总宜固涩。方中用龙骨固涩止崩，合以棕毛炭，则涩血固崩的疗效更佳。配伍当归、香附，补血行气，使血能循经；同时亦是寓通于涩，使固涩又无留瘀之弊，用意是很周到的。假如血去过多，血脱气竭者，张景岳主张兼用人参，或者用独参汤调下更佳。此方用药不多，但立法严谨，颇堪取法。

但须注意，妇女崩漏久不止，是否宿有癥病，如子宫肌瘤，或者是癌肿等，有待排除；果属肿瘤，止涩不是上策，争取早期手术治疗为佳。

6. 震灵丹（一名紫金丹）

出处：《和剂局方》

主治：治男子真元衰惫，五劳七伤，脐腹冷疼，肢体酸痛；上盛下虚，头目眩晕，心神恍惚，血气衰微。及中风瘫缓，手足不遂，筋骨拘挛，腰膝沉重，容枯肌瘦，目暗耳聋，口苦舌干，饮食无味。心肾不足，精滑梦遗。膀胱疝坠，小

便淋沥。夜多盗汗，久泻久痢，呕吐不食。八风五痹，一切沉痛痼冷。及治妇人血气不足，崩漏虚损，带下久冷，胎脏无子。

药物组成：禹余粮火煅醋淬　紫石英　赤石脂　代赭石火煅醋淬，各四两　乳香　五灵脂　没药各二两　朱砂水飞，一两

用法：为细末，以糯米粉煮糊为丸，如小鸡头大。每服一粒，空心温酒下；冷水亦得。妇人醋汤下。常服镇心神，驻颜色，温脾肾，理腰膝，除尸疰蛊毒，辟鬼魅邪疠。目前多为小丸。每服 5～10 克，一日一次，酒、醋、温汤任下。

配伍意义：震灵丹是镇补心脾肾、温养冲任血气之剂，治疗真元衰惫，血气不足诸证。此方由两组药合成。一组用禹余粮、紫石英、朱砂、赤石脂、代赭石等石类药，这是服石法的遗风。其中禹余粮与赤石脂，能厚肠胃，固下焦；赤石脂与代赭石，又能养心肝，益血气；紫石英与朱砂，又能温冲任，镇心神。这是“重以镇怯”、“涩以固脱”方法，以固护元气。另一组药为乳香、没药、五灵脂，能活血行气，祛瘀生新，推动血气的运行，恢复血行循经之常。合而用之，则镇摄与宣行配伍，相反可以相成，从而赞助“造化冲和之功”。其主治诸证，如五劳七伤，脐腹冷疼，肢体酸痛，头目眩晕，心神恍惚，中风瘫痪，手足不遂，精滑梦遗，膀胱疝痛，以及久泻久痢等等，都有一个真元衰惫、气血涩滞的共同病理基础，所以可异病同治。至于妇女的崩漏带下，虚损无子，亦是由于冲任血气不足所引起。因为真元衰惫，冲任血气不足，心脾肾无所供养，所以出现诸证；尤其是崩漏，疗效可佳。而这种用药，是除外草木之味的另一种方法，颇有特点。

至于方名“震灵”二字，有两种说法：一种是说震动衰惫之真元，灵效无比；另一种说震者，妊也，恢复冲任之功，使妇人不育者有子，亦很灵异。这些解释，目的都是突出本方祛瘀生新、温养冲任的功效。

（十）补 益 剂

补益剂是补益气、血、阴、阳者，如四君子汤、补中益气汤、保元汤补气，四物汤补血，六味地黄丸补阴，肾气丸补阳。这是最基本的方法。

气血阴阳可分而又不可分，如气血两亏、阴阳俱病等，即是不可分之例。又有归脾汤、当归补血汤之补气生血，左归饮、右归饮补阴顾阳、补阳顾阴等，均是阴阳气血相杂之例。

更有气阴两虚者，常用生脉散。阴津损伤，发展成为内燥者，病情又有肺胃与肺肾之不同，选用麦门冬汤和百合固金汤，分别脏腑治疗。阴虚而火旺者，亦有肝肾、心肾与肺脏之不同，除六味地黄丸为基本方法外，亦用大补阴丸、黄连阿胶汤、阿胶散等，分别加以处理。

至于由四君子汤而发展为参苓白术散，由补中益气汤而联系调中益气汤、升阳益胃汤，由归脾丸而联系甘麦大枣汤，由六味地黄丸而发展为都气丸、镇阴煎，由大补阴丸而扩充为虎潜丸等等，这些方剂之间，在用药配伍上有其内在的联系，亦有所发展变化者，其目的都是为了更好地适应复杂的病情而增进疗效。

补益剂，顾名思义，是为气血阴阳之虚而设法，但虚证亦是变化多端、错综复杂的。因此补虚不要忽视有邪，补虚要顾及运化，补虚尚有轻重缓急之分，以及寓消于补、寓补于消等等，都应全面地加以考虑，务期补虚扶羸，能够恰如分际、卓有成效乃佳。这里再串解几首方剂如下。

1. 四君子汤（附：异功散、六君子汤、六神散、养中煎、参苓白术散、资生丸）

出处：《和剂局方》

主治：治荣卫气虚，脏腑怯弱，心腹胀满，全不思食，肠鸣泄泻，呕哕吐逆，大宜服之。

药物组成：人参　甘草炙　茯苓　白术各等分

用法：上为细末，每服二钱，水一盏，煎至七分，通口服，不拘时；入盐少许，白汤点亦得。常服温和脾胃，进益饮食，辟寒邪瘴雾气。

配伍意义：四君子汤是补脾益气的基本方，亦是具有代表性的常规用药，治疗气虚诸证。这里所讲的“气虚”，主要是指中气不足，脾肺怯弱，见面色萎黄，言语轻微，四肢无力，纳谷不香，食少便溏，脉来虚弱，舌嫩少苔等症。《局方》谓“心腹胀满，全不思食，肠鸣泄泻，呕哕吐逆”，全是中气虚弱、脾胃失其健运所致，不属邪气所伤，为寒为热之变。方中人参是补虚益气的主药，现在都用党参，益气的作用稍差，须加重药量。合以炙甘草，加强补脾益气的作用。气主于肺而源于脾胃，所以配伍白术、茯苓，健脾和胃、益气渗湿，助其升降，则脾能为胃行其津液，而散精输肺。因此，四君子汤的补脾益气之功，是建立在恢复脾胃功能的基础之上的，使后天有权，而元气自旺者。

四君子配伍陈皮、姜、枣，便为异功散（《小儿药证直诀》方）。其总的作用，与四君子汤基本相同。但配伍陈皮，则理气和胃的功用加强；同时姜枣能和脾胃，和荣卫，其重视胃气，以裕荣卫生化之源者，更为突出。这里需要注意一个问题，即肝脾相对，一胜则必一负。所以叶天士常常强调“培土必制木”。于异功散中加用白芍或吴萸或木瓜或乌梅，这是富有预见性的，亦是善于运用补脾益气法者。至于《医学正传》在异功散加半夏一味，和胃化痰，成为六君子汤。这又为四君子合二陈汤，寓消于补，属于通补之剂了。对脾虚生痰，气虚生湿者，最为相宜。

四君子汤配伍山药、扁豆，便为六神散（《三因方》）。山药、扁豆能补脾益气祛湿，能固肠胃，止吐泻。与四君子合而用之，是加强补脾益气的作用。能治脾肺气虚，食少气短；脾胃虚弱，易吐易泻等症。《奇效良方》于四君子加黄芪、扁豆、姜、枣，亦名六神散（《三因方》名加味四君子汤），是着重补脾胃、益肺气，培土生金，以治气虚食少，短气易汗，时寒时热，所谓“气虚身热”之证者。

四君子以山药、扁豆易白术，并加炒干姜，便为养中煎（《景岳全书·新方八阵》方）。这是综合四君、六神、理中之长而成，益气温中，治疗中焦虚寒，为呕为泄等证。方中参、草、苓、药、扁豆，补脾益气，升降脾胃；配伍炒干姜，温中运脾，振奋中阳，其辛味能更好地推动甘药，促进补脾益气的作用。而干姜得参、草、山药、扁豆等甘药，变辛温为甘温，温中又有益气之效。方名养中，实质是补脾温胃，使升降有权，则清气上行，浊气下泄，呕吐泄泻等证，亦随之而愈。

参苓白术散（《和剂局方》）是四君子的演化方。用山药、扁豆补脾益气，再加莲子肉、薏苡仁厚肠胃、实大便。这与四君中的白术、茯苓相合，实际为三重用药，目的是加强健脾和胃作用。与人参、炙甘草配伍，能更有力地补脾益气。再加砂仁以醒中理气，桔梗引清气上行，枣汤补脾和营。寓行气于补益之中，使补而不滞；引脾胃之气以上输于肺，使土能生金，用意是很周到的。能治脾胃虚弱，纳化迟钝，气怯易汗，易吐易泄，尤其大便溏软等证。亦治肺气怯弱，形寒面白，少气时咳，具有补脾益肺的作用。

又，缪仲淳资生丸（《先醒斋医学广笔记》，原名保胎资生丸）治疗脾胃气虚、又挟湿积之证，即运化不及，水谷不化精微，反而生湿郁热。但病情的重点，还在于脾胃气虚者。因此，本方的主要用药，近于参苓白术散。用参、苓、术、草、山药、扁豆、莲肉、苡仁，补脾益气，和胃渗湿。配伍陈皮、桔梗、蔻仁、藿香叶，理气醒中，化湿化浊；山楂、麦芽、泽泻以化湿积；黄连和胃清湿热。合而用之，其作用较之参苓白术散增加了理气和胃、清化湿热之功。

2. 麦门冬汤（附：沙参麦冬汤、玉竹麦门冬汤）

出处：《金匮要略》

主治：大逆上气，咽喉不利，止逆下气。

药物组成：麦门冬七升　半夏一升　人参三两　甘草二两　粳米三合　大枣十二枚

用法：上六味，以水一斗二升，煮取六升，温服一升，日三夜一服。

配伍意义：麦门冬汤养胃益气，能治肺胃气阴两伤，见咳喘气逆、胃虚呕吐等证。方中重用麦门冬，量至七升之多，其甘寒养阴，润降肺胃，主题很为突出。配伍半夏，则下气降逆的作用更佳。人参、甘草，补虚益气；粳米、大枣，补脾益胃，又有培土生金意义。同时，以半夏之辛燥伍麦冬，则寒温中适，可以调剂偏于寒凉之弊。甘草生用，亦有泻火作用。这样，其治大逆上气，或者谓火逆上气者，均甚相宜。这种上气或呕吐，均属胃虚有火，即一方面肺胃阴虚，虚火上炎；而另一方面，又虚火伤气耗阴。所以多见少气身热，咽燥口干，痰少咯吐不爽，呕吐多为涎沫，无酸臭气，无黄苦水，舌嫩少苔，脉虚数无力等症。

叶天士善于运用麦门冬汤，其甘凉濡润、顺降胃气方法，即以此方为主，稍加化裁而成。其治肺痿，用麦门冬汤，明确指出："是仲景法，以胃药补母救子，崇生气也。"治虚劳，首先是以"胃药坐镇中宫"，"以静制阳光之动"，对阴虚津伤者最宜。其次是阴虚而"少纳胃衰，未可重进滋腻，议用甘味养胃阴一法"。又如治咳嗽，亦是取其"清养胃阴，使土旺生金，所谓虚则补其母也"。又如治久嗽吐血，温邪化燥，皆是取其清养胃阴，使津液得以上供，而肺燥嗽血均止。总之，他是作为"清补"方法运用的（以上引文均见《临证指南医案》）。

吴鞠通又取叶案用药，如沙参麦冬汤，治燥伤肺胃之阴，或身热，或咳嗽，音低气馁等症。方中用沙参、麦门冬、玉竹、花粉，清肺养阴；扁豆、甘草，补脾胃之气；桑叶宣肺止咳。又如玉竹麦门冬汤，治秋燥伤胃阴，药用玉竹、麦门冬、沙参、生甘草，土虚者加生扁豆，气虚者加人参。皆是从麦门冬汤而发展变化者。

3. 六味地黄丸（原名地黄圆）（附：都气丸、知柏地黄丸、杞菊地黄丸、左归饮、左归丸）

出处：《小儿药证直诀》

主治：①治肾怯失音，囟开不合，神不足，目中白睛多，面色皖白等。②治肾精不足，虚火炎上。腰膝痿软，骨热酸痛，足跟痛，小便淋秘或不禁，遗精梦泄，水泛为痰，自汗、盗汗，亡血、消渴，头目眩晕，耳聋齿摇，尺脉虚大者。

药物组成：熟地黄八钱　山茱萸肉　干山药各四钱　泽泻　丹皮　白茯苓各三钱

用法：上为末，炼蜜丸，如梧子大。空心、温水化下三丸。亦作汤剂，水煎服。

配伍意义：六味地黄丸是补肾阴之方，治疗阴虚诸证。这里的阴虚主要指肾阴虚，但亦包括肝肾阴虚，因肾能生肝，乙癸同源之故。阴虚则不能藏阳，虚阳因而上越，所以阴虚者，每每出现阳旺之证。同时，肾又司开合，合是受五脏六腑之精而藏之，固精纳气；开是化气利水，通二便。阴虚阳旺，开合失司，则反映种种病症。如阴精不能上承，则白睛多，目无精光，神气不足，面色皖白，囟开不合，身形缩小。肾精不固，骨无所养，则腰膝酸软，足跟痛，骨蒸潮热，或手足心热，盗汗遗精，小便黄赤。虚火上炎，则头昏目眩，面赤耳鸣；或舌燥咽痛，齿浮动摇。治以六味地黄丸，重用熟地黄，填补真阴。合以萸肉、山药，强阴益精，补虚羸，增进补虚滋阴的作用。这是方中的主要部分，着重补肾养阴者。配伍丹皮、泽泻，于补虚养阴的基础上清泄虚热；再加茯苓，协同泽泻，又能补虚清热渗湿。这些是清泄药，是寓通于补者。合而用之，成为最有法度的通补之剂。即既是养阴清热，又能助其开合，但重点是养阴配阳，以开助其合者。这就是钱仲阳所谓“补肾，地黄圆主之”之义。有人简单地说成三补三泻，成为三阴通补之剂，不分主次，这是不符合钱氏“肾主虚，无实也”的立论精神的。

柯韵伯谓：阴虚证是肾虚不能藏精，真阳无附而妄行，下既不能涵养肝木，上绝肺金生化之源。所以用熟地黄之味厚者，滋填肾阴，是精不足者补之以味也，即以泽泻之渗利者为使，是一开一合，具有动静之机。山药凉补，补其母而滋化源，即以茯苓之淡渗导水源。山萸肉酸温，能收少阳之火，补厥阴之液，即以丹皮之辛寒，清少阴之火，还以奉少阳之气。这样，滋化源，奉生气，则肾阴得其所矣。壮水制火，特其一端耳。这种理解地黄丸之用药，其思路亦是可以参考的。

如其阴精损伤，元气怯弱，成为肾不纳气，虚喘短气者，这是证见于肺，病本于肾，所谓“肺为气之主，肾为气之根”。于六味地黄丸中加五味子，便为都气丸（《医宗己任编》方）。这是一方面补肾养阴，一方面又强阴益精，收敛耗散之气，着重补肺肾而都守元气。叶天士善于运用此法，并加肉桂或附子，名为桂都气丸和附都气丸，更能加强纳气归肾、引火归原的作用，治疗肾气亏损的虚喘，并见虚阳上浮之证者。

如其阴虚不能藏阳，相火偏旺，成为阴虚火旺之证，见午后颧赤，潮热骨蒸，骨痿跟痛，遗精盗汗，小溲赤热，两尺脉弦数等症。又宜养阴降火，一方面用六味地黄补肾养阴，一方面再加知母、黄柏，苦寒坚阴泻火，便为知柏地黄丸。《医宗金鉴》认为：“加知柏补阴秘阳，使阳有所贮，而自归藏矣。”

如其肝肾两虚，精气不能上注于目，而血虚又不能柔肝养目，以致虚风浮越，见头昏目眩，视力减退，或目有歧视，或干涩眼痛，或迎风流泪等症。又宜用六味地黄滋肾养肝，增加杞子、菊花，养血熄风明目，便为杞菊地黄丸（《医级》方）。

如于六味地黄去丹皮、泽泻之清泄，增加枸杞子、炙甘草之甘润，便为左归饮（《景岳全书》方）。其方法又变养阴清热而为甘腻滋填，着重补肾填精，即“壮水之主”，治疗阴亏精虚之证。这是源于六味地黄，而方证又有所区别者。

如于左归饮去炙甘草，加牛膝、菟丝子、鹿角胶、龟甲胶，变饮为丸，便为左归丸。其补肾填精的作用似更强，但补而呆滞，非脾胃运化健旺者，不能胜任。

叶天士长于养阴，常用六味地黄，并善随证加减。如阴虚阳浮者，加用潜阳药，如磁石、龟甲、阿胶、淡菜等；阴虚阳亢者，去萸肉，加生白芍、黄柏、知母、秋石、人中白，并牛膝、川石斛等，泻火与引导并行；阴虚而肾气不摄者，加用纳气药，如附子、补骨脂、胡桃肉、沉香等；伴有冲气上触者，再加青铅、牛膝，引导而镇纳之。更有阴虚而中焦亦病者，以六味地黄与异功散或归脾汤去木香，早晚分服。如此等等，为临床更好地运用六味地黄丸大开门径。

4. 肾气丸（又名崔氏八味丸）（附：济生肾气丸、薛氏加减八味丸、右归饮、右归丸）

出处：《金匮要略》

主治：①虚劳腰痛，少腹拘急，小便不利者；②治脚气上入少腹不仁；③短气有微饮，当从小便去之；④男子消渴，小便反多，以饮一斗，小便亦一斗。

药物组成：干地黄（目前多用熟地黄）八两　山药　山茱萸各四两　泽泻　丹皮　茯苓各三两　桂枝（目前多用肉桂）　附子炮，各一两

用法：上八味，末之，炼蜜和丸，梧桐子大。酒下十五丸，加至二十丸，日再服。

配伍意义：肾气丸为补益肾气之剂，治疗下元衰惫、肾气不化诸证。肾为水火之脏，而阳气根于阴精。所以方中用药，

以熟地、山药、萸肉、泽泻、丹皮、茯苓等濡润之品补阴，壮水之主；配伍肉桂、附子成为辛润温阳，于水中补火，益火之源。水火得其养，则肾气自复。方名不曰温肾而曰“肾气”，其意即在于此。同时，本方纳桂附于补阴剂中，用量不及十分之一，其意亦不在乎急急回阳，而在于微微生火。经云“少火生气”，这里桂附之用，即在于生少火，亦即生肾气。而且肾为少阴之枢，职司开合。所以补阴六味，亦有补有泻，是助其开合者。因此，肾气丸有补肾温阳之功，但与回阳救逆者不同，所以方剂分类，也不列于回阳一类，而作为补益之剂。总之，本方的重点，在补肾中要注意一个“气”字；而肾为少阴之脏，其中还有一个“枢”字。了解于此，则其证其治，全局在握了。

其治虚劳腰痛，少腹拘急，小便不利者，即是由于肾气虚，气化不行，合而不能开。用此补肾化气，使下焦开合有权，则小便一利，气化流通，而腰痛少腹拘急等症，亦自随之解除。其治短气有微饮，小便不利而脐下悸者，亦属同一机理，所以《金匮要略》用此方时，明确指出：“当从小便去之”，可以概见。至于治疗肾虚水肿，小便不利，以及妇人转胞等证，更可类推而知。

其治消渴，小便反多，以饮一斗，小便亦一斗，亦是由于肾虚，气化不行。阴精本该上升，而反不能上承，所以口渴；水精本应摄纳，而反无制约，所以下溜，小便反多。这亦是一种开合失常。治以肾气丸，是治病求本，补肾化气，使阴阳开合有权，水火升降复常，则渴之与利，均可见减。但须注意，这种病情，较之上述诸证，收效较差。这是由于消渴病本身有它的特殊性，而本药亦不是完全可以解决问题的，但应该肯定有一定疗效，可循此作进一步的探索。不过，肾虚的夜多漩尿，疗效却很佳。

其治脚气上入，少腹不仁，是因为脚气属于阴邪（即风湿或水）为患，少腹不仁是脚气攻心之渐，用肾气丸补肾化气，温阳以逐阴邪，即后人所谓通阳泄浊者，使阴邪下行，自然亦无上入冲心之变。

其治命门火衰，不能生土，脾胃虚寒，饮食少思，大便不实者，又是取其补肾化气，肾气旺而后天亦有权，即火能生土，诸证亦可随之而愈。这又是虚劳治肾的意义，为中焦病变的深一步设法。

至于《济生方》加味肾气丸（亦名济生肾气丸），减六味的用量，加重桂附的比例。是重点转为补肾温阳，并加牛膝、车前子，增强化气利尿的作用。以治阳虚水肿，小便不利之证，疗效较肾气丸为佳。

《校注妇人良方》加减八味丸（又名薛氏加减八味丸），于肾气丸中，用肉桂三分，加重附子用量至一两五钱，并用童便浸煨。目的是在于补肾化气的同时，引火归原，又增强补火生土的作用。

右归饮是于左归饮中去茯苓，更着意于甘腻滋填，并加杜仲、肉桂、附子补肾温阳。两相配合，成为益火之剂，实即叶天士所常常称道的“温柔”方法。温药以补命门之火，柔药以滋肾脏之阴，而辛温药又能流通滋腻之用，成为辛润补肾之剂。其整个作用，已变肾气丸的补肾化气，而为补肾温阳之剂了。不过，此方专于补摄，宜于肾虚阳微、摄纳无权之证，但不如肾气丸的补中寓通较为灵动。如于此方去甘草，再加鹿角胶、菟丝子、当归，改饮为丸，即为右归丸。其用药是加重了温与润的品种，其治元阳不足的功效，亦相应加强了。